抗菌薬虎の巻

改訂2版

国立国際医療研究センター国際感染症センター	大曲 貴夫　監修
名古屋セントラル病院薬剤科	坂野 昌志
四日市羽津医療センター薬剤科	片山 歳也　著
静岡県立静岡がんセンター薬剤部	望月 敬浩

南山堂

■ 監修者

　大曲貴夫　　国立国際医療研究センター国際感染症センター　センター長

■ 執筆者

　坂野昌志　　名古屋セントラル病院薬剤科　主任

　片山歳也　　四日市羽津医療センター薬剤科　副薬剤科長

　望月敬浩　　静岡県立静岡がんセンター薬剤部　主査

監修のことば

　わが国における感染症を取り巻く環境は，この10年で大きく変わった．私はその過程を幸いにも体験することができた．当初は臨床感染症に対する関心そのものが乏しかったものが，徐々にその重要性が認識されるようになっていった．とともに，感染症診療は医師だけでは成り立たないことが認知され，ここに薬剤師の方々が大いに感染症の診療に関わる素地ができた．本書の初版は2010年に発刊されているが，その大きなうねりの起きはじめの時期に発刊され，多くの薬剤師の方々に役立てていただいている．

　今年は2016年．日本の今後の感染症診療を大きく動かす出来事があった．それは日本政府によるAMRアクションプランの発表である．動物の世界と人間の世界の健康を統合した概念であるワンヘルスの旗の下，人間の世界だけでなく，動物，環境の世界の抗菌薬耐性の問題に国を挙げて取り組むという政府の強い意思が示された．

　このアクションプランには，抗菌薬の使用量を削減するための数値目標が掲げられている．この数値目標ばかりが取り上げられ，「抗菌薬の使用量を減らすことが目的のアクションプラン」と狭く捉えられているようである．実はこれはアクションプランを歪んで捉えていることになる．このプランの根底には，抗菌薬という資源を守って適正に使用することで国民の健康に役立てるという考えがある．要は，抗菌薬を適切に使って感染症をきちんと治療できる環境を整えていくことこそが，このプランの目指していることなのである．

　このプランは国民全体で取り組むべきである．そして，そのなかで薬剤の果たす役割は大きい．つまり，医療の世界において抗菌薬の適正使用を推進するための中心的な存在が薬剤師なのである．現実の業務レベルの話でいえば，日々の業務で感染症診療に関わる機会が今後どんどん増えることが予想される．薬剤師への期待は大きい．

　その過程で，新たにこの領域を学ぼうと欲する方もおられるだろう．あるいは，すでに感染症の領域に足を踏み入れているが，持続的に学ぶ，あるいは学び直しを必要とする方もおられるであろう．本書は，そのような方々のための書籍である．

　2016年 夏

国立国際医療研究センター　国際感染症センター
大曲貴夫

はじめに
― 改訂にあたって ―

　ガイドラインに沿った治療を基本とし，薬剤の選択や投与量を理論的に考えやすい「感染症・抗菌薬」は薬剤師の思考回路からすると比較的取り組みやすい分野だと思われます．しかし，実際に臨床にいると「感染症・抗菌薬」が苦手という薬剤師が少なくないのが現状です．苦手な理由の多くは食べ物の好き嫌いと同じで「食わず嫌い」によるもので，嫌だといって逃げ回ることができなくなり，仕方なく関与してみると一転して自ら学ぶようになる人も珍しくありません．

　2010年12月に初版が発行された本書ですが，企画をしたときには薬剤師が「感染症・抗菌薬」を学びたいと思っても十分な環境ではありませんでした．そこで，この分野に対して苦手意識をもっている薬剤師に少しでも興味をもってもらえるような入門書を作成し，究極の目標として感染症に関わる薬剤師の裾野を広げる契機になることを目指しました．その結果，私たちの予想を上回る非常に多くの方に手にしてもらうことができました．

　初版が発行されてから5年以上が経過し，感染症に関与する薬剤師への教育環境は大きく変化しています．日本全国において感染症や感染対策に関する研究会が発足し，熱心な活動が行われるようになっています．また，資格認定者では日本化学療法学会による薬剤師教育によって多くの抗菌化学療法認定薬剤師が輩出されていますし，日本病院薬剤師会では感染制御専門薬剤師数は伸び悩んでいるものの感染制御認定薬剤師数は着実に増えています．感染症治療や感染対策における薬剤師の役割は重要であるという認識も定着し，人材育成の土壌も醸成しつつあります．

　このように，本書を企画した当初の目的は，私たちの力が遠く及ばない所で達成に近づき，入門書である本書の役割は果たしたのではないかと考えています．しかし，自身の行動を振り返ってみると，著者の一人でありながら日常業務のなかで調べものをするときに頻繁に本書を手にしていることに気づきました．それは，本書が日常業務のなかで生じやすい疑問について，多忙な業務のなかでも確認しやすいQ&A形式でまとめてあるからだと思います．また，多くの方に手にしていただけたということは，「感染症・抗菌薬」を勉強したいが，数多くあるテキストや専門書はハードルが高いと感じている方にとって，本書のような入門書も一定の存在価値があると考え，今回改訂することになりました．

　改訂2版では，第2章の項目を多数追加しただけでなく，既存の項目についても見直しを行い，現在の考え方に沿った内容に大幅に修正しています．初版の発行から5年以上が経過し，30代だった著者3名のうち2名は40代になり徐々に記憶力・気力の衰えを感じるようになっていますが，少しでも本書を手にしていただいた方のお役に立てることを願いながら執筆しました．本書が皆さまにとって少しでもお役に立つものになれば，これに勝る喜びはありません．

　最後になりますが，今回の改訂でも監修いただきました，国立国際医療研究センター　大曲貴夫　先生に心よりお礼申し上げます．

　2016年8月

著者を代表して　坂野昌志

初版の序

　私が新卒で就職したのは薬剤師の定員が2人で，病床数200床の地方病院でした．そこには抗菌薬について疑問をもっても，疑問点を調べることができる書籍はなく，わずかに医学書がおいてある書店も車で1時間半以上，さらには気軽に上司に聞けるような環境でもありませんでした．そんな環境のなかで過ごしていると，新卒で意欲のあるうちに湧いてきた抗菌薬に関する疑問もいつしか消え，残ったのは「抗菌薬は難しい」という苦手意識だけでした．

　今になって考えると，苦手意識をもつようになったために，苦手だから極力避けるようになる ⇒ 避けるのでさらにわからなくなる……といった負のスパイラルに陥ってしまい，その結果，処方される注射用抗菌薬の9割がカルベニン®（パニペネム）という異常な状態のなかでも何の疑問ももたないまま，3年ほど勤務していました．

　しかし，わからないことを調べられる十分な書籍が多数配置され，調べきれないことにも的確に答えてくれるInfection Control Doctorがいる施設に転勤し，簡単な疑問が解決できたことがきっかけで，頭のなかの環境もガラッと変わりました．

　疑問を1つずつ解決できるようになると，わからないことが苦痛なことではなく，むしろ答えを探すことが楽しくなってきたのです．

　こんな例えをすると怒られるかもしれませんが，娘が小学校からもらってきたプリントに「わからないことがわかるようになると，子供たちの学習に対する意欲が増します．ご家庭でも子供たちがわからないことには丁寧に答えてあげてください．」と書いてありましたが，薬剤師の苦手意識も同じことだと思います．まずは，「疑問を解決し，わからないままにしないこと」が大切なのです．

　そこで今回，薬剤師が日常業務をしていくなかで出てくると思われる抗菌薬に関する疑問を中心にピックアップし，可能な限りわかりやすい表現でQ&A集を作成することで，皆様のお役に立てるのではないかと考えました．

　本書は，感染症分野で書籍を多数執筆され，絶大なる人気を誇る静岡県立静岡がんセンターの大曲貴夫先生に監修いただきました．また，執筆者は皆30代と若いため，自身が新人のころ理解するのに苦労した内容なども踏まえて執筆しました．そのため，本書を抗菌薬の本として初めて手にする方にも一通り読んでいただければ，抗菌薬に対して苦手意識をもたずに，一段上のレベルに進んでいただけるようになると思います．

　本書が，これから臨床で活躍される先生方にとって少しでもお役に立つものになれば，これに勝る喜びはありません．

2010年11月

名古屋セントラル病院 薬剤科
抗菌化学療法認定薬剤師
感染制御専門薬剤師
坂 野 昌 志

目次

第1章 臨床にでる前に

1. 抗菌薬投与の考え方　2
2. 抗菌薬の分類と特徴　4
3. 感染症の第1選択薬とは　15
4. PK/PDとは　17
5. 数式なしでわかるTDM　21
6. 薬剤感受性試験の結果の読み方　25
7. De-escalationから臨床能力を身に付ける　27
8. 抗菌薬の効果判定　29
9. 論文を読む　31
10. 感染症の各種ガイドライン　33

第2章 抗菌薬 Q&A

効能・効果 ……………………………………………………… 38

Q1　疾患別MRSA感染症における抗MRSA薬はどれがよいですか？　38

Q2　エンピリックセラピーで抗MRSA薬の投与を開始するポイントを教えてください．　40

スペクトラム **42**

- **Q3** 腸球菌に有効な抗菌薬にはどのようなものがありますか？ **42**

- **Q4** 広域スペクトル抗菌薬であるカルバペネムと第4世代セフェムとタゾバクタム・ピペラシリンで使い分けはありますか？ **44**

- **Q5** グラム陽性菌にアミノグリコシドを使いますか？ **48**

- **Q6** ブレイクポイントとは何でしょうか？ **50**

- **Q7** ブレイクポイントが変わることはありますか？具体例とその理由について教えてください． **54**

- **Q8** MICの測定方法について教えてください． **58**

- **Q9** クロストリジウム・ディフィシル関連下痢症におけるバンコマイシンとメトロニダゾールの使い分けを教えてください． **62**

- **Q10** ゾシン®（タゾバクタム・ピペラシリン）の採用に伴って，ペントシリン®（ピペラシリン）の採用が削除されました．β-ラクタマーゼ阻害薬との配合剤があるものは，すべて変更したほうがよいのですか？ **64**

- **Q11** MRSA感染症治療にリファンピシンやミノマイシンなどを使用する意義は何ですか？ **68**

- **Q12** メロペネム点滴用とクリンダマイシン注射用の併用は必要ですか？ **70**

- **Q13** 多剤耐性緑膿菌に対する抗菌薬選択について教えてください． **72**

- **Q14** 肺MAC症にはどんな抗菌薬を使いますか？ **76**

- **Q15** 発熱性好中球減少症の際に緑膿菌をカバーする薬剤を選ぶ必要があるのはなぜですか？ **78**

用法・用量 ① 用法について ･･････････････････････ 80

Q16 リファンピシンは朝食前空腹時投与ではなくて，食後でもよいと聞いたことがありますが本当ですか？ 80

用法・用量 ② 用量について ･･････････････････････ 82

Q17 添付文書に記載されている最小投与量を使用することはあるのですか？ 82

Q18 抗菌薬はたくさんの量を使ったほうがよいと聞きますが，「多すぎる」場合もあるのですか？ 86

Q19 Sepsis における抗菌薬の薬物動態について教えてください． 88

Q20 CHDF における抗菌薬投与設計について教えてください． 90

Q21 ローディング投与が必要な抗真菌薬について教えてください． 94

用法・用量 ③ 投与経路について ･･･････････････････ 96

Q22 点滴メインルートの側管投与で一番安定しているカルバペネム系抗菌薬は何ですか？ 96

Q23 注射薬から経口薬への切り替えのタイミングと，その理由をうまく患者に説明する方法はありますか？ 98

Q24 セフトリアキソンと結石について教えてください． 100

Q25 抗菌薬のワンショット静脈注射禁忌について教えてください． 102

TDM 104

- **Q26** TDM 対象抗菌薬の採血のタイミングを教えてください．
  また，TDM をしない抗菌薬の特徴は何ですか？　**104**

- **Q27** テイコプラニンのローディングドーズは必須ですか？　**106**

- **Q28** TDM 対象薬の最新の目標値と理由を教えてください．　**110**

- **Q29** バンコマイシン以外の血中濃度は院外測定である場合，
  ほかの TDM 対象抗菌薬にどのように関わっていけばよいでしょうか？　**114**

- **Q30** 抗菌薬 TDM ガイドラインからわかる TDM の
  限界について教えてください．　**116**

組織移行性 120

- **Q31** 「髄液移行性のよい抗菌薬ってなんだった？」と問い合わせがありました．
  髄液移行性がよい代表的な薬剤を教えてください．　**120**

- **Q32** 皮膚・軟部組織感染症で移行性のよい抗菌薬は何がありますか？　**124**

- **Q33** バンコマイシンの髄液移行性はあまりよくないと聞きますが，
  MRSA 髄膜炎にバンコマイシンを投与して治療効果はあるのですか？　**126**

- **Q34** MRSA 腸炎に静注用バンコマイシンを投与することがありますか？　**128**

副作用 130

- **Q35** 抗菌薬に関連するかもしれないと考えられる下痢を，どう考えて，
  どう対応すべきですか？　**130**

- Q36 抗菌薬に共通して起こりやすい副作用，投与中止を考慮しなければならない副作用には何がありますか？ 132
- Q37 ペンタミジン吸入前のβ₂刺激薬前投与には，どんな意味があるのですか？ 136
- Q38 ペニシリンアレルギーの患者に術前の予防投与でセファゾリンを使用できますか？ 138
- Q39 ピボキシル基含有の抗菌薬服用でカルニチン欠乏になるのはどうしてですか？ 140
- Q40 リネゾリドによる血小板減少症について教えてください． 142

相互作用 144

- Q41 バルプロ酸Naとカルバペネム系抗菌薬の併用は禁忌ですが，バルプロ酸Na服用中のてんかん患者がカルバペネム系抗菌薬を使用したい感染症に罹ったら，どうするのですか？ 144
- Q42 ニューキノロン系抗菌薬と一緒に酸化MgやNSAIDsが処方されています．相互作用が起きませんか？ 146
- Q43 経口ニューキノロン系抗菌薬を不整脈患者に使用したいのですが，どのニューキノロンが安全ですか？ 148
- Q44 ワルファリンと抗菌薬の併用で注意すべきことを教えてください． 150

治療期間・治療法 152

- Q45 ジフルカン®静注液を点眼に使うことがあるのに，プロジフ®静注液を使えないのはなぜですか？ 152
- Q46 骨髄炎・感染性心内膜炎・真菌性眼内炎の治療期間が長い理由を教えてください． 154

処方情報 158

- Q47 医師はどんな時に抗菌薬を変更し，その変更意図を処方から読み取ることはできますか？ **158**
- Q48 第1選択薬はどうやって決められるのですか？ **160**
- Q49 問い合わせがあったときに，投与量や投与薬剤をすぐに答えられなければならない疾患を教えてください． **162**
- Q50 複数の抗菌薬を併用するケースを教えてください． **166**
- Q51 経口抗菌薬にも使い分けがありますか？ **170**
- Q52 抗菌薬処方に対して疑義照会するポイントはどこですか？ **174**
- Q53 風邪には通常，抗菌薬を出さないはずなのに，クラリスロマイシンやレボフロキサシンなどが処方されることがあるのはなぜですか？ **176**
- Q54 抗インフルエンザ薬の予防投与とその治療期間について教えてください． **180**
- Q55 小児における抗菌薬投与量の監査について教えてください． **184**
- Q56 抗菌薬の後発医薬品は先発医薬品と適応症が異なる場合があるのですか？ **186**

コミュニケーション ① 医師と話す 188

- Q57 抗菌薬がダラダラと続いているような気がします．抗菌薬の投与中止の判断要素を教えてください． **188**
- Q58 抗菌薬選択の理由を医師に聞きたいのですが，どのように聞けばよいでしょうか？ **190**
- Q59 TDMや血中濃度解析をせずに抗MRSA薬を使う医師を，どう説得したらよいでしょうか？ **194**

Q60 グラム陽性菌への効果を期待してバンコマイシンの併用を提案すべき場面は，どんな時ですか？　**196**

Q61 グラム陰性菌への効果を期待してアミノグリコシドの併用を提案すべき場面は，どんな時ですか？　**198**

コミュニケーション② 患者と話す 200

Q62 抗菌薬を服用してから赤い湿疹が出たと夜間に薬局に連絡がきました．どう対応すればよいのですか？　**200**

Q63 検査結果に基づき抗菌薬が変更され，患者は不安に感じています．どのような説明が適切でしょうか？　**202**

Q64 お昼ごろに朝・夕食後の指示のタミフル®の処方せんを患者がもってきました．どのような服薬指導を行えばよいですか？　**204**

微生物 206

Q65 自然耐性について教えてください．　**206**

Q66 耐性菌といわれているものと抗菌薬の関係を教えてください．　**208**

Q67 CNSについて教えてください．　**210**

Q68 β-ラクタマーゼ阻害薬なのにスルバクタムはアシネトバクターに効くのですか？　**214**

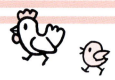

感染予防 ･････ 216

- Q69　薬剤による感染症予防について教えてください． 216
- Q70　G-CSFについて教えてください． 220
- Q71　CRBSIとは何ですか？ 222
- Q72　SSIと予防抗菌薬について教えてください． 226

付録：おまけの一覧表 ･････ 232

索　引 ･････ 257

コラム

- 抗菌薬の眼内投与　47
- De-escalation：メチシリン感性黄色ブドウ球菌ならセファゾリン，ペニシリン感性 E. faecalis ならアンピシリン　53
- フルコナゾールはAUC＝投与量　57
- 免疫抑制剤や抗がん剤投与前のお作法：HBVのチェック　61
- 魚釣りと抗菌薬　67
- ピンポイント　75
- 秘密のケンミンSHOW　85
- 周術期の生物学的製剤の中止・再開は？　93
- 定常状態になるまでの時間は半減期で決まる　109
- 抗菌薬の点滴時間はどこまで長くできる？　123
- 抗菌薬関連脳症とは？　135
- 市中獲得型MRSAと院内感染型MRSA　157
- 耐性化と退化……　169
- 多剤耐性アシネトバクター・バウマニー　179
- 肺結核と肺外結核の治療で使用する抗菌薬は異なりますか？　183
- バンコマイシンの腎障害はどんなとき？　213

第 1 章

臨床にでる前に

臨床にでる前に

1 抗菌薬投与の考え方

　抗菌薬に対するアプローチは，医師と薬剤師では異なります．医師が感染症の診療・治療を行うときの基本的な考え方について知るには，本書の監修者である大曲貴夫先生が示す『感染症診療のロジック』[1]が大変参考になります．

> **感染症診療のロジック**
> - 患者背景を理解
> - どの臓器の感染か？
> - 原因となる微生物は？
> - どの抗菌薬を選択？
> - 適切な経過観察

　まず，治療の第1段階として「診療」が重要な医師の考え方としては，

① 患者の症状，訴えなどから眼の前の患者は感染症か？
　▼
② 総合的に判断して感染症であるのは間違いなさそう．では，どこの臓器での感染症か？
　▼
③ 感染臓器は特定できた．では，原因となる微生物は何か？
　▼
④ 推定される微生物および現在の症状などから考えて，どの抗菌薬が適切か？
　▼
⑤ 抗菌薬を投与した後は，投与した抗菌薬は有効だったか？　症状は改善しているか？

という流れになります．一方，薬剤師はどうでしょうか？
　近年では全国各地で薬剤師を対象とした感染症についての研究会などが開催され，そのなかで症例提示に基づいてディスカッションが行われています．そのため，研究会などに定期的に参加している方であれば，上記に示した医師の考え方と同様に感染症・抗菌薬治療を思考する回路が身に付いているかもしれません．
　しかし，新人薬剤師やこれから感染症・抗菌薬を学ぼうとしている方では，上記のような思考回路は難しく「何の薬か？」を覚えることから始まるのではないでしょうか．
　抗菌薬に対しても「クラビット®…抗菌薬，キノロン系」「メロペン®…抗菌薬，カルバペネム系」といったぐあいに，その薬が抗菌薬であることから覚え始めるため，感染

症に対しても，

① 新たな処方があった．これは抗菌薬だから感染症だろう？
▼
② 抗菌薬の投与量は問題ないか？ 腎機能などは問題ないか？
▼
③ 何の感染症だろう？ この抗菌薬は効くのかな？
▼
④ 抗菌薬を投与した後は，投与した抗菌薬は有効だったか？ 症状は改善しているか？

という思考をたどることが多いと思います．最終的に治療効果が重要である点は同じでも，このような考え方の違いは，非常に大きな違いなのです．

感染症という診断からスタートする医師では，「感染症」がみえなくなることはないと思いますが，薬からアプローチする習性が身についている薬剤師では，「投与量・副作用」のみに偏重し，「感染症を治療するために抗菌薬を投与していること」を忘れてしまうケースも少なくありません．

しかし，それでは抗菌化学療法に薬剤師が関与することはできません．「どこの臓器の感染症か？」「原因菌は何か？」を加味しなければ，「適切な投与量・投与法」であるかを考えられないことを，理解しておかないといけないのです．

そのため，薬剤師として各種抗菌薬の特徴を理解することは当然ですが，ターゲットになる微生物・感染臓器にどのくらいの量の抗菌薬を，どうやって投与することがよいかを考えなければいけません．

最初から抗菌薬の適正使用について，医師とディスカッションすることを目的にすると前途多難に感じると思います．ですから，1日1例でよいので，抗菌薬が処方されたら，

❶ どこの臓器の感染で，
❷ どの菌をターゲットにしているのか，
❸ 投与された抗菌薬は当該臓器への移行性とターゲットとなる微生物に最適なものなのか

を調べ，自分なりの答えを出す習慣を身に付けると，自然に抗菌薬の適正使用に関与できるようになっていきます．

また，薬剤師が主体となって開催されている感染症の研究会に参加することでさまざまな症例について学べますので，積極的に参加しましょう．

（坂野昌志）

文献
1) 大曲貴夫：感染症診療のロジック，南山堂，2010．

臨床にでる前に

2 抗菌薬の分類と特徴

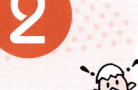

　本書を手にされたみなさんは，大学の講義などで抗菌薬の分類については十分学ばれていると思います．とはいえ，実際に臨床で使用されている抗菌薬を目の前にすると，なかなか知識を整理して，必要な情報を引き出すことが難しいものです．また，覚えることが多すぎて，抗菌薬の知識はすでにほとんど消滅している方もいるでしょう．

　現在，日本国内で承認されて流通している抗菌薬は，後発品まで含めると膨大な数になりますし，一般名（抗ウイルス薬を含まない）で数えても，150種類くらいあります．これだけたくさんの種類の抗菌薬を全部覚えることなんて，不可能だと思ったほうがよいでしょう．もちろん，「全部理解して覚えられる！」という方も，なかにはいるかもしれませんが……．

　抗菌薬の特徴を理解するには，みなさんご存知の「構造上の分類」をして，そのなかでも「おおまかに分けた簡単な特徴」だけ覚えることからスタートすると，精神的な負担が減ります．

　それに，実際に抗菌薬について議論する場では「おおまかに分けた簡単な特徴」を知っているだけでも，意外に議論に参加できるものなのです．

　そんなわけで，まずは下記に示す簡単な基本情報と，代表的な抗菌薬の特徴を覚えてみてください．

　表1-1には代表的な8種類の分類を示します．世の中にある抗菌薬のうち，9割以上はこの8種類の分類のどこかに属しますので，この8種類を理解するところから始めましょう．

表1-1　代表的な抗菌薬の分類

分類
①ペニシリン系 ⎫
②セフェム系　 ⎬ β-ラクタム系
③カルバペネム系⎭
④アミノグリコシド系
⑤キノロン系
⑥マクロライド系
⑦テトラサイクリン系
⑧グリコペプチド系

ペニシリン系抗菌薬

ペニシリン系抗菌薬は，**1.**天然ペニシリン，**2.**広域ペニシリン，**3.**β-ラクタマーゼ阻害薬配合広域ペニシリン，**4.**複合ペニシリン（耐性ブドウ球菌用ペニシリン配合），**5.**抗緑膿菌ペニシリン，**6.**β-ラクタマーゼ阻害薬配合抗緑膿菌ペニシリンに分類されます．グラム陽性菌をはじめとする特定の細菌に対して，数ある抗菌薬のなかでも優れた抗菌作用をもっているため，感染症治療において重要な位置付けの抗菌薬です．

 基本情報

作用点と抗菌作用	細菌の細胞膜にあるペニシリン結合タンパクに作用して，殺菌的な抗菌作用を示します．
抗菌スペクトル	古典的な天然ペニシリンはグラム陽性菌にのみ抗菌活性を示しますが，新しい薬剤になるにしたがって，グラム陰性菌への抗菌スペクトルが拡大しています．
有効な投与法	時間依存性に効果を示すため，効果に相関するパラメータは Time above MIC （%T>MIC）になります．投与回数を増やすことや，点滴では点滴時間を長くすることで，効果の向上が期待できます．
重要な特徴	既存のペニシリン系抗菌薬とβ-ラクタマーゼ阻害薬との配合比を変えた薬剤は新たに発売されていますが，新規成分はしばらく発売されていません．しかし，腸球菌に対するアンピシリンの抗菌力が，ほかの系統の薬剤より強いことに代表されるように，グラム陽性菌をはじめとする，特定の細菌に対する抗菌力は優れています．また，アナフィラキシー反応はβ-ラクタム系抗菌薬のなかで最も強いため，注意が必要です．

 注射薬

　　　　　　　　　　　　　　　　　　　　　　■＝代表的な商品名（一般名；略号）

天然ペニシリン

ペニシリンG （ベンジルペニシリン；PCG）	グラム陽性菌のみに使用され，感受性菌に対してとても強い殺菌力をもちます．しかし，ペニシリナーゼに不安定で，黄色ブドウ球菌での耐性化が進んでいます．

広域ペニシリン

ビクシリン® （アンピシリン；ABPC）	大腸菌，インフルエンザ菌などのグラム陰性菌にも抗菌スペクトルが拡大されています．ペニシリナーゼ産生菌には使用できませんが，腸球菌に対してとても強い抗菌力をもちます．

広域ペニシリン（β-ラクタマーゼ阻害薬配合）

ユナシン®-S （スルバクタム・アンピシリン； SBT/ABPC）	β-ラクタマーゼ阻害薬（スルバクタム）が配合されたことで，ペニシリナーゼ産生によるアンピシリン耐性菌に対しても有効になりました．

複合ペニシリン（耐性ブドウ球菌用ペニシリン配合）

ビクシリン®S （アンピシリン・クロキサシリン； ABPC/MCIPC）	クロキサシリンが配合されたことで，ペニシリナーゼ産生のブドウ球菌に対しても有効になりました．

抗緑膿菌ペニシリン

ペントシリン® （ピペラシリン；PIPC）	グラム陽性菌だけでなく，グラム陰性菌に対しても広く抗菌活性を示し，緑膿菌にも有効です．

抗緑膿菌ペニシリン（β-ラクタマーゼ阻害薬配合）

ゾシン® （タゾバクタム・ピペラシリン； TAZ/PIPC）	β-ラクタマーゼ阻害薬（タゾバクタム）と配合されたことで，ペニシリナーゼ産生のピペラシリン耐性菌に対しても有効になりました．

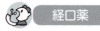 経口薬

広域ペニシリン　　　　　　　　　　　　　　　　　■=代表的な商品名（一般名；略号）

アモリン® （アモキシシリン；AMPC）	グラム陽性菌に加え，大腸菌，インフルエンザ菌などのグラム陰性桿菌に対しても抗菌スペクトルが拡大されました．ペニシリナーゼ産生菌には使用できませんが，腸球菌に対してとても強い抗菌力をもちます．また，腸管からの吸収が良好で，内服後には高い血中濃度を示します．

広域ペニシリン（β-ラクタマーゼ阻害薬配合）

オーグメンチン®，クラバモックス® （クラブラン酸・アモキシシリン； CVA/AMPC）	β-ラクタマーゼ阻害薬（クラブラン酸）が配合されたことで，ペニシリナーゼ産生のアモキシシリン耐性菌に対しても有効になりました．

セフェム系抗菌薬

　セフェム系抗菌薬は，一般細菌に対する広い抗菌スペクトルと高い安全性によって，多くの感染症に対して第1選択薬として使用されることが多い抗菌薬です．セフェム系抗菌薬はすべての抗菌薬のなかで，最も種類が多く，一般に第1～4世代に分類されます．

　おおまかな目安としては，第1世代がグラム陽性菌用，第3世代がグラム陰性菌用，第2世代は第1世代と第3世代の中間で，第4世代は第1世代と第3世代の長所をあわせもっていると考えると理解しやすいでしょう．

 基本情報

作用点と抗菌作用	細菌の細胞壁の合成を阻害することで，殺菌的な抗菌作用を示します．
抗菌スペクトル	第1世代はグラム陽性菌に対して強い抗菌力をもちます． 第2世代はグラム陰性菌とグラム陽性菌に対して抗菌力をもちますが，グラム陽性菌に対する抗菌力は，第1世代と同等か少し弱くなっています． 第3世代は第2世代よりも多くのグラム陰性菌に対して強い抗菌力をもちますが，グラム陽性球菌に対する抗菌力は第1世代よりも弱くなっています． 第4世代はグラム陽性菌，陰性菌に対して幅広い抗菌力をもちますが，特にグラム陰性菌に対して強い抗菌力をもっています．
有効な投与法	時間依存性に効果を示すため，効果に相関するパラメータはTime above MIC（%T>MIC）になります．投与回数を増やすことや，点滴では点滴時間を長くすることで，効果の向上が期待できます．
重要な特徴	いずれも腸球菌に対しては効果がないと考えたほうがよいでしょう．

 注射薬

第1世代　　　　　　　　　　　　　　　　　　　　■=代表的な商品名（一般名；略号）

セファメジン®α （セファゾリン；CEZ）	ブドウ球菌，レンサ球菌に対して高い効果があります．清潔・準清潔手術の感染予防薬としてよく投与されます．ただし，セファロスポリナーゼ産生菌には使用できません．

第2世代（バクテロイデス属に活性無）

パンスポリン® （セフォチアム；CTM）	グラム陰性菌への抗菌力が強くなり，インフルエンザ菌に対しても有効になりました．ただし，セファロスポリナーゼ産生菌には使用できません．

第2世代（バクテロイデス属に活性有）

フルマリン® （フロモキセフ；FMOX）	セファゾリンよりもグラム陽性菌への抗菌力は劣るものの，グラム陰性菌への抗菌力は拡大されています．嫌気性菌であるバクテロイデス属にも抗菌力をもつことが大きな特徴です．

第3世代（緑膿菌に活性無）

ロセフィン® （セフトリアキソン；CTRX）	セファロスポリナーゼに安定で，グラム陰性菌に対して第2世代よりも抗菌力が強いです．しかし，緑膿菌に対しては抗菌活性がありません．

第3世代（緑膿菌に活性有）

モダシン® （セフタジジム；CAZ） スルペラゾン® （スルバクタム・セフォペラゾン；SBT/CPZ）	セフタジジムはセファロスポリナーゼに安定ですが，グラム陽性菌に対する抗菌力が弱く，緑膿菌感染治療のみに使用されることが多いです．β-ラクタマーゼ阻害薬（スルバクタム）とセフォペラゾンの配合薬は，第2世代よりもグラム陰性菌に対して強い抗菌力をもち，緑膿菌に対しても抗菌力をもっています．

第4世代

ブロアクト® （セフピロム；CPR） マキシピーム® （セフェピム；CFPM）	グラム陽性・陰性菌に対して広い抗菌力をもちます．特にセファロスポリナーゼ産生菌には第3世代よりも有効です．

 経口薬

　　　　　　　　　　　　　　　　　　　　　　■＝代表的な商品名（一般名；略号）

第1世代

ケフラール® （セファクロル；CCL）	グラム陽性菌に対して優れた抗菌力をもちます．経口投与後は速やかに吸収されます．

第2世代

パンスポリン®T （セフォチアム ヘキセチル；CTM）	セファクロルに比べ，グラム陽性菌に対して同程度，もしくはそれ以上の抗菌力をもち，インフルエンザ菌などのグラム陰性菌にも抗菌力が増しています．

第3世代

セフゾン® （セフジニル；CFDN）	セファロスポリナーゼに安定で，第2世代よりも，さらにグラム陰性菌に対して優れた抗菌力をもちます．

第4世代

フロモックス® （セフカペン ピボキシル；CFPN－PI）	セファロスポリナーゼに安定で，グラム陽性菌から陰性菌まで，広い抗菌スペクトルと強い抗菌力をもちます．

カルバペネム系抗菌薬

　カルバペネム系抗菌薬は，グラム陽性菌，グラム陰性菌から嫌気性菌にいたるまで，現在，市販されている抗菌薬のなかで，もっとも広い抗菌スペクトルをもっています．また，ほとんどのβ-ラクタマーゼに安定で，有効菌種に対して短時間で強い殺菌作用をもっています．そのため，原因菌がわからない時点での抗菌薬選択（エンピリックセラピー；empiric therapy）に有効です．

基本情報

作用点と抗菌作用	細菌の細胞膜にあるペニシリン結合タンパクに作用して，殺菌的な抗菌作用を示します．
抗菌スペクトル	グラム陽性菌からグラム陰性菌，および嫌気性菌にいたるまで，現存する抗菌薬のなかで，もっとも広い抗菌スペクトルをもちます．
有効な投与法	時間依存性に効果を示すため，効果に相関するパラメータは Time above MIC (%T>MIC) になります．投与回数を増やすことや，点滴では点滴時間を長くすることで，効果の向上が期待できます．
重要な特徴	重症感染症で，原因菌がわからない場合の初期選択薬として使用されることが多い薬剤ですが，原因菌が特定された時点で，それに最も適した狭域の抗菌薬に変更するべきであることを理解しておく必要があります．

 注射薬

■ ＝代表的な商品名（一般名；略号）

チエナム® （イミペネム・シラスタチン； IPM/CS）	最初のカルバペネム系抗菌薬です．イミペネムを有効に，安全に投与するために，シラスタチンが配合されています．グラム陽性・陰性菌，嫌気性菌に対して抗菌力をもちます．
カルベニン® （パニペネム・ベタミプロン； PAPM/BP）	腎毒性軽減の目的でベタミプロンが配合されています．イミペネムに比べてグラム陽性菌に対して強い抗菌力をもちますが，緑膿菌への抗菌力は劣るため，緑膿菌感染とわかれば使用すべきではありません．
メロペン® （メロペネム；MEPM）	イミペネム，パニペネムに比べて緑膿菌に対する抗菌力が強くなっています．
オメガシン® （ビアペネム；BIPM）	緑膿菌などのグラム陰性菌に対して強い抗菌力をもち，他剤に耐性を示す緑膿菌に対しても抗菌活性を示します．
フィニバックス® （ドリペネム；DRPM）	ほかのカルバペネム系抗菌薬と比べ，中枢神経系の副作用が少ないと考えられています．緑膿菌に対する抗菌力は，カルバペネム系抗菌薬のなかで，最も強力です．

 経口薬

オラペネム® 小児用細粒 （テビペネム ピボキシル； TBPM－PI）	小児の感染症で問題になっていたアンピシリン耐性インフルエンザ菌や，ペニシリン耐性肺炎球菌などに対して強い抗菌力をもちます．適応症は肺炎，中耳炎，副鼻腔炎に限定されています．

アミノグリコシド系抗菌薬

　アミノグリコシド系抗菌薬は，化学的に安定な構造の抗菌薬で，抗菌スペクトルを基にⅠ～Ⅴ群に分類されます．多くがグラム陽性菌への適応は少なく，主にグラム陰性菌用の抗菌薬として考えられています．また，アミノグリコシド系抗菌薬を細菌の中に取りこむときには酸素を必要とするため，酸素の存在しない嫌気的条件下に存在する嫌気性菌には無効です．

基本情報

作用点と抗菌作用	細菌のリボソームに作用して，タンパク合成を非可逆的に阻害することで殺菌作用を示します．
抗菌スペクトル	グラム陰性菌が主なターゲットであり，グラム陽性菌には基本的に単剤で使用しません．また，嫌気性菌には無効です．
有効な投与法	アミノグリコシド系抗菌薬の効果に相関するパラメータは C_{max}/MIC で，複数回に分けて投与するよりも1回量を増やすことや，点滴時間を短くして，最高血中濃度を上げることが重要になります．
重要な特徴	比較的高頻度に聴器毒性，腎毒性などの深刻な副作用が伴います．血中濃度を測定し，毒性に注意しながら投与する必要があります．有効な投与のために至適濃度内でピークは高く，副作用回避のためにトラフ値は低くします．

 注射薬

I群〔抗結核菌作用を主な特長とするもの〕

　　　　　　　　　　　　　　　　　　　　　　　　　　　■＝代表的な商品名（一般名；略号）

硫酸ストレプトマイシン （硫酸ストレプトマイシン；SM） 硫酸カナマイシン （硫酸カナマイシン；KM）	ストレプトマイシンは腎毒性よりも聴器毒性が強いです．カナマイシンはストレプトマイシンよりも腎毒性・聴器毒性ともに強いです．現在では，結核以外にはほとんど使われません．

II群〔主としてグラム陰性菌に対して抗菌力をもつもの（緑膿菌には無効）〕

ビスタマイシン® （リボスタマイシン；RSM）	現在では，II群の注射薬は，あまり使用されていません．

III群〔緑膿菌を含むグラム陰性菌に対して抗菌力をもつもの〕

ゲンタシン® （ゲンタマイシン；GM） エクサシン® （イセパマイシン；ISP） 硫酸アミカシン （アミカシン；AMK） トブラシン® （トブラマイシン；TOB）	緑膿菌を含むグラム陰性菌に対して強い抗菌力をもちます．イセパマイシン，アミカシンはゲンタマイシン耐性菌への抗菌力が増しています．単剤でも使用されますが，多くはβ-ラクタム系抗菌薬との併用で使用されます．

IV群〔淋菌のみに適応をもつもの〕

トロビシン® （スペクチノマイシン；SPCM）	ペニシリナーゼ産生淋菌に有効です．

V群〔MRSAのみに適応〕

ハベカシン®（アルベカシン；ABK）	MRSAに対して強い抗菌力をもちます．

 経口薬

消化管殺菌用

カナマイシンカプセル・シロップ・ドライシロップ （カナマイシン；KM）	大腸菌，赤痢菌，腸炎ビブリオが原因の腸炎に使用されるほか，肝性脳症の要因となるアンモニアを産生する腸内細菌を抑える目的でも使用されます．

キノロン系抗菌薬

キノロン系抗菌薬は，発売された年代により抗菌活性の特徴が異なり，第1～4世代に分類されます．一般にキノロンと呼ばれるのは第1世代のみで，構造にF（フッ素）が導入された第2世代以降は，新世代という意味でのニューキノロン，もしくはFの存在から，フルオロキノロンと呼ばれています．経口投与でも吸収がよいため，多くの経口薬が存在します．また，呼吸器組織への移行がよく，肺炎球菌を主とした呼吸器感染症の主要な起炎菌に効果が高い薬剤は，レスピラトリーキノロンとも呼ばれています．

基本情報

作用点と抗菌作用	細菌のDNA合成を調節する酵素の働きを阻害することで，殺菌的な抗菌作用を示します．
抗菌スペクトル	グラム陰性菌に対する高い抗菌力をもつとともに，グラム陽性菌，クラミドフィラやマイコプラズマなどの多くの非定型菌，結核菌などの抗酸菌，嫌気性菌など，広い抗菌活性を示します．
有効な投与法	キノロン系抗菌薬の効果に相関するパラメータは，AUC/MIC もしくは C_{max}/MIC で，複数回に分けて投与するよりも，1回量の増加や1日総投与量を増やすことが重要になります．
重要な特徴	酸化マグネシウムなどの制酸薬と同時に服用すると吸収が低下するため，併用する場合は2時間以上空けて服用する必要があります．また，NSAIDsとの相互作用で，けいれんなどの中枢神経障害の副作用が増強することがあります．

注射薬

ニューキノロン
● 第2世代全身用

　　　　　　　　　　　　　　　　　　　　　　　　　■＝代表的な商品名（一般名；略号）

シプロキサン®（シプロフロキサシン；CPFX） パシル®（パズフロキサシン；PZFX）	緑膿菌を含むグラム陰性桿菌に対して抗菌力をもちますが，グラム陽性菌に対する抗菌活性は乏しいです．経口薬よりも，より重症例に投与されることが多いです．

経口薬

キノロン
● 第1世代

ウイントマイロン®（ナリジクス酸；NA）	グラム陰性菌に対して抗菌力をもちますが，緑膿菌に対しては無効で，グラム陽性菌に対する抗菌力もありません．臓器移行性が乏しく，尿路感染にしか使用できません．

ニューキノロン
● 第2世代尿路用

バクシダール®（ノルフロキサシン；NFLX） フルマーク®（エノキサシン；ENX）	グラム陰性菌に対して抗菌力が拡大し，緑膿菌に対しても抗菌力をもつようになりました．第1世代よりも全身への移行性はよいですが，現在では，尿路感染用の薬剤として使用されることが多いです．

● 第2世代全身用

タリビッド®（オフロキサシン；OFLX） シプロキサン®（シプロフロキサシン；CPFX） スオード®（プルリフロキサシン；PUFX）	緑膿菌を含むグラム陰性菌に対して抗菌力をもちますが，グラム陽性菌に対する抗菌活性は乏しいです．組織移行性も良好で，全身の感染症に対して有効です．

● 第3世代

クラビット®
（レボフロキサシン；LVFX）
スパラ®
（スパルフロキサシン；SPFX）
オゼックス®
（トスフロキサシン；TFLX）

インフルエンザ菌，マイコプラズマなど呼吸器感染菌に対する抗菌力が強く，肺組織への移行性も高いため，呼吸器用キノロン（レスピラトリーキノロン）とも呼ばれます．また，グラム陽性菌に対しても強い抗菌力をもちます．

● 第4世代

アベロックス®
（モキシフロキサシン；MFLX）
グレースビット®
（シタフロキサシン；STFX）
ジェニナック®
（ガレノキサシン；GRNX）

第3世代までの抗菌スペクトルに加え，嫌気性菌に対しても抗菌活性が拡大しています．

マクロライド系抗菌薬

マクロライド系抗菌薬は，構造によって14員環，15員環，16員環に分けられます．なかでも胃酸に対する安定性や組織移行性，抗菌活性などが改善されたものは，ニューマクロライドとも呼ばれています．

幅広く抗菌活性を示し，呼吸器，肝胆道，耳鼻，口腔内など，ほとんどの組織に良好に移行し，血中濃度よりも組織内濃度のほうが，数倍から数十倍高くなることもあります．副作用が少なく安全性が高いことから，臨床で汎用されています．

また，ケトライド系抗菌薬は，マクロライド系抗菌薬耐性菌に対する効果を目的に開発された薬剤で，マクロライド系抗菌薬と類似の構造をもっていますので，あわせて紹介します．

 基本情報

作用点と抗菌作用	細菌のリボソーム50Sサブユニットに結合することでタンパク合成を阻害して，静菌的な抗菌作用を示します．
抗菌スペクトル	グラム陽性菌では黄色ブドウ球菌，肺炎球菌などに対して抗菌活性を示します．グラム陰性菌に対してはほとんど抗菌活性を示しませんが，百日咳菌，カンピロバクター，インフルエンザ菌などに抗菌活性を示します．また，クラミドフィラやマイコプラズマなどの細胞内寄生性菌に対しては高い抗菌活性を示します．
有効な投与法	マクロライド系抗菌薬の効果に相関するパラメータはAUC/MICで，1日総投与量を増やすことが重要になります．
重要な特徴	薬物代謝酵素のCYP3A4と結合するため，CYP3A4で代謝される併用薬がある場合は，併用薬の代謝が阻害され副作用の発現頻度が上昇する危険性があります．

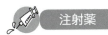 注射薬

14員環マクロライド　　　　　　　　　　　　　　　　　　■＝代表的な商品名（一般名；略号）

エリスロシン® （エリスロマイシン；EM）	唯一の注射用マクロライド系抗菌薬で，グラム陽性菌やマイコプラズマ，レジオネラなどの細胞内寄生性菌に有効です．

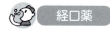 経口薬

=代表的な商品名（一般名；略号）

14員環マクロライド

エリスロシン® （エリスロマイシン；EM）	グラム陽性菌やマイコプラズマ，レジオネラなどの細胞内寄生性菌に有効です．しかし，クラリスロマイシン，ロキシスロマイシンなどに比べると劣る点が多く，現在は，エリスロマイシンの使用意義は乏しいです．

14員環ニューマクロライド

クラリス®，クラリシッド® （クラリスロマイシン；CAM） ルリッド® （ロキシスロマイシン；RXM）	エリスロマイシンに比べて，組織移行性や抗菌活性が増強され，ニューマクロライドと呼ばれています．薬物代謝酵素に影響するため，薬物相互作用が生じやすいという問題があります．

15員環ニューマクロライド

ジスロマック®，ジスロマック® SR （アジスロマイシン；AZM）	15員環という特徴的な構造で，非常に高い組織内濃度が得られるようになりました．また，14員環にみられたような薬物相互作用は少なくなっています．

16員環マクロライド

ジョサマイシン （ジョサマイシン；JM）	特徴として，マクロライド耐性誘導能がありません．しかし，16員環構造の薬剤は，現在，あまり使用されていません．

テトラサイクリン系抗菌薬

　テトラサイクリン系抗菌薬は，長く使用されている薬剤ですが，1970年代以降は耐性菌が増加してきたこと，数多くの有用なβ-ラクタム系抗菌薬（主にペニシリン系抗菌薬，セフェム系抗菌薬）が開発されたことから，現在では，第1選択薬として使用される状況はきわめて珍しくなっています．第1選択薬として使用されるのは，ライム病，ブルセラ病などの人畜共通感染症のほか，β-ラクタム系抗菌薬やその他の抗菌薬が無効な場合が原則で，添付文書上で承認されている菌種だからという理由で，テトラサイクリン系抗菌薬を選択・使用してはいけません．

 基本情報

作用点と抗菌作用	主に細菌のリボソーム30Sサブユニットに結合することでタンパク合成を阻害して，静菌的な抗菌作用を示します．
抗菌スペクトル	グラム陽性菌に対してはブドウ球菌，肺炎球菌を含むレンサ球菌などに抗菌活性を示します．グラム陰性菌に対しては髄膜炎菌，モラクセラ・カタラーリス，インフルエンザ菌，大腸菌など，非常に幅広く抗菌活性を示すほか，クラミドフィラやマイコプラズマなどの細胞内寄生性菌にも高い抗菌活性を示します．
有効な投与法	テトラサイクリン系抗菌薬の効果に相関するパラメータはAUC/MICで，1日総投与量を増やすことが重要になります．
重要な特徴	代表的な副作用として，胎児の骨形成不全，小児では歯の色調変化やエナメル質形成不全があり，妊婦，授乳婦，8歳以下の小児には使用できません．また，カルシウム，マグネシウム，鉄などと同時に服用すると，キレートを作り吸収されないので，これらを含む薬剤および牛乳などとの併用は，1〜2時間程度ずらす必要があります．

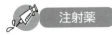 **注射薬**

第2世代

■ =代表的な商品名（一般名；略号）

ミノマイシン® （ミノサイクリン；MINO）	基本的に経口薬が投与できない場合に使用されています．肺炎球菌などの一部のグラム陽性菌，グラム陰性菌，細胞内寄生性菌，スピロヘータ，原虫など，幅広い菌に対して抗菌活性を示します．

 経口薬

第1世代

アクロマイシン®V （テトラサイクリン；TC）	肺炎球菌などの一部のグラム陽性菌，グラム陰性菌，細胞内寄生性菌，スピロヘータ，原虫など，幅広い菌に対して抗菌活性を示します．現在では，ほとんど使われていません．

第2世代

ビブラマイシン® （ドキシサイクリン；DOXY）	消化管からの吸収，組織移行性はテトラサイクリンより優れています．抗菌スペクトルは基本的に，テトラサイクリンと変わりませんが，中等度耐性の肺炎球菌（PISP）にまで抗菌活性を示します．
ミノマイシン® （ミノサイクリン；MINO）	ミノサイクリンはドキシサイクリンより組織移行性が向上しています．抗菌スペクトルは基本的にドキシサイクリンと変わりませんが，MRSAにも抗菌活性を示すことがあります．

グリコペプチド系抗菌薬

　グリコペプチド系抗菌薬は，抗菌スペクトルの違いというよりも，組織移行や抗菌活性の差などを理解する必要があります．また，バンコマイシンでは注射薬と経口薬がありますが，注射薬と経口薬ではまったく別の薬剤のような違いがあることも理解する必要があります．リネゾリドについては，グリコペプチド系抗菌薬との違いや使い分けなどが重要になります．

 基本情報

作用点と抗菌作用	バンコマイシン，テイコプラニンは細胞壁合成を阻害することで，殺菌的な抗菌作用を示しますが，腸球菌に対しては静菌的な抗菌作用を示します． リネゾリドはリボソーム50Sサブユニットに結合しタンパク合成を阻害して，静菌的な抗菌作用を示しますが，肺炎球菌や化膿性レンサ球菌には，殺菌的な抗菌作用を示します．
抗菌スペクトル	グラム陽性菌に対してのみ抗菌活性を示し，グラム陰性菌に対しては無効です．経口バンコマイシンは，クロストリジウム・ディフィシルによる腸炎に対してのみ使用します．
有効な投与法	グリコペプチド系抗菌薬，リネゾリドの効果に相関するパラメータはAUC/MICで，1日総投与量を増やすことが重要になります．
重要な特徴	バンコマイシン，テイコプラニンは，投与速度が速いとレッドネック症候群を起こすことがあります．

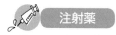 **注射薬**

グリコペプチド系　　　　　　　　　　　　　　　　　　　■＝代表的な商品名（一般名；略号）

塩酸バンコマイシン （バンコマイシン；VCM）	最も代表的な抗MRSA薬です．MRSAやPRSP以外のグラム陽性菌感染に対して使用されることがありますが，添付文書上の承認菌種は，MRSA，PRSP感染のみです．MRSAに対するMICは，同分類薬のテイコプラニンとあまり差はありません．
タゴシッド® （テイコプラニン；TEIC）	基本的にバンコマイシンに耐性を示す菌に対して有効性を示すことはありません．投与時には，初日の投与量を増やして，早期に定常状態になるようローディングドーズで調整されます．腎機能低下時には，バンコマイシンよりも使いやすい薬です．

オキサゾリジノン系

ザイボックス® （リネゾリド；LZD）	バンコマイシン耐性腸球菌（VRE）に対する薬でしたが，ほかの抗MRSA薬が無効な場合でも効果を示すため，抗MRSA薬として承認されました．MRSA感染症に対しては他剤が無効な場合など，限られた状況のみで使用すべきです．

 経口薬

グリコペプチド系

塩酸バンコマイシン散 （バンコマイシン；VCM）	腸管から吸収されないため，消化管内の殺菌に対してのみ使用されます．

オキサゾリジノン系

ザイボックス® （リネゾリド；LZD）	消化管からの吸収は速やかで，生体利用率はほぼ100％であるため，注射薬と同等の効果を得られます．

（坂野昌志）

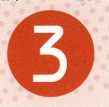

臨床にでる前に **3**

感染症の第1選択薬とは

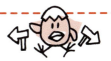

　各感染症に対して第1選択薬として推奨される抗菌薬があります．
　どの抗菌薬が推奨されるのかは，該当する感染症のガイドラインをみれば示されています．しかし，数多くのガイドラインをすべて手元に揃えておくのは大変です．
　そこで，推奨される抗菌薬を調べるのに非常に役立つ書籍として，日本感染症学会・日本化学療法学会の編集で発行している『JAID/JSC感染症治療ガイド2014』[1]があります．
　表1-2には，成人細菌性髄膜炎に対するエンピリックセラピーで選択する抗菌薬を，表1-3には原因菌が肺炎球菌であった場合に推奨される治療薬について抜粋しました．このように，実際に原因菌が特定できた場合に選択すべき抗菌薬などもきちんと示されています．
　これから感染症に関わっていくうえで，ぜひお薦めしたい1冊として紹介しました．

表1-2 成人細菌性髄膜炎に対するエンピリックセラピー

患者背景	推定される原因微生物	第1選択薬	第2選択薬
16～50歳	S. pneumoniae N. meningitidis　など	CTX点滴静注＋VCM点滴静注 CTRX点滴静注＋VCM点滴静注 PAPM/BP点滴静注 ＋ 上記抗菌薬の投与直前または同時にデキサメタゾン点滴静注	MEPM点滴静注＋VCM点滴静注 DRPM点滴静注＋VCM点滴静注 ＋ 上記抗菌薬の投与直前または同時にデキサメタゾン点滴静注
50歳以上	S. pneumoniae が主体 高齢者では L. monocytogenes も考慮	ABPC点滴静注＋CTX点滴静注＋VCM点滴静注 ABPC点滴静注＋CTRX点滴静注＋VCM点滴静注 PAPM/BP点滴静注 ＋ 上記抗菌薬の投与直前または同時にデキサメタゾン点滴静注	MEPM点滴静注＋VCM点滴静注 DRPM点滴静注＋VCM点滴静注 ＋ 上記抗菌薬の投与直前または同時にデキサメタゾン点滴静注

（JAID/JSC 感染症治療ガイド・ガイドライン作成委員会 編：JAID/JSC 感染症治療ガイド 2014, pp.32-33, 日本感染症学会・日本化学療法学会, 2014 より改変）

表1-3 市中発症髄膜炎で原因菌が判明した場合(原因菌が*S. pneumoniae*の場合)

MIC 結果	第1選択薬	第2選択薬
PCG MIC ≦ 0.06μg/mL	PCG 点滴静注 ABPC 点滴静注	CTX 点滴静注 CTRX 点滴静注
PCG MIC = 0.12〜1μg/mL かつ CTX/CTRX 感性	CTX 点滴静注 CTRX 点滴静注	CFPM 点滴静注 MEPM 点滴静注 DRPM 点滴静注
PCG MIC ≧ 2μg/mL	CTX 点滴静注＋VCM 点滴静注 CTRX 点滴静注＋VCM 点滴静注	―
CTRX MIC = 1μg/mL または 2μg/mL	CTX 点滴静注＋VCM 点滴静注 CTRX 点滴静注＋VCM 点滴静注	―
CTRX MIC>2μg/mL	CTX 点滴静注＋VCM 点滴静注 CTRX 点滴静注＋VCM 点滴静注 ＋ RFP 経口投与を考慮	―

(JAID/JSC 感染症治療ガイド・ガイドライン作成委員会 編:JAID/JSC 感染症治療ガイド2014, p.35,
日本感染症学会・日本化学療法学会, 2014 より改変)

(坂野昌志)

文献
1) JAID/JSC 感染症治療ガイド・ガイドライン作成委員会 編:JAID/JSC 感染症治療ガイド2014, ライフサイエンス出版, 2014.

臨床にでる前に **4**

PK/PD とは

　PK/PD理論に基づく考え方は，抗菌薬の投与を行ううえで欠かすことのできない考え方になっています．

　PK/PD理論は，薬物動態（Pharmacokinetics；PK）と薬力学（Pharmacodynamics；PD）を組み合わせたものです．

　薬をのんだり，注射したときに，どこの組織に薬が移行して，どのくらいの濃度になるかがPK（薬物動態）です．また，体内に入った薬が細菌に対して有効か，どんな副作用があるかなどがPD（薬力学）で，簡単にいえば，抗菌薬の効きめをよくするための投与法・考え方がPK/PD理論なのです（**図1-1**）．

　PK/PD理論で効果に相関するパラメータの分類は，Time above MIC（%T>MIC），C_{max}/MIC，AUC/MICが用いられます．PK/PDを知るうえで，これらの用語は最低限理解しておく必要があります．用語の解説と考え方を**図1-2〜図1-7**にまとめましたので，参考にしてください．

　文字だけをみていると，難しいものという印象をもってしまうかもしれませんが，日常の業務を行ううえで，理解しておく必要があるレベルでは，PK/PD理論は複雑なものではありません．

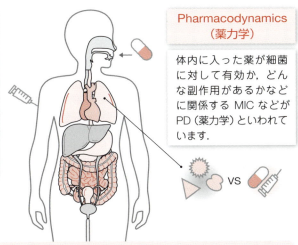

図1-1 PK/PD理論の考え方

簡単にいえば,

> ❶ C_{max}/MIC：1回に投与する量を増やす方法を考えた方がよいもの
> ❷ Time above MIC（%T>MIC）：1日に投与する抗菌薬の総量を等間隔で複数回に分けて投与することを考えた方がよいもの
> ❸ AUC/MIC：1日に投与する総量を増やした方がよいもの

ということになります．

「C_{max}/MICが効果に相関する抗菌薬ってなんだった？」といわれると難しく思えても，「1回に投与する量を増やしたほうがよい抗菌薬ってなんだった？」といいかえれば，少しやさしく感じませんか？

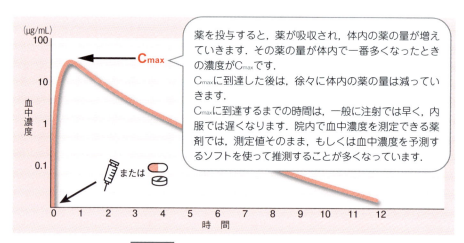

図1-2 C_{max}（最高血中濃度）とは何か？

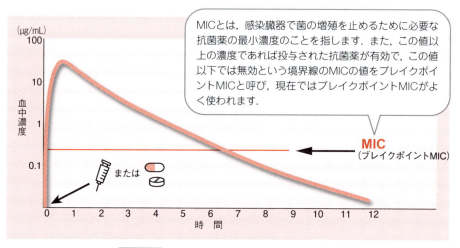

図1-3 MIC（最小発育阻止濃度）とは何か？

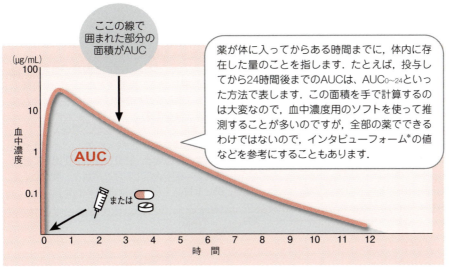

*インタビューフォームとは，添付文書よりも詳しく薬の情報が書かれたもので，すべての薬にあります．製薬会社に依頼すれば，すぐに手に入りますし，最近ではインターネットで見られるものも多くなっています．

図1-4 AUC（血中濃度曲線下面積）とは何か？

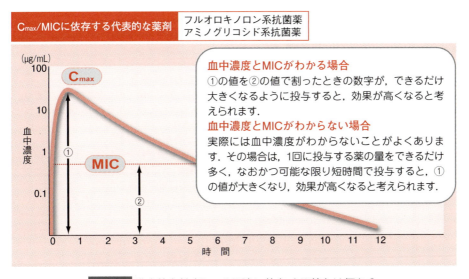

図1-5 濃度依存性（C_{max}/MIC）に依存する薬とは何か？

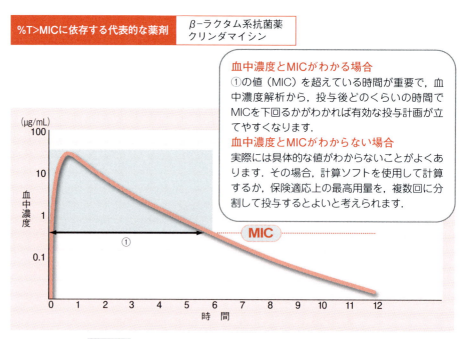

図1-6 時間依存性(%T>MIC)に依存する薬とは何か？

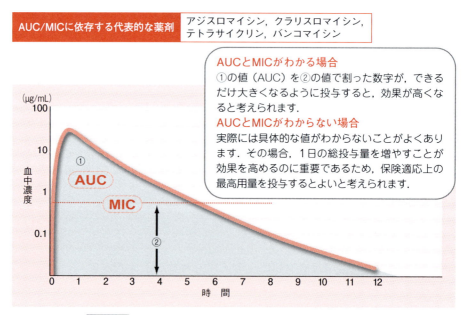

図1-7 濃度依存性(AUC/MIC)に依存する薬とは何か？

(坂野昌志)

臨床にでる前に

5 数式なしでわかるTDM

TDMを苦手にしない

　Therapeutic Drug Monitoring（TDM）というと，血中濃度を測定して，面倒くさい計算をして，分布容積やクリアランスを求めて……，といったイメージをもつ方も多いと思います．もちろん，これらがTDMにおける処方設計の一部であることは，まぎれもない事実です．しかし，難しい数式や複雑な薬物動態学のイメージでTDMに苦手意識をもってほしくないと思います．ここでは，実際の計算式などはほかの成書[1, 2]に譲り，数式のない形で抗菌薬TDMの考え方を記載します．

TDM＝血中濃度測定ではない

　まず，TDMという言葉ですが，日本語に直訳すると，薬物治療モニタリングとなります．

　筆者自身，かつてはTDM＝血中濃度測定というイメージをもっていました．しかし，本来の言葉の意味を考えると，TDMでは，必ずしも血中濃度を指標にする必要はなく，ほかの検査データ（例：INRを指標にしたワルファリン）や臨床症状を指標とすることも可能です．現状では，モニタリングの指標として「血中濃度」が利用されていますが，TDMという概念の原点に立ち返ると，血中濃度「だけ」をみるのではなく，ほかにもみるべき項目があることに気づくはずです．つまり，いくら100点満点の計算ができても，計算だけでは不十分なのです．こう考えることで，難しい数式から少しは解放されるのではないでしょうか．

TDMとPK/PD理論の関係

　では次に，感染症診療におけるTDMについて，PK/PD理論を交えて考えてみたいと思います．抗菌薬治療において，近年PK/PD理論は一般的になりつつあり，その理解は感染症診療におけるTDMを考えるうえでも，欠かせないものとなっています．TDMは1960〜70年代に確立し，PK/PD理論の登場は1990年代と，TDMのほうが長い歴史をもちますが，TDMの根底にはPK/PD理論が存在します．

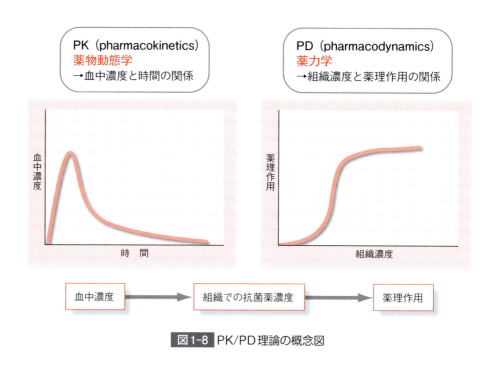

図1-8 PK/PD理論の概念図

　概念図を図1-8に示しましたが，PK/PD理論とは，「組織濃度を血中濃度で代用することにより，血中濃度推移から薬理作用を評価する」考え方です．いいかえると，「本来知りたいのは感染臓器における組織濃度ですが，組織濃度を測定することは困難なため，組織濃度と平衡関係にある血中濃度を薬効・副作用の指標とする」考え方ともいえます．血中濃度を指標に，抗菌薬の有効性・安全性を評価してきたTDMの歴史は，PK/PD理論そのものであることがわかると思います．

　抗菌薬におけるPK/PD理論では，PKパラメータとして，血中濃度，AUCなどが，PDパラメータとして，MICが汎用されています．感染症診療の考え方（p.2「臨床にでる前に❶抗菌薬投与の考え方」を参照）は，①患者背景，②臓器，③微生物，④抗菌薬，⑤経過観察からなりますが，血中濃度に影響する患者背景・抗菌薬の知識，MICを理解する微生物の知識，そして，PKパラメータとPDパラメータを結び付ける臓器移行性の知識を関連づけて認識しておくことが重要となります（図1-9）．

TDMの目的と他職種との関わり

　血中濃度はTDMを行ううえで必要な項目の一つとなりますが，血中濃度を目標域にコントロールすることがTDMの目的ではありません．最大の目標は，患者の予後を改善することです．このためには，次の2つの観点から，血中濃度を有効活用する必要があります．

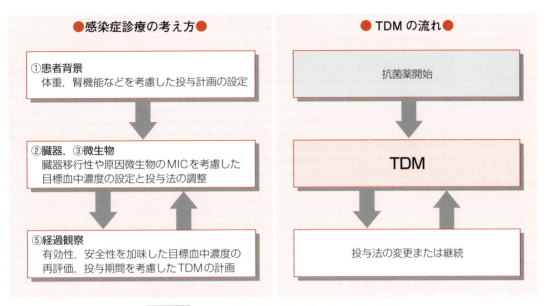

図1-9 感染症診療の考え方に準じたTDMの流れ

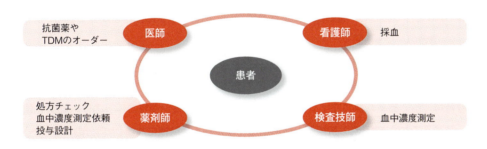

図1-10 TDM業務の流れと多職種の役割

❶ (単なる検査値的な意味合いとして) 血中濃度の現状把握

　→問題なければそのまま継続．問題あれば，②投与法の調整を行う．

❷ 投与法の調整＝投与設計

　→多くの場合，製薬会社提供ソフトを使用．
　　ソフトの利用は大変有用だが，その裏に隠れた理論を理解しておくことは重要．

　また，血中濃度の評価だけではなく，診療のなかでのTDMの位置づけを理解したうえで，他職種と連携することも求められます．施設により役割分担は異なることもありますが，**図1-10**にTDM業務における多職種の役割をまとめました．さらに，TDMによる投与計画の管理は，保険診療上，「特定薬剤治療管理料」として算定できますので，2016年6月時点での点数表を**表1-4**に示します．

表1-4 特定薬剤治療管理料

薬 剤	点数（点/月）		
	初回月	2・3ヵ月	4ヵ月以降
アミノグリコシド系	750	470	235
グリコペプチド系	750	470	235
ボリコナゾール	750	470	235

入院患者に対して，投与薬剤の血中濃度を測定し，その結果に基づき当該薬剤の投与量を精密に管理した場合，月1回に限り算定できる

TDMのメリット

抗菌化学療法に関わるには，いろいろなきっかけがあり，TDMはその一つとなりえます．TDMに関与することのメリットとして，以下のような点があげられます．

❶ TDMを行うことで，有効性・安全性を確保し，患者の予後の改善が期待できる（＝患者のメリット）
❷ 薬剤師がTDMにより，該当薬剤の投与計画に関与することで，主に医師のストレスを軽減できる（＝医療者のメリット）
❸ 腎排泄型であるバンコマイシン，テイコプラニン，アミノグリコシドの体内動態を理解することは，他系統の抗菌薬の体内動態を理解する手助けになる（＝自分のメリット）

第2章のQ&Aにおいても，TDMに関わる項目（p.104 Q26～p.116 Q30参照）が存在しますので，参考にしてください．TDMは薬剤師の専門性を発揮する一つのツールです．薬物動態学の知識を活用して，患者やほかの医療スタッフに貢献できる業務を目標にしてもらいたいと思います．

（望月敬浩）

文献
1) Winter ME：新訂 ウィンターの臨床薬物動態学の基礎，じほう，2013．
2) 木村利美：図解 よくわかるTDM 第3版，じほう，2014．

臨床にでる前に **6**

薬剤感受性試験の結果の読み方

　薬剤感受性試験は抗菌薬適正使用を推進するうえで重要な検査の一つです．関連する項目（p.50 **Q6**〜p.58 **Q8**，p.206 **Q65**）も参照してください．ただし，適切なタイミング（主に抗菌薬開始前など）に適切な検体（感染を疑う臓器由来など）が採取された結果として，判断材料となりえる薬剤感受性試験の結果を得ることができます．ここでは，これらの過程は省略しますが，薬剤感受性試験の読み方について記載します．

「どれにしようかな…」はダメ！

　まずは，**表1-5**と**表1-6**に示した2つの感受性結果を見てください．MSSA，MRSAについての架空の結果です．この結果には各微生物に対して，抗菌薬のMinimum Inhibitory Concentration（MIC）値およびMIC値に基づく感受性（S＝感性，I＝中間，R＝耐性；p.50 **Q6**参照）が示されています．さて，この結果を見て，どの抗菌薬を選択すればいいでしょうか？

　いきなり解答を記載してしまうと，薬剤感受性試験結果に示した抗菌薬の中では，MSSAはセファゾリン，MRSAはバンコマイシンが第1選択薬となります．もちろんアレルギーがある，感染臓器への移行性が悪い（セファゾリンの中枢移行など）といった例外がない場合での第1選択薬なので，状況次第では，ほかの抗菌薬を選択せざるを得ないことはあります．

　では，どのように感受性結果を読んだのでしょうか？

　IやRのものは避けて，Sのものから選択したとしても，いずれの微生物もSと判定されている抗菌薬は複数存在します．MIC値が小さいものを選べばいいのでしょうか？もし，MIC値で判断するのであれば，MSSAはエリスロマイシン，MRSAもエリスロマイシンとなります．いずれも前述の第1選択薬と異なります．これは，MIC値が低い＝臨床効果が高いという関係性が成り立たないことを示しています．冷静に考えれば簡単な話ですが，薬剤ごとに至適投与量や至適濃度は異なり，MIC値の単純比較で有効性の優劣が比較できないことは連想できると思います．重要なことは，第1選択薬は過去の知見から決まっていて，その第1選択薬が有効かどうかを確認するために薬剤感受性試験結果を見るのが正しい読み方になります．第1選択薬とされている抗菌薬がSであれば，それを選択し，もしIまたはRであれば，ほかの抗菌薬を選択するために薬剤感受

表1-5 MSSAの感受性

薬　剤	MIC	感受性	薬　剤	MIC	感受性
PCG	2	R	GM	≦2	S
MPIPC	≦0.5	S	EM	≦0.25	S
ABPC	0.25	R	CLDM	≦0.5	S
MEPM	≦1	S	MINO	≦2	S
CEZ	≦8	S	VCM	1	S
CZOP	≦4	S	LVFX	≦0.5	S
AMK	≦16	S	ST	≦20	S

表1-6 MRSAの感受性

薬　剤	MIC	感受性	薬　剤	MIC	感受性
PCG	2	R	GM	≦2	S
MPIPC	>2	R	EM	≦0.25	S
ABPC	0.25	R	CLDM	≦0.5	S
MEPM	≦1	R	MINO	≦2	S
CEZ	≦8	R	VCM	1	S
CZOP	≦4	R	LVFX	≦0.5	S
AMK	≦16	S	ST	≦20	S

性試験の結果を利用する必要があります[1]．

　まとめると，薬剤感受性試験の結果を読む場合は，第1選択薬を判断できるかどうかでほぼ勝負は決まります．薬剤感受性試験の結果は漠然と眺めて，「どの抗菌薬にしようかな」ではなく，ピンポイントで「この抗菌薬は使えるかな」という読み方をしてください．

〔望月敬浩〕

文献
1) 大曲貴夫：感染症診療のロジック，南山堂，2010．

臨床にでる前に

7 De-escalationから臨床能力を身に付ける

De-escalationとは？

　医師が抗菌薬を選択する前に，患者背景や検査結果などから該当する感染症の原因菌を推定し，抗菌薬投与を開始する前に検体を採取します．その後，予測された原因菌をカバーできる抗菌薬が初期選択薬として投与されます．

　抗菌薬投与後に，検体の培養結果から原因菌が判明したら，感受性などを考慮したうえで，最も適した狭域スペクトルの抗菌薬に変更します（図1-11）．このように，広域の抗菌薬を初期選択薬として投与し，感染症の原因菌が判明した時点で最も適した狭域抗菌薬に変更する方法をde-escalationといいます．

　この流れがわかっていないと，de-escalationに沿って抗菌薬を変更している医師のことを「あの先生はコロコロ抗菌薬を変える」というような，誤ったとらえ方をしてしまうかもしれません．

　一方で，カルバペネム系抗菌薬のような広域スペクトル抗菌薬を，初期選択薬として投与したまま変更できない症例もあるでしょう．なかには，感染の原因菌をきちんと特定しないで，ずっと広域スペクトル抗菌薬の投与を続ける医師もいるでしょう．

薬剤師としての関与

　では，薬剤師はどのように関与していけばよいでしょうか？

　いきなりde-escalationの可否を理解して関与していくことは難しいので，まずは異なる医師から新たに抗菌薬が処方された患者を2人探してください．そうしたら，対象となった患者が，どのような検査をして，どのように抗菌薬が変わるのか，もしくは抗菌薬が変わらないのかという経過を，1週間追ってみてください．さらにこれを何度か繰り返してみてください．当然，経過を追っているとわからないことが出てくると思いますが，その時は医師に聞いてみてください．きちんと検査結果をもとに抗菌薬を変更する医師は，治療経過のわからない点を聞くと，快く教えてくれるものです．

　また，本書のQ&A部分で該当する部分があるか調べたり，もしくは，前述した『JAID/JSC感染症治療ガイド2014』[1)]などを参考に調べてみてください．どこかに答え，もしくは考え方のヒントが書かれていると思います．

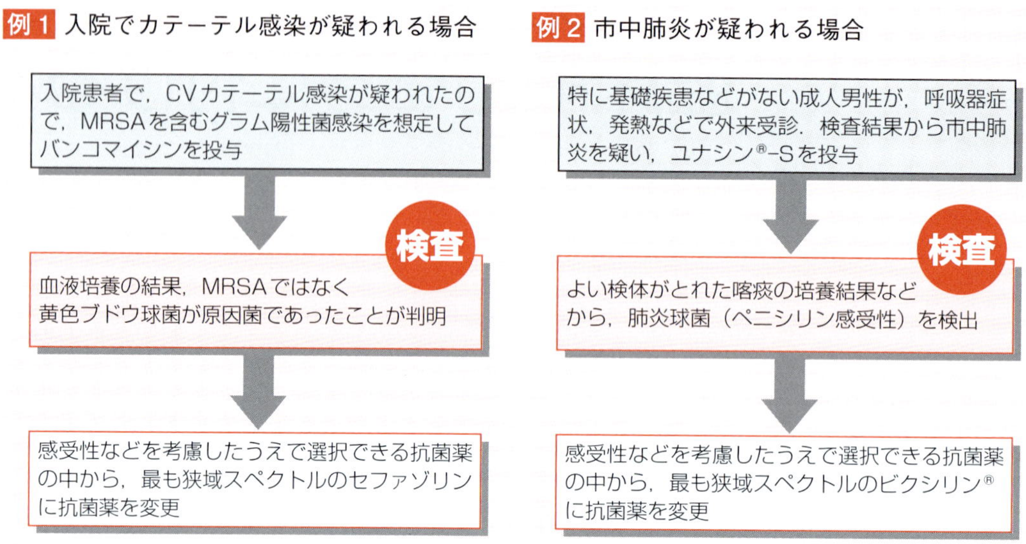

例1 入院でカテーテル感染が疑われる場合

入院患者で，CVカテーテル感染が疑われたので，MRSAを含むグラム陽性菌感染を想定してバンコマイシンを投与

↓ **検査**

血液培養の結果，MRSAではなく黄色ブドウ球菌が原因菌であったことが判明

↓

感受性などを考慮したうえで選択できる抗菌薬の中から，最も狭域スペクトルのセファゾリンに抗菌薬を変更

例2 市中肺炎が疑われる場合

特に基礎疾患などがない成人男性が，呼吸器症状，発熱などで外来受診．検査結果から市中肺炎を疑い，ユナシン®-Sを投与

↓ **検査**

よい検体がとれた喀痰の培養結果などから，肺炎球菌（ペニシリン感受性）を検出

↓

感受性などを考慮したうえで選択できる抗菌薬の中から，最も狭域スペクトルのビクシリン®に抗菌薬を変更

図1-11 抗菌薬投与・変更の考え方

　このような行動により「抗菌薬と検査と微生物をセットでみる習慣」と「疑問点を抽出して解決する力」が身に付き，自然に感染症と抗菌薬に対する理解と臨床能力が高まっていくでしょう．

（坂野昌志）

文献
1) JAID/JSC感染症治療ガイド・ガイドライン作成委員会 編：JAID/JSC感染症治療ガイド2014, ライフサイエンス出版, 2014.

臨床にでる前に 8

抗菌薬の効果判定

　適切な治療効果判定には，適切な感染症の診断と治療がなされていることが前提です．
　治療効果を判定する際には，単一のパラメータのみで判断するのは危険であり，発熱，C反応性タンパク（CRP）値に依存した診療は，患者に最適な治療を提供できないと考えられます．ステロイド，免疫抑制薬，造血器腫瘍患者における移植片対宿主病（GVHD）など，感染症以外に発熱やCRP値に影響する因子がある場合には特に注意を要します．

感染臓器が明確な場合

　感染臓器がはっきりしている場合には，臓器特異的パラメータ（**表1-7**）で治療効果判定を行います[1]．たとえば，緑膿菌肺炎に対して治療を行っている場合には，患者の動脈血液ガス分析，呼吸数，呼吸状態，喀痰グラム染色所見で効果判定を行い，胸部X線所見の改善が遅れることは有名であり，CRP値はほかの要因にも影響を受けます．血液培養から黄色ブドウ球菌が検出された場合には，感染性心内膜炎の検索を行い，不要なカテーテル類を抜去したうえで，血液培養をフォローする必要性があります．治療期間は血液培養から黄色ブドウ球菌が消失してから4週間以上と，ほかの細菌による菌血症より長期の治療が必要となることが多いです．

感染臓器が明確でない場合

　感染臓器と原因微生物が絞られない場合には，標準的な治療期間（**表1-8**）を参考にし，

表1-7 感染臓器特異的なパラメータ

感染臓器	パラメータ	抗菌薬奏効時
中枢神経	意識障害	著名に改善
	頭痛・項部硬直	著名に改善
	髄液所見	意識障害や頭痛より改善は遅れる（細胞数）
	放射線画像（CTおよびMRI）	緩徐に改善
呼吸器	呼吸数	速やかに改善
	SpO_2	速やかに改善
	喀痰グラム染色所見	速やかに改善
	放射線画像（胸部X線およびCT）	緩徐に改善し長期に残存することがある
泌尿器	排尿痛・肋骨脊柱角叩打痛	消失
	尿所見	速やかに改善（菌数，尿中白血球数）
循環器	血液培養	数日間で陰性化

表 1-8 標準的な抗菌薬治療期間例

診断名	起因菌	治療期間
髄膜炎	髄膜炎菌	7～10日
	肺炎球菌またはインフルエンザ菌	10～14日
咽頭炎	化膿性連鎖球菌	10日
肺炎	肺炎球菌	5日
	マイコプラズマ	14日
	緑膿菌	21日
腹膜炎	グラム陰性桿菌 ± 嫌気性菌	10～14日
偽膜性腸炎	C. difficile	10～14日
膀胱炎	大腸菌	3日
急性腎盂腎炎	大腸菌	14日
再発腎盂腎炎・慢性前立腺炎	大腸菌,緑膿菌,腸球菌など	最低28日
菌血症	表皮ブドウ球菌	7日
	黄色ブドウ球菌	最低14日
	グラム陰性桿菌	10～14日
	カンジダ属	14日
化膿性関節炎	黄色ブドウ球菌	28日
急性骨髄炎	黄色ブドウ球菌	6週間

患者の全身状態を見きわめて治療効果判定を行います（体温，脈拍，血圧，呼吸数などのバイタルサインが重要です）[1]．

治療が難渋する場合

感染症治療が難渋した場合や抗菌薬治療に反応がみられない場合は，感染症の典型的な治療経過と標準的な抗菌薬治療期間を考慮しつつ，感染症診療で考える感染臓器，微生物，抗菌薬の各項目について再考することが最も重要です．

重症感染症，難治性感染症，手術適応であるが手術できない感染症，膿瘍からのドレナージがうまくいかない場合，耐性菌による感染症，繰り返す誤嚥性肺炎，抗菌薬が効かない非定型抗酸菌感染症，結核，がん化学療法に伴う発熱性好中球減少症，HIVに伴う感染症などは，いずれも抗菌薬治療が長期間に及ぶことがあります．さらに，注意したいのは抗菌薬の過小投与の長期例であり，耐性菌出現の温床になりかねません．

また，最近では『日本版敗血症診療ガイドライン』[2]においても抗菌薬中止にはプロカルシトニンを考慮してもよいと報告があり，プロカルシトニンのみに依存してはいけませんが，菌血症の場合はプロカルシトニン値の改善が臨床指標の補助診断になります．

（片山歳也）

文献
1) 青木 眞：レジデントのための感染症診療マニュアル 第3版，pp.30-34，医学書院，2015．
2) 日本集中治療医学会Sepsis Registry委員会 編：敗血症診療ガイドライン，日集中医誌，20：124-173，2013．

臨床にでる前に 9

論文を読む

　書くほどではないですが，論文を読むことは簡単なことではありません．

論文を読む前に

　論文を読む前には，読みたい文献または読むべき文献をみつける必要があります．何かのきっかけで気付いた疑問を解決するために医中誌やPubMedなどのツールを利用することや，ガイドラインの引用文献でたどり着くこともあると思います．学会発表のための事前調査や興味のある領域の雑誌を定期的にチェックしてもよいと思います．

　いずれにしても，まずは「読む論文をみつける」という作業から始まります．

知識だけではない論文を読むうえで必要なこと

　論文をみつけてはじめて"読む"という段階に進めます．論文を読む作業には一定の労力がかかります．このため，きっかけはさまざまであっても，論文を読み切るためのモチベーションや時間が必要になります．筆者自身は1つの文献をすぐに読み切ることがなかなかできないことや，寝る前だと論文の内容が頭に入らなかったり，論文を読んで眠くなってしまいほかにやりたい仕事ができなくなったりするのも困るので，読むタイミングも選んでいます．

論文にだってストーリーがあり，読むなら最初から最後まで

　論文に記載される順番は，一般的には，

> タイトル (Title) → 著者 (Author) → 要旨 (Abstract) → 背景 (Introduction) → 方法 (Materials & Methods) → 結果 (Results) → 考察 (Discussion) → 結論 (Conclusion) → 引用文献 (Reference)

となります．多くの場合，「読む論文をみつける」にあたって考慮しているのは，タイトルと要旨になるかと思います．もちろん概略をつかむうえではこれらを読めば十分なことが多いですし，タイトルと要旨だけで理解できるほど要約された論文は素晴らしいことだと思います．

でも，タイトルと要旨を読んだだけで，その論文のことを理解した気になってはいけません．せっかく時間と労力をかけて読むなら，それを今後の業務に生かせることが望ましく，方法（Materials & Methods）は意外と重要な内容を含んでいます．たとえば，対象患者の年齢制限（65歳未満など）や調査対象薬の投与量なども今の自分の置かれた状況に活かせるかどうかを判断するうえで有用な情報となります．

　方法だけでなく，背景（Introduction）や結果（Results），考察（Discussion）も重要です．その研究を行うにいたった背景があり，目的があります．その目的を達成するための方法があり，決められた方法で調査や研究を行ったうえで，ある結果が得られ，その結果に基づいた考察が行われます．つまり，背景や目的から始まる一連のストーリーがあり，共感できる部分が多ければ多いほど，自分にとって役に立つものであるはずです．

　さすがに好きで論文を読むことはあまりありませんが，好きな漫画のストーリーや登場人物などの魅力に引き込まれながら隅々まで読んでいくように，論文も最初から最後まで読むことで著者の言いたいことが理解できるようになると思います．

　また，筆者自身の場合，性格上どうしても順番どおりに読んでしまうのですが，結果や結論から読んでもよいと思いますし，自分のスタイルにあった読み方をみつけてもらえたらと思います．

完璧な論文は（たぶん）ない

　「総死亡数をエンドポイントに，年齢制限なく4大陸10ヵ国から15万人の患者を集め，ランダム化二重盲検プラシーボ対照比較試験を実施した」[1]ようなまれな場合を除き，今われわれの目の前にある論文にも弱点（限界；limitation）はあり，すべての疑問の答えを教えてくれるわけではないことも知っておく必要があります．

　多くの文献を読んでいくことで，論文をみつける目，読む目，そして書く目も養われていくと思います．

（望月敬浩）

文献
1) Browner WS 著，折笠秀樹 翻訳：EBM医学英語論文の書き方・発表の仕方，医学書院，2001．

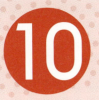

臨床にでる前に

10 感染症の各種ガイドライン

　ガイドラインとは，その国またはその地域における，ある時点で最も妥当と「考えられる」指針を示したものになります．そのなかには，明確なエビデンスが存在するものもあれば，十分なエビデンスはなく，専門家の意見に留まっているものも存在します．ガイドラインの記載内容はあくまで「推奨」であり，絶対的な「法律」ではありませんので，守らなくても罰せられることはありません．ガイドラインは日常業務で困ったときに参照し，自分を助けてくれるツールとして，または，多くの参考文献が記載されていますので，勉強したいときの教科書代わりとして有効活用できればよいと考えています．

　表1-9に国内外の主なガイドラインを臓器別などにまとめました．さらに詳細な情報を知りたい方は，『感染症診療ガイドライン総まとめ』[1]や「東邦大学・医中誌 診療ガイドライン情報データベース」[2]をご覧ください．

ガイドラインを読むうえで注意すべき情報

　ガイドラインは日常診療において有用なツールであることは間違いありません．しかし，ガイドラインの情報をきちんと解釈したうえで活用しなければ，意外な落とし穴に落ちる可能性も否定できません．注意すべき主なポイントとして，①作成日，②エビデンスレベル・推奨レベル，③限界（limitation）について記載します．

作成日

　医療は日々進歩しています．新薬が発売されることもあれば，日常業務を変える新たな知見が生まれることもあります．ガイドラインは「作成された時点」での情報になりますので，参照する際は，いつ作成されたものであるかを確認しておく必要があります．

エビデンスレベル・推奨レベル

　ガイドラインに記載している情報は，すべて一律の推奨ではなく，過去の知見から，その推奨の強さにはメリハリがついています．しかし，『成人院内肺炎診療ガイドライン』のように国内のガイドラインでは，エビデンスレベル・推奨レベルが明記されていないものもあります．こういったことは海外のガイドラインではありません．たとえば，2009年1月に米国感染症学会，米国病院薬剤師会，感染症薬剤師会の合同で発表された『成人におけるバンコマイシンのTDMについてのガイドライン』（原文のタイトルは"コ

表1-9 主な感染症ガイドライン

臓器	ガイドライン名	作成年	国
中枢神経	● 細菌性髄膜炎の診療ガイドライン	2007	日本
	● Practice Guidelines for the Management of Bacterial Meningitis（細菌性髄膜炎のガイドライン）	2004	アメリカ
呼吸器	● 成人市中肺炎診療ガイドライン	2007	日本
	● 成人院内肺炎診療ガイドライン	2008	日本
	● 医療・介護関連肺炎（NHCAP）診療ガイドライン	2011	日本
	● Community-Acquired Pneumonia in Adults: Guidelines for Management（市中肺炎のガイドライン）	2007	アメリカ
	● Guidelines for the Management of Adults with Hospital-acquired, Ventilator-associated, and Healthcare-associated Pneumonia（院内肺炎のガイドライン）	2005	アメリカ
消化器	● 急性胆管炎・胆嚢炎診療ガイドライン	2013	日本
	● Clinical Practice Guidelines for *Clostridium difficile* Infection in Adults: 2010 Update（*Clostridium difficile* 感染症のガイドライン）	2010	アメリカ
	● Guidelines for the Selection of Anti-infective Agents for Complicated Intra-abdominal Infections（腹腔内感染のガイドライン）	2010	アメリカ
血液・循環器	● 感染性心内膜炎の予防と治療に関するガイドライン	2008	日本
	● Infective Endocarditis in Adults: Diagnosis, Antimicrobial Therapy, and Management of Complications（感染性心内膜炎のガイドライン）	2015	アメリカ
	● 2012 International Guidelines for Management of Severe Sepsis and Septic Shock（敗血症のガイドライン）	2012	アメリカ
	● 日本版敗血症診療ガイドライン	2012	日本
	● Guidelines for the Management of Intravascular Catheter-Related Infections（カテーテル関連感染のガイドライン）	2009	アメリカ
皮膚・軟部組織	● Practice Guidelines for the Diagnosis and Management of Skin and Soft Tissue Infections: 2014 Update by the Infectious Diseases Society of America（皮膚・軟部組織感染のガイドライン）	2014	アメリカ
発熱性好中球減少症	● Clinical Practice Guideline for the Use of Antimicrobial Agents in Neutropenic Patients with Cancer: 2010 Update by the Infectious Diseases Society of America（発熱性好中球減少症のガイドライン）	2011	アメリカ
	● 発熱性好中球減少症（FN）診療ガイドライン	2012	日本
MRSA	● Management of Patients with Infections Caused by Methicillin-Resistant *Staphylococcus Aureus*: Clinical Practice Guidelines by the Infectious Diseases Society of America (IDSA)〔MRSA 感染症のガイドライン〕	2011	アメリカ
	● MRSA 感染症の治療ガイドライン 2014 年改訂版	2014	日本
TDM	● Therapeutic monitoring of vancomycin in adult patients: A consensus review of the American Society of Health-System Pharmacists, the Infectious Diseases Society of America, and the Society of Infectious Diseases Pharmacists（VCM の TDM についてのガイドライン）	2009	アメリカ
	● 抗菌薬 TDM ガイドライン	2016	日本
周術期の感染予防	● Clinical practice guidelines for antimicrobial prophylaxis in surgery（周術期の予防投与のガイドライン）	2013	アメリカ
	● 術後感染予防抗菌薬適正使用のための実践ガイドライン	2016	日本

ンセンサスレビュー：専門家の間で一致した見解"となっていますが，ここではガイドラインと表記しました)[3] では，カナディアン・タスク・フォースの基準が用いられています．

　このガイドラインでのエビデンスレベルは，Ⅰ＞Ⅱ＞Ⅲの順に3段階からなり，Ⅰ（1つ以上のランダム化比較試験が存在），Ⅱ（ランダム化されていないが十分にデザインされた試験が1つ以上存在），Ⅲ（専門家の意見，記述研究，委員会報告など）に分類されています．一方で推奨のレベルは，A＞B＞Cの順に3段階からなり，A（推奨を支持する強いエビデンスが存在），B（推奨を支持する中等度のエビデンスが存在），C（推奨を支持するエビデンスは十分でない）に分類されています．A-Ⅱ，C-Ⅲのように表現され，ガイドライン内の各項目のメリハリを知ることが可能になります．残念ながら，すべてのガイドラインで同じように分類されているわけではありませんが，エビデンスレベル・推奨レベルの分類基準は，各ガイドライン内に記載されています．ガイドラインを参照する際は確認してください．

🔴 限界 (limitation)

　ガイドラインは定期的に改訂され，最新情報が盛り込まれます．つまり，ガイドラインにも「わからないこと，またはわかっていないこと」が存在し，これが限界（limitation）として記載されます．

　ここでも，バンコマイシンのガイドラインを例としてあげます．このなかで限界（limitation）として記載されていたのは，以下の3点でした．

> ・ランダム化比較試験がほとんどなく，エビデンスレベルの高いものが存在しない
> 　（Ⅰと評価されたものは少なく，多くはⅡまたはⅢに分類されている）
> ・黄色ブドウ球菌による感染症についての報告が多く引用されており，黄色ブドウ球菌以外への適用可能性は明らかでない
> ・ガイドラインの作成にあたって，小児は対象外とされており，対象は成人のみ

　限界（limitation）を把握することで，このガイドラインは，「エビデンスレベルはまだまだ不十分」「コアグラーゼ陰性ブドウ球菌による感染症を発症した小児などに適用しにくい」ことがわかります．やや難しい話で，ガイドラインだけでなく，論文を読む際にも同じことがいえますが，限界（limitation）を理解し，拡大解釈しないようにしなければなりません．また，限界（limitation）の記載がない場合は，よほどの専門家でなければ，そのガイドラインで「わかっていないこと」をみつけることは困難であり，ガイドラインの誤用につながるかもしれません．

　国内のガイドラインは国外に比べて多くありません．そのうえ，前述の，②エビデンスレベル・推奨レベル，③限界（limitation）が記載されていない場合もあり，改善するべきポイントはあります．ただその一方で，国・地域が異なれば，医療制度や人種差，

文化などに違いがあり，そのまま国外のガイドラインを国内で利用することができないこともあります．

　現実的にはガイドラインの推奨に準じることが妥当な場合でも，諸事情でガイドラインどおりに行えない症例も存在します．困ったときは「都合よく」解釈したくなることもありますが，常に自分なりの考え方と照らし合わせながら，「適切に」ガイドラインを活用できることが理想です．言葉を変えると，ガイドラインに「使われる」のではなく，ガイドラインを「使いこなす」ように頑張りたいと，筆者自身は考えています．

（望月敬浩）

文献
1) 岩田健太郎 編：感染症診療ガイドライン総まとめ，総合医学社，2010．
2) 東邦大学・医中誌 診療ガイドライン情報データベース．Available at: 〈http://www.mnc.toho-u.ac.jp/mmc/guideline/index.htm〉
3) Rybak M, et al: Am J Health Syst Pharm, 66: 82-98, 2009.

第2章

抗菌薬 Q&A

1

Q 疾患別MRSA感染症における抗MRSA薬はどれがよいですか？

A
保険適応があり第1選択薬として推奨されるのは，バンコマイシンでは呼吸器感染症，菌血症，感染性心内膜炎，外傷・熱傷および手術創の二次感染であり，テイコプラニンでは呼吸器感染症，リネゾリドでは呼吸器感染症，皮膚・軟部組織感染症，ダプトマイシンでは菌血症，感染性心内膜炎，皮膚・軟部組織感染症です．また，アルベカシンは肺炎と菌血症で第1選択薬の代替薬とされています．

解説

メチシリン耐性黄色ブドウ球菌（MRSA）は血行性に感染病巣をつくりやすく，また，組織付着性があります．さらに，バイオフィルムを形成しやすく，人工異物感染例では重症化することがあります．したがって，心内膜炎，髄膜炎，骨髄炎，肺炎などでは注意が必要です．

抗MRSA薬使用については，保菌（単に定着しているだけで全身や局所の感染兆候がみられない）か感染かを区別し，保菌者に対しては通常使用しないことが原則です[1]．

抗MRSA薬の承認されている適応症と疾患別抗MRSA薬の選択（成人・総括）（**表1-1**）は上記5剤の使い分けの指針となります[2]．知っておきたい注意点は，アルベカシンは日本と限られた国しか使用されておらず，テイコプラニンは米国では使用されていません．バンコマイシン，テイコプラニン，アルベカシン，ダプトマイシンは主に腎臓から排泄されますが，リネゾリドのみ非酵素的に代謝を受け，主に非活性代謝物が腎臓から排泄されるため[3]，尿路感染症には通常，選択されません．また，ダプトマイシンは肺サーファクタントにトラップされ不活化されるため，肺炎には使用しません．そして，下記の抗MRSA薬の組織移行性[2]を考慮します．

- バンコマイシン：胸水，腹水への移行は良好．肺組織へは血中濃度の1/5～1/3程度が移行．髄液，骨組織にも移行．
- テイコプラニン：心臓，肺組織，骨への移行良好．髄液への移行不良．心臓組織には血中濃度の100～300％（約1時間後）が移行．肺胞被覆液には血中濃度の約36％（約

表1-1 疾患別抗MRSA薬の選択（成人）

疾患		第1選択薬	代替薬
呼吸器感染症	（肺炎・肺膿瘍・膿胸）	LZD（A-I），VCM（A-I），TEIC（A-II）	ABK（B-II）
	（気道感染症）	TEIC（B-III），LZD（B-III）	VCM（C-III）
菌血症		DAP（A-I），VCM（A-II）	ABK（B-II），TEIC（B-II）LZD（B-II）
感染性心内膜炎		DAP（A-I），VCM（A-II）	TEIC（B-II），ABK（B-III）LZD（B-III）
皮膚・軟組織感染症	（深在性皮膚感染症，慢性膿皮症）	DAP（A-I），LZD（A-I）VCM（A-I）	TEIC（B-II），ABK（B-II）
	（外傷・熱傷および手術創の二次感染）	VCM（A-I），LZD（A-I）DAP（A-I）	TEIC（B-II），ABK（B-II）
	（びらん・潰瘍の二次感染）	DAP（A-I），VCM（A-II）LZD（A-II）	TEIC（B-II），ABK（B-II）
骨・関節感染症	（化膿性骨髄炎・関節炎）	VCM（B-II），DAP（B-II）	
腹腔内感染症		VCM（B-III）	TEIC（B-III），LZD（B-III）DAP（B-III），ABK（B-III）
中枢神経系感染症（髄膜炎）		VCM（B-II），LZD（B-II）	TEIC（C-III）
尿路感染症		VCM（B-III）	TEIC（B-III），DAP（B-III）ABK（B-III），LZD（B-III）
好中球減少患者の経験的治療		VCM（B-III）	LZD（B-III），DAP（B-III）

色文字：保険適応を有する
VCM：バンコマイシン，TEIC：テイコプラニン，ABK：アルベカシン，LZD：リネゾリド，DAP：ダプトマイシン
MRCNS：Methicillin Resistant Coagulase Negative *Staphylococci*

24時間後）が移行．骨組織には血中濃度の約120%（約24時間後）が移行．

- **アルベカシン**：胸水，腹水，心嚢液，滑膜液への移行は良好であるが，髄液，疣腫には移行不良．
- **リネゾリド**：肺，骨への移行が良好．肺胞被覆液には血中濃度の約400%が移行．炎症性水疱には血中濃度の約104%が移行．骨には血中濃度の約60%が移行．
- **ダプトマイシン**：皮膚，骨への移行は良好．

バンコマイシンは肺，髄液，骨，軟部組織や膿瘍への移行は良好でないため，抗MRSA薬に補助薬のリファンピシンやST合剤などを追加されます．欧米ではリファンピシンやミノサイクリン，クリンダマイシン，ST合剤などが抗MRSA薬として汎用されています．しかし，日本ではその適応はありませんが，このような特定の状況下で使用されています．

（片山歳也）

文献
1) 日本感染症学会/日本化学療法学会 編：抗MRSA薬使用の手引き．pp.4-13，協和企画，2008．
2) MRSA感染症の治療ガイドライン作成委員会 編：MRSA感染症の治療ガイドライン，pp.13-23，100-109，杏林舎，2014．
3) Brier ME, et al: Antimicrob Agents Chemother, 47: 2775-2780, 2003.

2 エンピリックセラピーで抗MRSA薬の投与を開始するポイントを教えてください.

全身性炎症反応症候群（SIRS），菌血症，臓器障害などを伴う重篤度の高い感染症，かつ重症感染症，菌血症，心内膜炎，髄膜炎，肺炎，腎盂腎炎，腹膜炎，蜂窩織炎，壊死性筋膜炎などの臓器感染症です．また，カテーテル関連感染症，皮膚軟部組織感染症，肺炎，血行動態不安定，72時間以上の初期抗菌薬治療無効例などで，MRSAを含むグラム陽性菌感染症が疑われる場合や，術後感染予防投与が該当します．ほかには，発熱性好中球減少症でMRSA感染症を疑う場合のバンコマイシン投与です．ペニシリン耐性腸球菌やペニシリン耐性肺炎球菌による感染症も該当します．

解説

　抗MRSA薬の経験的治療開始を考慮する状況を**図2-1**に示します．その状況は，全身性炎症反応症候群（SIRS），菌血症，臓器障害などを伴う重篤度の高い感染症，かつ重症感染症，菌血症，心内膜炎，髄膜炎，肺炎，腎盂腎炎，腹膜炎，蜂窩織炎，壊死性筋膜炎などの臓器感染症です．また，カテーテル関連感染症，皮膚軟部組織感染症，肺炎，血行動態不安定，72時間以上の初期抗菌薬治療無効例などで，MRSAを含むグラム陽性菌感染症が疑われる場合や，術後感染予防投与が該当します．ほかには，発熱性好中球減少症でMRSA感染症を疑う場合のバンコマイシン投与です．術後感染予防投与では，術前MRSA保菌患者，術前に手術操作の及ぶ範囲からMRSAが検出されている場合（胆道，ドレナージ時の胆汁，熱創傷，尿路など），または特定の重篤/難治感染のハイリスク手術でMRSAの手術部位感染の集団発生が認められた場合や心血管手術や準清潔手術で考慮するケースも含まれます[1]．

　腸球菌による尿路感染症，血流感染症または感染性心内膜炎，そして腹腔内感染症では，ペニシリン系抗菌薬のアンピシリンが第1選択薬に推奨されます．しかし，ペニシリン耐性腸球菌の場合はバンコマイシンが使用されますが，静菌的作用を示します．腸球菌による菌血症にはアミノグリコシド系薬の併用が必要です[2]．表皮ブドウ球菌など

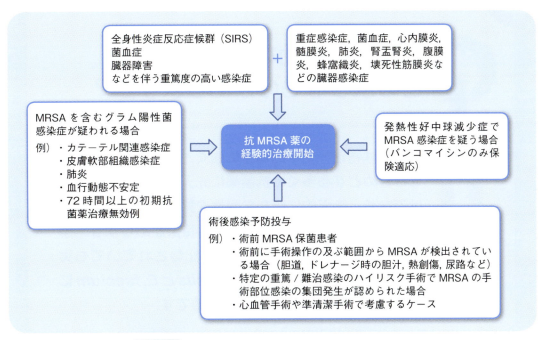

図2-1 抗MRSA薬の経験的治療開始を考慮する状況

による脳室内シャント感染の場合もバンコマイシンが使用されます．この場合，バンコマイシンの経静脈的な投与に加え，脳室内へのバンコマイシン局所投与（1日5〜20 mg）が行われることがあり，髄液中のバンコマイシン濃度測定が推奨されています[3]．

　コアグラーゼ陰性ブドウ球菌（CNS）の多くは皮膚などの常在菌であるため，血液培養から比較的多く検出され，コンタミネーションの除外が必要です．CNSによるカテーテル関連の血流感染が疑われる例では，血液培養とカテーテル先端培養の両方からCNSが培養されることが必要です．したがって，CNSによるカテーテル関連血流感染例にも，バンコマイシンが投与されることがあります[4]．ほかには，CNSによる感染性心内膜炎や上記で紹介したケースで，アンピシリンにアレルギー歴があれば，バンコマイシンを使用します．

　ここで紹介したように，いわゆるMRSA確定感染例以外でも，バンコマイシン投与を推奨するケースを把握しておかなければなりません．"バンコマイシンはMRSAしか使ったらダメ"と思い込んでいると，処方医の治療指針を誤解することにもつながりかねません．しかし，経験的抗MRSA薬投与後に，培養結果が判明してMRSA感染症が否定されたならば，抗MRSA薬投与中止を検討する必要性があります[1]．

（片山歳也）

文献
1) MRSA感染症の治療ガイドライン作成委員会 編：MRSA感染症の治療ガイドライン，pp.94-96，杏林舎，2014．
2) 大曲貴夫：INFECTION CONTROL, 14：798-802, 2005．
3) 日本化学療法学会・抗菌化学療法認定医認定制度審議委員会 編：抗菌薬適正使用生涯教育テキスト，pp.155-165，日本化学療法学会，2008．
4) 平潟洋一：化学療法の領域，25：1717-1720, 2009．

3

Q 腸球菌に有効な抗菌薬にはどのようなものがありますか？

A
腸球菌は物理・化学的刺激に強く，セフェム系抗菌薬をはじめとする多くの抗菌薬に先天的に耐性であるだけでなく，後天的に新たな耐性を獲得する能力に優れているために有効な抗菌薬が少ないという特徴があります．添付文書の適応菌種に *Enterococcus* 属と記載されていても実際に臨床で問題になることが多い *E. faecalis* と *E. faecium* には有効性が乏しいこともあるため注意が必要です．

解説

「腸球菌」といっても実際には1種類だけではなく，20種類以上の総称としてよばれています[1]．腸球菌全体に共通する特徴として，セフェム系抗菌薬はいかなる投与方法においても無効であるために，使用できない点があげられます．また，アミノグリコシド系抗菌薬も腸球菌の細胞壁を通過しにくく，単独投与では有効な投与ができないために保険適応菌種にはなっていません．しかし，アミノグリコシド系抗菌薬は，細胞壁に作用するペニシリン系抗菌薬などと併用することで有効性を示すようになります．そのため，『JAID/JSC感染症治療ガイド2014』[2]などでは，腸球菌が原因菌である場合の治療薬として，アンピシリン＋ゲンタマイシンが示されています（表3-1）．

腸球菌の特徴

腸球菌といえば最初に思い浮かぶのが，バンコマイシン耐性腸球菌（VRE）ではないでしょうか？ VREはバンコマイシンに耐性を示す腸球菌の総称です．*van*A，*van*B，*van*C，*van*D，*van*Eなどの耐性遺伝子をもち，発現する遺伝子によって耐性を示す抗菌薬や程度に差があります．たとえば，*van*A遺伝子をもつ場合にはバンコマイシンだけではなく，テイコプラニンにも高度耐性になりますが，*van*B遺伝子をもつ場合はバンコマイシンには中等度〜高度耐性でも，テイコプラニンには感受性の菌になります．その他の*van*C，*van*D，*van*Eは，現在のところ臨床上の問題は少ないと考えられています[3]．

さらに，腸球菌はペニシリンなどの細胞壁に作用する抗菌薬に短時間曝露するだけで

表3-1 腸球菌が原因菌と判明している場合の感染性心内膜炎の治療薬と投与量

抗菌薬	投与量
アンピシリン＋ゲンタマイシン	アンピシリン1回2g×4〜6回/日 ＋ゲンタマイシン1mg/kg×3回/日
バンコマイシン＋ゲンタマイシン	バンコマイシン1g×2回/日または15mg/kg×2回/日 ＋ゲンタマイシン60mgもしくは1mg/kgを3回/日

も最小殺菌濃度（MBC）が高くなり，殺菌が困難になるという性質があるために，将来的には，現在使用されている抗菌薬に対しても耐性化する可能性が危惧されています．

このように，先天的な耐性でもともと抗菌薬の選択肢が少ないうえに，獲得耐性などの要因で抗菌薬の効果が低下・無効化されてしまうため，腸球菌に有効（殺菌的）な抗菌薬が少ないのです．

臨床上問題になる腸球菌の種類と薬剤感受性

腸球菌のなかで臨床上，特に重要なものに E. faecalis と E. faecium の2種類があります．

E. faecalis と E. faecium のうち，臨床で分離される頻度が高いのは E. faecalis（80〜90％）で，E. faecium（5〜10％）と比べると大きな差があります．また，抗菌薬に対する感受性にも差があり，2014年のJANIS報告では，腸球菌への第1選択薬であるアンピシリンに対して E. faecalis は99.7％が感性（S）ですが，E. faecium では13.0％が感性（S）と大きな差があります[4]．そのため，一般的に E. faecalis にはアンピシリン（β-ラクタマーゼ阻害薬配合剤含む）が，E. faecium にはバンコマイシンが用いられます．ただし，E. faecium がバンコマイシン耐性の場合は，リネゾリドやダプトマイシン，キヌプリスチン・ダルホプリスチンなどが使われることになります．

また，GradeⅢの急性胆管炎や胆嚢炎では腸球菌に対する対応が重要であるため，培養と感受性試験の結果が判明するまではアンピシリンではなくバンコマイシンの併用が推奨されます[5]．

なお，これまでにVREが問題になったのは，ほとんどが E. faecium です．このように，一口に腸球菌，VREといっても，腸球菌属のなかでの違いを理解しないと混乱のもとになるので，抗菌薬への感受性なども含めて理解することが重要になります．

（坂野昌志）

文献
1) 松本哲朗：化学療法の領域，24：109-117，2008．
2) JAID/JSC感染症治療ガイド・ガイドライン作成委員会 編：JAID/JSC感染症治療ガイド2014，ライフサイエンス出版，2014．
3) 富田治芳ほか：日本臨床微生物学雑誌，24：180-194，2014．
4) 厚生労働省 院内感染対策サーベイランス事業（JANIS）データ2014．
5) 急性胆管炎・胆嚢炎診療ガイドライン改訂出版委員会：急性胆管炎・胆嚢炎診療ガイドライン2013，pp.119-135，医学図書出版，2013．

4

Q 広域スペクトル抗菌薬であるカルバペネムと第4世代セフェムとタゾバクタム・ピペラシリンで使い分けはありますか？

A スペクトラムの明確な違いは「嫌気性菌カバーの有無」で，カルバペネムとタゾバクタム・ピペラシリンは嫌気性菌に有効ですが，第4世代セフェムは無効とされています．ほかにもlocal factorや薬剤耐性菌を考慮することで，使い分けを意識することが可能です．

解説

カルバペネムと第4世代セフェム，タゾバクタム・ピペラシリンはそのスペクトラムの広さから，ともに広域抗菌薬とされています．第3世代セフェムおよびキノロンを含めて，これらの広域抗菌薬のスペクトラムを表4-1に示しました[1]．

これらの3薬剤は，いずれも抗緑膿菌作用を有するため，ガイドライン上同列で記載されることも多いです．たとえば，『日本版敗血症診療ガイドライン』[2]では，ともに肺炎などでのエンピリックセラピーにおける使用が推奨され，日本臨床腫瘍学会による『発熱性好中球減少症（FN）診療ガイドライン』[3]でも静注抗菌薬が必要な場合の推奨薬として併記されています．

カルバペネムと第4世代セフェムとタゾバクタム・ピペラシリンの使い分け

確かに，抗緑膿菌作用という観点では，カルバペネムと第4世代セフェムとタゾバクタム・ピペラシリンは同じですが，以下のような点で使い分けを考慮することが可能です．

❶ スペクトラムの違い

カルバペネムおよびタゾバクタム・ピペラシリンは嫌気性菌に有効ですが，第4世代セフェムは無効とされています（表4-1）[1]．つまり，嫌気性菌を疑うべき感染症（腹腔内の感染症や膿瘍など）では，カルバペネムまたはタゾバクタム・ピペラシリンを考慮すべきかもしれません．ただし，ほかにも嫌気性菌をカバーする薬剤として，スルバ

表4-1 広域抗菌薬のスペクトラム

	代表的な薬	A	B	C	D	E	F	G
ペニシリン系 緑膿菌作用（＋）	タゾバクタム・ピペラシリン	○	○		○	○	○	
セフェム系 第3世代：緑膿菌（−）	セフトリアキソン	(○)			○			
第3世代：緑膿菌（＋）	セフタジジム				○	○		
第4世代	セフェピム	(○)	○		○	○		
カルバペネム系	メロペネム	(○)	○		○	○	○	
キノロン系	レボフロキサシン	(○)	○		○	○		○

(○)：一部しかカバーしないが臨床的に使用することがある場合
A　レンサ球菌グループ　　B　ブドウ球菌グループ　　C　耐性ブドウ球菌グループ　　D　大腸菌グループ
E　緑膿菌グループ　　　　F　嫌気性菌グループ　　　G　その他

（文献1）p.28, 29, 表2, 3を一部改変）

クタム・アンピシリン，セフメタゾール，クリンダマイシンなどが存在します．誤嚥性肺炎のように，必ずしもカルバペネムやタゾバクタム・ピペラシリンが第1選択薬になるわけではない点に注意してください．

❷ Local factor を考慮

緑膿菌の薬剤感受性率は施設間で大きく異なることが知られています．このため，ある病院ではカルバペネムの感受性率が良好であっても，別の病院ではカルバペネムの感受性率が悪いことがあります．このような施設ごとの薬剤感受性率の違いはlocal factorと表現されています．半年〜1年ごとに施設内のアンチバイオグラムを更新することにより，緑膿菌に対する薬剤（カルバペネム，第4世代セフェム，ピペラシリン，第3世代セフェム，キノロン）の薬剤感受性率を把握しておくことが重要です．これにより，エンピリックセラピーにおいて，緑膿菌をカバーする抗菌薬の使い分けが明確になります．

❸ 薬剤耐性菌

基質拡張型 β-ラクタマーゼ（Extended-Spectrum β-Lactamase；ESBL）産生菌の場合，カルバペネムが第1選択とされています．耐性菌に対する3剤を比較した場合，最も明確な違いとなります．タゾバクタム・ピペラシリンの有用性も示唆されていますが[4]，カルバペネムに比べると，エビデンスは劣ります．第4世代セフェムのセフェピムについては，アメリカ臨床検査標準委員会（Clinical and Laboratory Standards Institute；CLSI）のブレイクポイントが2014年に変更されています（p.50 Q6参照，腸内細菌では「S」はMIC 8以下→2以下に変更）．この基準で「S：感性」となるMICの低い株では一定の効果はあるかもしれませんが，やはりカルバペネムほどの実績はありません．

AmpC型 β-ラクタマーゼの過剰産生株では，ペニシリン（β-ラクタマーゼ阻害薬配合製剤も含む）やセファロスポリンを分解するため，カルバペネムが選択肢となります[5〜7]．タゾバクタム・ピペラシリンやセフェピムについては，一定の有効性を示唆する報告が知られています．

表 4-2 広域抗菌薬と耐性グラム陰性桿菌

薬　物	ESBL	AmpC	MBL	CRE
タゾバクタム・ピペラシリン	△	△	×	×
第 4 世代セフェム	△	△	×	×
カルバペネム	○	○	×	×

○：第 1 選択薬
△：有効性を示唆する報告がある
×：使用しない

ESBL（基質特異性拡張型 β-ラクタマーゼ：extended-spectrum β-lactamase）
MBL（メタロ β-ラクタマーゼ産生菌：Metallo-β-Lactamase）
CRE（カルバペネム耐性腸内細菌：Carbapenem-resistant enterobacteriaceae）

また，メタロ β-ラクタマーゼやカルバペネム耐性腸内細菌については，今回の 3 剤は原則無効のため，チゲサイクリン（緑膿菌に使用しない）やコリスチンなどを選択していきます[8,9]．今後の研究結果から，有効な治療薬の選択肢は随時変更となる可能性はありますが，表 4-2 に今回比較した 3 剤の耐性グラム陰性桿菌に対する有効性について記載しました．やはり，カルバペネムが有効な治療薬とみえてしまうだけに，切り札として爪を隠しておく必要がありそうです．

このように，「広域抗菌薬」または「抗緑膿菌作用を有する抗菌薬」と考えると同じ顔つきにみえるカルバペネムと第 4 世代セフェムとタゾバクタム・ピペラシリンですが，上記のポイントを考慮することで，横顔の違いがわかり，これらの使い分けがより明確になると思われます．

（望月敬浩）

文献
1) 具　芳明：抗菌薬について内心疑問に思っていること Q&A，大曲貴夫 編，pp.25-33，羊土社，2009.
2) 日本集中治療医学会 Sepsis Registry 委員会：日本版敗血症診療ガイドライン，2012.
3) 日本臨床腫瘍学会 編：発熱性好中球減少症（FN）診療ガイドライン，2012.
4) Vardakas KZ, et al: J Antimicrob Chemother, 67: 2793-2803, 2012.
5) Jacoby GA: Clin Microbiol Rev, 22: 161-182, 2009.
6) Harris PN, et al: Int J Antimicrob Agents, 40: 297-305, 2012.
7) Tamma PD, et al: Clin Infect Dis, 57: 781-788, 2013.
8) Cornaglia G, et al: Lancet Infect Dis, 11: 381-393, 2011.
9) Falagas ME, et al: Antimicrob Agents Chemother, 58: 654-663, 2014.

Column

抗菌薬の眼内投与

経験したくはないですが,眼内炎といえばカンジダを連想すると思います.ただし,眼内炎を引き起こす微生物はカンジダだけではありません.以前,*Klebsiella pneumoniae*による眼内炎の患者がいて,その時に抗菌薬の眼内投与について知りました.

抗菌薬の全身投与時における眼内への移行性データは限られていますが,セフトリアキソン,イミペネム,バンコマイシン,リネゾリド,シプロフロキサシン,レボフロキサシンなどは移行するようです[1].また,眼内投与可能な抗菌薬として**表**に示す抗菌薬がありますので,必要時はご確認ください[1].

表 眼科投与可能な抗菌薬(注入液量は原則0.1 mL)

抗菌薬	投与量 (mg)	薬液濃度 (mg/L)	溶解液
アンピシリン	4	5または50	注射用水
セフタジジム	2〜2.25	22.5	注射用水または生理食塩液
ゲンタマイシン	0.1〜0.2	1	生理食塩液
トブラマイシン	0.1〜0.2	1	生理食塩液
アミカシン	0.2〜0.4	4	生理食塩液
バンコマイシン	1	10	生理食塩液

(文献1)より引用)

1) Lopez-Cabezas C, et al: Curr Clin Pharmacol, 5: 47-54, 2010.

5

難易度3

Q グラム陽性菌にアミノグリコシドを使いますか？

A アミノグリコシド系抗菌薬はグラム陰性菌に有効な薬剤であり，単独ではグラム陽性菌に使用されません．ただし，相乗効果を期待して，グラム陽性菌に対してβ-ラクタム系抗菌薬などと併用される場合があります．

解説

ここでは，MRSAに適応をもつアルベカシンは除外したうえで解説します．

処方せん・注射せんの情報だけでは，残念ながら抗菌薬が「適切な」微生物に使用されているか否かを判断することは困難です．日常の調剤業務では，その抗菌薬の用法・用量が，妥当かどうかを確認することが限界であることも多く，本問のような「この微生物に対してこの抗菌薬は適切か」といった疑問は，調剤業務から一歩先に進んだ場合に，薬剤師がぶつかりうる問題と思われます．

アミノグリコシドがグラム陽性菌に使用される場合

アミノグリコシドはグラム陰性菌（主に緑膿菌などの好気性グラム陰性桿菌）に有効な薬剤であるとされます[1]．このため，アミノグリコシドがグラム陽性菌に使用される場合は，①間違い，または，②特別な事情，となります．

①間違いの原因として自験例ですが，「感受性試験で『S』になっている薬剤で，一番上に記載されていた」「『S』のなかでMICが小さかった」など，感受性試験結果の誤解によるものは多いように感じます．それらの症例では，まさにグラム陽性菌を標的としてアミノグリコシドが選択され，処方医に疑義照会し，他系統の抗菌薬に変更してもらいました．

さて，今回の本題は，②特別な事情となります．具体的には，「相乗効果を期待し，他剤と併用される」場合がこれにあたります．併用例の具体例を**表5-1**[2〜4]に示しました．主なアミノグリコシド系抗菌薬として，トブラマイシンとアミカシンも存在しますが，少なくとも腸球菌に対しては，ペニシリンやバンコマイシンとの相乗効果は認められないため，併用されるアミノグリコシドとしてはゲンタマイシンが多くなります．ストレプトマ

表5-1 グラム陽性菌に対するゲンタマイシンの使用例

微生物	主な感染部位	主な併用薬	ゲンタマイシンの投与量
腸球菌	菌血症 心内膜炎 髄膜炎	ペニシリン	1～1.5 mg/kg　8～12時間ごと
黄色ブドウ球菌	心内膜炎	セファゾリン または バンコマイシン	1 mg/kg　8～12時間ごと (最初の4日程度併用)
レンサ球菌	心内膜炎	ペニシリン	1 mg/kg　8～12時間ごと

(文献2～4) より作成)

イシンも相乗効果を期待できるようですが，結核などの限られた適応や筋注という用法の問題のためか，あまり一般的ではありません．併用による相乗効果の機序としては，腸球菌の場合，細胞壁合成阻害薬であるペニシリンまたはアンピシリンの存在下で，アミノグリコシドの細胞内への取り込みが起こり，殺菌的な作用が起こるとされています[5]．

薬剤師の視点

アミノグリコシドの適正使用を推進するうえでの薬剤師の視点をまとめます．

①施設でのアミノグリコシドの使用状況にもよりますが，アミノグリコシド単剤の場合は，グラム陽性菌・嫌気性菌を含め無効な微生物を標的としていないか，使用意図を確認することが望ましいと思われます．

②β-ラクタム系抗菌薬やバンコマイシンとの相乗効果を期待する場合は，ゲンタマイシンを1～1.5 mg/kg，8～12時間ごとに投与します（表5-1）．この投与方法の違いを知っておくことで，医師の処方意図を理解しやすくなるはずです．

③この場合の目標血中濃度は，ピーク値：3～5 μg/mL，トラフ値：1 μg/mL未満[4] と一般的なアミノグリコシドの目標値と異なっています．腎機能正常者では，1～1.5 mg/kg，8時間ごとの投与でこの目標値を達成できることが多いですが，腎機能が低下した患者では，8時間ごとの投与が困難であることも多く，医師と相談しながらTDMを行っていく必要があります．

④アミノグリコシドの上乗せにより，腎障害のリスクは高まるため，腎機能の推移に注意してください．

⑤ゲンタマイシンは2～3分割ではなく，3 mg/kgを単回投与も選択可能です[6]．

(望月敬浩)

文献
1) 具　芳明：抗菌薬について内心疑問に思っていることQ&A, 大曲貴夫 編, pp.25-33, 羊土社, 2009.
2) 青木　眞：レジデントのための感染症診療マニュアル 第3版, pp.143-156, 1060-1063, 医学書院, 2015.
3) Deresinski S: Clin Infect Dis, 49: 1072-1079, 2009.
4) Gould FK, et al: J Antimicrob Chemother, 67: 269-289, 2012.
5) Le T, et al: Clin Infect Dis, 36: 615-621, 2003.
6) 日本化学療法学会/日本TDM学会抗菌薬TDMガイドライン作成委員会 編：抗菌薬TDMガイドライン2016. 日本化学療法学会雑誌, 64：387-477, 2016.

6 ブレイクポイントとは何でしょうか？

A ブレイクポイントとは，ある抗菌薬が，ある微生物に有効（または感性）か無効（または耐性・非感性）かを判断するための基準値です．わが国ではCLSI（アメリカ臨床検査標準委員会；Clinical and Laboratory Standards Institute）の基準が汎用されています．

解説

抗菌薬の添付文書で〈適応菌種〉の欄を見ると，必ずといっていいほど，「●●（抗菌薬名）に"感性"の▲▲（微生物名）」と記載されています．さて，この"感性"とは，何を意味しているのでしょうか？　この答えの一つがブレイクポイントとなります．

ブレイクポイントとは

ブレイクポイントとは，ある抗菌薬が，ある微生物に有効（または感性）か無効（または耐性・非感性）かを判断するための基準値です．わが国ではCLSI（アメリカ臨床検査標準委員会；Clinical and Laboratory Standards Institute）の基準が汎用されています[1]．CLSI以外でも，ヨーロッパの団体であるEUCAST（欧州抗菌薬感受性試験法検討委員会；The European Committee on Antimicrobial Susceptibility Testing）によるブレイクポイント[2]や日本化学療法学会によるブレイクポイント（呼吸器感染症，敗血症，尿路感染症の3領域）も存在します[3]．

CLSIにおける薬剤感受性の判定

ここからはCLSIの基準を中心に記載します．CLSIは2005年に前身のNCCLS（National Committee on Clinical Laboratory Standards）から改名された組織であり，微生物検査の方法から結果の判定方法まで規定しています．CLSIにおける「S」，「I」，「R」の判定基準は，ディスク拡散法による阻止円の大きさによる判定，または微量液体

表6-1 微量液体希釈法による腸内細菌科の判定基準（単位：μg/mL，M100-S26）

抗菌薬	S	SDD	I	R	備　考
アンピシリン	≦8		16	≧32	
セファゾリン	≦2		4	≧8	2g 8時間ごと
セフォタキシム	≦1		2	≧4	1g 8時間ごと
セフトリアキソン	≦1		2	≧4	1g 24時間ごと
セフェピム	≦2	4〜8		≧16	表6-2参照
イミペネム	≦1		2	≧4	500 mg 6時間ごとまたは1g 8時間ごと
メロペネム	≦1		2	≧4	1g 8時間ごと
ゲンタマイシン トブラマイシン	≦4		8	≧16	
レボフロキサシン	≦2		4	≧8	サルモネラ以外

（文献1）より引用）

希釈法により得られたMinimum Inhibitory Concentration（MIC）値による判定の大きく2つに分類されます[4]．

　薬剤感受性試験は，「S」，「I」，「R」という文字で結果が出ます．「S」とはSusceptibleの略で感性，「I」とはIntermediateの略で中間，「R」とはResistantの略で耐性を示しています．つまり，薬剤感受性試験で「R」と判定された場合，その薬物は，その微生物に無効と考えるのが一般的となります．また，細菌に関しては，「S」と「R」の間は「I」が用いられてきましたが，これまでは主に真菌に用いられてきたSDD（用量依存的感性；susceptible-dose dependent）という指標も用いられてきています．

MICのブレイクポイント

　前述の薬剤感受性試験の主な判定方法のうち，ここではMIC値による判定についてブレイクポイントを交えながら記載します．検出された微生物は，各薬剤のMIC値から感性か耐性か判断されます．例として2016年版における腸内細菌科の微量液体希釈法による判定基準について表6-1に示しました[1]．ここで注意してもらいたいことは，抗菌薬の種類と微生物の関係で「S」，「I」，「R」の判定基準が決まっているわけではなく，表6-1の備考欄に記載されているように，判定基準の前提とされる投与量が存在します．つまり，抗菌薬の種類"＋投与量"と微生物の関係として理解しておく必要があります．また，ブレイクポイントの基準はアメリカでの標準的な投与量を根拠に決定されているため，アメリカに比べて抗菌薬の保険適用量の少ないわが国でCLSIの基準をそのまま活用していいか注意が必要ですし（表6-1ではセファゾリン），微生物ごとの基準のため，臓器移行性などが考慮されていない点にも注意する必要があります．

表6-2 腸内細菌科の判定基準におけるセフェピムの投与方法

MIC	判定基準	投与方法
≦2	S	1g 12時間ごと
4	SDD	1g 8時間ごとまたは2g 12時間ごと
8	SDD	2g 8時間ごと

SDDとは

　SDDについても少し触れておきたいと思います．その定義は，分離された微生物の感受性が対象抗菌薬の投与計画に依存することとされています[1]．つまり，低用量では無効ですが，高用量では有効性が期待できることになります．表6-2に腸内細菌科の判定基準におけるセフェピムの投与方法について示しました．このように投与量に応じて，治療対象と考えられるMIC値が変わることがあります．なお，腸内細菌に対して，セフェピムのSDDが提唱された歴史的背景としては，以下になります．

- 2013年まではセフェピムのMIC：8μg/mL以下が「S」とされていた
- ただし，高用量投与を前提とした基準であり，MIC：4〜8μg/mLの微生物に低用量で投与した場合の治療失敗例の報告が散見されていた
- これらに対応するために，SDDが導入された

　ここでは，ブレイクポイントを中心に微生物検査上の効く・効かない（すなわち，"感性"か"耐性"か）について記載しましたが，実際の臨床現場では「臨床的に効いた・効かなかった」の判断がなされる場合もありますので，ブレイクポイントだけで「効く・効かない」が決まるわけではありません．

（望月敬浩）

文献
1) M100-S26: Performance Standards for Antimicrobial Susceptibility Testing, 26th Edition.
2) European Committee on Antimicrobial Susceptibility Testing Breakpoint tables for interpretation of MICs and zone diameters version 6.0, valid from 2016-01-01.
3) 抗菌薬ブレイクポイント委員会：日本化学療法学会雑誌, 57：343-345, 2009.
4) 犬塚和久：薬局, 60：39-47, 2009.

Column

De-escalation：メチシリン感性黄色ブドウ球菌ならセファゾリン，ペニシリン感性 E. faecalis ならアンピシリン

　バンコマイシンはグラム陽性菌に有効な抗菌薬のため，「血液培養でグラム陽性菌が出ました！」というときの初期治療薬として選択されることがあります．この段階のグラム染色では"ブドウ球菌のようだ""肺炎球菌の可能性が高い""レンサ状です"という付加的情報まではわかりますが，最終的な同定・感受性結果はその後の検査結果を待つ必要があります．

　微生物検査結果が判明した後のディフィニティブセラピーにおけるDe-escalationは，抗菌薬適正使用の推進に重要です．黄色ブドウ球菌の場合，メチシリン耐性のMRSAでは抗MRSA薬を使用し，メチシリン感性のMSSAではセファゾリンなどのβ-ラクタム系が第1選択となります（もちろんセファゾリンが妥当ではない状況もあります）．黄色ブドウ球菌を腸球菌に置き換えると，ペニシリン感性の場合，セファゾリンにあたる抗菌薬がペニシリン系抗菌薬となります．このため，ペニシリン系抗菌薬が禁忌となる要因がなければ，ペニシリン感性腸球菌をみつけた場合は，アンピシリンなどのペニシリン系抗菌薬へのDe-escalationを検討したいところです．

　臨床でよくみかける腸球菌としては E. faecalis と E. faecium が存在しますが，一般に E. faecalis はペニシリン感性であることが多く，E. faecium はペニシリン耐性であることが多いです．2014年の院内感染対策サーベイランス事業年報でのアンピシリン感性率は E. faecalis：99.7%，E. faecium：13.0%となっています[1]．E. faecalis に限定されていますが，ペニシリン感性 E. faecalis に対する治療成績はグリコペプチド系抗菌薬＜ペニシリン系抗菌薬（30日死亡率，ペニシリン群：11.1%，グリコペプチド群：26.1%，p=0.011）との報告も存在します[2]．添付文書上では腸球菌はバンコマイシンの適応菌種ではないのですが，腸球菌についても感受性結果に合わせた抗菌薬の選択を検討していきたいところです．

　なお，腸球菌は自然耐性のため，セフェム系抗菌薬は無効となりますので注意が必要です．

---

1) 厚生労働省 院内感染対策サーベイランス事業（JANIS）．2014年1〜12月分年報．
2) Foo H, et al: J Antimicrob Chemother, 69: 2252-2257, 2014.

ブレイクポイントが変わることはありますか？ 具体例とその理由について教えてください．

ここでは，2008年の肺炎球菌の事例，2010〜2011年の腸内細菌の事例，2010〜2014年のカルバペネム系抗菌薬の事例を紹介します．基準値でありながらも，臨床的な知見に基づいてブレイクポイントはこれからも適宜変更されていくはずです．

解説

Q6（p.50）に記載したように，ブレイクポイントとは，ある抗菌薬がある微生物に有効（または感性）か無効（または耐性・非感性）かを判断するための基準値です．つまり，ブレイクポイントという基準値が変わるということは，有効・無効の判断基準だけでなく，選択する抗菌薬やその投与量が変わることに直結します．ここでは，過去の変更事例とその経緯を紹介します．

具体的な事例

❶ 肺炎球菌に対するペニシリンのブレイクポイントの変更（2008年）[1]

一つの有名な事例として，肺炎球菌に対するペニシリンのブレイクポイントの変更内容[1]を表7-1に示します．当初の基準が作成された1970年代は「髄膜炎治療に失敗しないための基準」として設定されていましたが，PRSP（ペニシリン耐性肺炎球菌；Penicillin-resistant *Streptococcus pneumoniae*）による肺炎において，ペニシリン（ペニシリンGまたはアンピシリン）と第3世代セファロスポリン（セフトリアキソンまたはセフォタキシム）の同等性が証明されたことから[2]，髄膜炎でない場合の基準が見直されました．この変更により，それまでは「R」と判定されていた株も「S」と判定されることとなり，抗菌薬の選択肢が広がった事例です．

❷ 腸内細菌群に対するセフェム系抗菌薬のブレイクポイントの変更（2010年, 2011年）[3]

2010年に腸内細菌群に対するセフェム系抗菌薬（セファゾリン，セフォタキシム，セ

表7-1 肺炎球菌に対するペニシリンのブレイクポイントの変更

	MIC（μg/mL）		
	S（感性）	I（中間）	R（耐性）
2007年まで 疾患・投与経路の区別なし	≦0.06	0.12～1	≧2
2008年1月以降 髄膜炎 経静脈投与	≦0.06	基準なし	≧0.12
非髄膜炎 経静脈投与	≦2	4	≧8
疾患の区別なし 経口投与	≦0.06	0.12～1	≧2

表7-2 腸内細菌科に対するセファゾリンのブレイクポイントの変更

	MIC（μg/mL）		
	S（感性）	I（中間）	R（耐性）
2009年まで	≦8	16	≧32
2010年1月	≦1	2	≧4
2010年6月	≦2	4	≧8

フトリアキソン，セフタジジム，アズトレオナム）のブレイクポイントが変更されました．これらの薬剤のうち，2度変更されたセファゾリンのブレイクポイントの概要を**表7-2**にまとめました．

まず，2010年の変更は，*in vitro*での試験データ，Pharmacokinetics/Parmacodynamics（PK/PD）理論，臨床データに基づいて，ブレイクポイントが見直されました．ただし，この基準の決定の際に前提とされたセファゾリンの投与法は1g 8時間ごとであったことから，2011年（実際は2010年6月に再設定されています）に"2g 8時間ごと"でのモンテカルロシミュレーションの結果に基づき，ブレイクポイントがさらに見直されました（※わが国の添付文書では5g/日が上限量）．この事例は前述の事例とは反対で，以前は「S」と判定されていた株が「R」と判定される変更事例です．

また，この変更基準を使用することで，ESBL（基質特異性拡張型β-ラクタマーゼ；Extended Spectrum β-lactamase）の確認試験の必要性も変更されています．具体的には，治療を目的とした場合は，新基準で「S」であれば，ESBL産生の有無にかかわらずその抗菌薬が使用可能と考えられるため，ESBLの確認試験は不要としています．一方で，サーベイランスを含めた感染対策を目的とした場合は，治療目的と異なり，ESBLの確認試験を行う必要があるため，「I」または「R」＝ESBL産生を意味するわけではありません．

表7-3 各微生物に対するカルバペネム（イミペネムとメロペネム）のブレイクポイントの変更

微生物 （変更時期）	変更前			変更後		
	S （感性）	I （中間）	R （耐性）	S （感性）	I （中間）	R （耐性）
腸内細菌群（2010年）	≦4	8	≧16	≦1	2	≧4
緑膿菌（2012年）	≦4	8	≧16	≦2	4	≧8
アシネトバクター（2014年）	≦4	8	≧16	≦2	4	≧8

数値は MIC（μg/mL）

❸ **腸内細菌群，緑膿菌，アシネトバクター属に対するカルバペネム系抗菌薬のブレイクポイントの変更（2010～2014年）**

カルバペネマーゼ産生菌の中にMIC値の低い株が存在し[4]，「S」と判定されるリスクがあったため，2010年以降，腸内細菌群，緑膿菌，アシネトバクター属に対するカルバペネム系抗菌薬のブレイクポイントが順次変更されました．変更点は**表7-3**にまとめました．

❹ **腸内細菌科の判定基準におけるセフェピムのSDDの導入（2014年）**

これは**Q6**（p.50）を参照してください．

「S」，「I」，「R」による判定結果は，必ずしも絶対的なものではないことを頭の片隅に置いておく必要があります．ただし，各施設での報告結果が常に最新の基準で判定されているとは限らないため，判定基準が変更された場合は，各施設での判定基準を確認しておくことも重要です．アンチバイオグラム（各施設における微生物の感受性データをまとめた表）をみるうえで，過去と比較する際にも注意が必要になるかもしれません．

このように，ブレイクポイントとは治療成績を含めた新たな知見に応じて，柔軟に見直されてきました．いずれも何らかの経緯があり，唐突に変更されているわけではありません．難しいことですが，ブレイクポイントにとらわれず，常に最新の情報に注意していく必要があります．

（望月敬浩）

文献
1) Weinstein MP, et al: Clin Infect Dis, 48: 1596-1600, 2009.
2) Pallares R, et al: N Engl J Med, 333: 474-480, 1995.
3) Turnidge JD; Subcommittee on Antimicrobial Susceptibility Testing of the Clinical and Laboratory Standards Institute: Clin Infect Dis, 52: 917-924, 2011.
4) Bratu S, et al: Antimicrob Agents Chemother, 49: 776-778, 2005.

Column

フルコナゾールはAUC＝投与量

　アゾール系抗真菌薬のPK/PD (pharmacokinetics/pharmacodynamics) パラメータは，AUC/MIC (Area under the curve/Minimum inhibitory concentration) タイプとされています[1]．つまりAUCが有効性の指標となりますが，腎機能正常者では，AUC＝投与量と考えられています．また，クレアチニンクリアランスが50 mL/分以下の場合には，AUC＝投与量×2となります．

　参考となるデータはインタビューフォームに記載されています（**表**）[2]．このように投与量からAUCを予測できることはとても便利です．ただし，真菌の感受性試験自体を行える施設は限られているため，個々の症例でAUC/MICを算出できる状況は多くないかもしれません．

　ここでのAUC（mg･hr/L）＝投与量（mg）という関係はそれぞれの単位が異なるため，あくまで数字上の話になります．薬物動態学的には，AUC（mg･hr/L）＝投与量（mg）÷クリアランス（L/hr）のため，フルコナゾールのクリアランスは，約1 L/hr（＝16.7 mL/分）であることがわかります．

　報告によっては，dose/MICと記載されている場合がありますが，フルコナゾールの場合にはAUC/MICと読み替えることが可能です．

表 腎機能ごとのフルコナゾール投与量とAUCの関係（各群 n ＝10，投与量は初回のみ倍量投与）

クレアチニンクリアランス（mL/分）	投与量（mg）	AUC（mg･hr/L）
50以上	200	217.7±38.6
21〜49	100	211.7±59.4
11〜20	50	117.9±12.9

（文献2）より引用）

1) Andes D: Drug Resist Updat, 7: 185-194, 2004.
2) ジフルカン®カプセル医薬品インタビューフォーム（第18版），2015年10月改訂．

8

Q MICの測定方法について教えてください．

A Minimum Inhibitory Concentration（MIC）値の測定方法はCLSI（アメリカ臨床検査標準委員会；Clinical and Laboratory Standards Institute）の標準法である微量液体希釈法とEtest®が存在します．測定法の違いで得られるMIC値が異なる場合があるため，MIC値だけでなく，測定方法も把握しておくことが望ましいです．

解説

前述のQ6（p.50）〜Q7（p.54）において，MIC値を基にした「S」，「I」，「R」の判定基準やそれらの変更事例についてまとめました．ここでは少し話を戻して，判定基準となるMIC自体について考えてみたいと思います．

MICの測定方法

MICの測定方法は大きく2つ存在し，微量液体希釈法（broth microdilutionでBMD法とも略されます）とEtest®が知られています．このうち，わが国で使用頻度の高いCLSIは微量液体希釈法を標準法としています[1]．

❶ 微量液体希釈法（BMD法）

抗菌薬濃度：1μg/mLを基準に2倍希釈または2倍濃くした薬液と菌を接触させて，発育の有無を判定する方法です．イメージを図8-1に示しました．図8-1の例では，MIC＝2μg/mLとなります．実際の検査では，図8-1に示したように多くの濃度の薬液について調査することは難しく，ブレイクポイントの前後の濃度のみが測定されることが多いです．具体的には「S」＝2μg/mL以下，「I」＝4μg/mL，「R」＝8μg/mL以上という判定基準であった場合，2μg/mL，4μg/mL，8μg/mLの3種類の濃度を調べます．このため，「S」，「I」，「R」のいずれかであることはわかっても，「S」でも真のMIC値が0.5μg/mLなのか，1μg/mLなのか，2μg/mLなのかは不明で2μg/mL以下という情報しか得られないことが多いです．

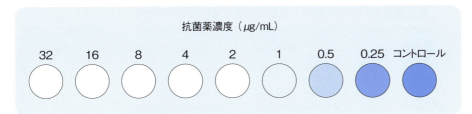

図8-1 微量液体希釈法によるMICの測定

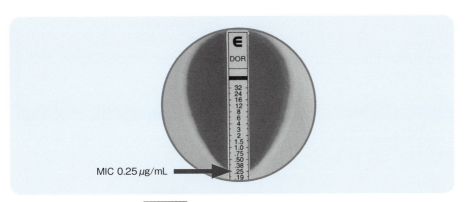

図8-2 Etest®によるMICの測定
(bioMerieux website. Available at: 〈http://www.biomerieux-diagnostics.com/etest〉)

　また，微生物ごとに検査を行う培養条件（たとえば緑膿菌の場合：カチオン調整ミューラーヒントン培地を用いて，菌液は0.5 McFarland の濁度に調整，35±2℃の好気環境で16〜20時間培養後に判定）も細かく指定されています．

　この方法はシーメンス社のマイクロスキャン WalkAway plusやシスメックス・ビオメリュー社のバイテック2のような自動測定機器にも応用されています．

❷ Etest®

　Etest®を図8-2に示しました．阻止円の大きさを判定するディスク拡散法に含まれる検査で，ミューラーヒントン平板培地に濃度勾配のある抗菌薬含有の試験紙を置いて，一定時間後に判定します．菌の発育のない境界の部分がMICとなります．前述の微量液体希釈法と異なり，倍々希釈でなく，中間の0.75μg/mLや1.5μg/mLなどの濃度も設定されていますが，通常のMICとして表示する場合には，1つ上の値を採用することとされています[1]．つまり，0.75μg/mL→1μg/mL，1.5μg/mL→2μg/mLと判定します．このため，微量液体希釈法に比べて，MIC値が高くなる可能性がある点には注意が必要です（後述参照）．

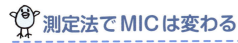 測定法でMICは変わる

　Etest®では前述のように微量液体希釈法に比べて，MIC値が高くなる可能性が懸念されています．実際にそれを裏付ける報告も存在します．アメリカの9施設から検出され

表8-1 各微生物に対して感受性試験が推奨される抗菌薬

微生物	腸内細菌	緑膿菌	ブドウ球菌	腸球菌
最初に検査し，報告する	アンピシリン セファゾリン トブラマイシン ゲンタマイシン	セフタジジム トブラマイシン ゲンタマイシン タゾバクタム・ピペラシリン	マクロライド* クリンダマイシン オキサシリン ペニシリン ST合剤	アンピシリン ペニシリン
最初に検査し，選択的に報告する	アミカシン クラブラン酸・アモキシシリン スルバクタム・アンピシリン タゾバクタム・ピペラシリン セフェピム セフトリアキソン セフォタキシム キノロン** カルバペネム*** ST合剤	アミカシン アズトレオナム セフェピム キノロン** カルバペネム***	ダプトマイシン リネゾリド ミノサイクリン バンコマイシン リファンピシン	ダプトマイシン リネゾリド バンコマイシン

*マクロライド：アジスロマイシン，クラリスロマイシン，エリスロマイシン
**キノロン：シプロフロキサシン，レボフロキサシン
***カルバペネム：ドリペネム，イミペネム，メロペネム

たMRSA：1,800株のバンコマイシンとダプトマイシンのMICを調査した結果，Etest®によるMICは微量液体希釈法でのMICより高かったと報告されています[2]．

微生物と薬剤感受性試験の実施が推奨される抗菌薬の組み合わせ

MICの測定方法だけでなく，どの微生物にどの抗菌薬を検査するかも一定の推奨がされています[3]．これについては**表8-1**を参照してください．

以上，ここでは薬剤感受性試験やMICについて記載しました．測定法によりMIC値が異なる場合があることを念頭に置いておく必要があると思います．

（望月敬浩）

文献
1) 犬塚和久：薬局，60：39-47，2009．
2) Sader HS, et al: Antimicrob Agents Chemother, 53: 3162-3165, 2009.
3) M100-S26: Performance Standards for Antimicrobial Susceptibility Testing, 26th Edition.

Column

免疫抑制剤や抗がん剤投与前のお作法：
HBVのチェック

　がん化学療法前の確認事項は診断，レジメン選択，臓器機能，検査値の確認など多岐にわたっていますが，その一つにHBV感染のスクリーニングも含まれます．

　2015年5月に作成されたB型肝炎治療ガイドライン（第2.1版）では，免疫抑制・化学療法開始前にHBVキャリアおよびHBV既往感染者をスクリーニングすることが推奨されています[1]．また，スクリーニングの結果，核酸アナログ（主にエンテカビルが推奨）が必要な場合には，免疫抑制・化学療法開始前，できるだけ早期に開始することが望ましい，とされています[1]．

　ガイドラインを遵守することがすべてではありませんが，抗がん剤投与開始の直近でチェックすることの多い薬剤師の立場では，検査漏れに気付いても化学療法前に検査結果が揃うことはあまりありません．筆者も経験したことがありますが，後手になってしまった場合にHBV-DNAの陰性を祈ることが時としてあります．

　また，検査漏れだけでなく，エンテカビルなどの処方漏れを防ぐ対策も重要です．筆者の施設では，該当患者に対象薬がオーダーされた際には，処方せんまたは注射せんに注意喚起がなされるようになっています．

　薬剤師を中心とした共同薬物治療管理についても報告されつつあり[2]，HBV再活性化による悲劇を起こさないような地道な活動と，それらをサポートするシステム面や他職種との連携を整備していく必要があります．

1) 日本肝臓学会・肝炎診療ガイドライン作成委員会 編：B型肝炎治療ガイドライン（第2.1版），2015年5月．
2) 内畠久美子ほか：医療薬学，41：677-686，2015．

9 クロストリジウム・ディフィシル関連下痢症におけるバンコマイシンとメトロニダゾールの使い分けを教えてください.

海外のガイドラインでは「軽症〜中等症」まではメトロニダゾール,「重症」はバンコマイシン散という使い分けが推奨されています.

解説

　クロストリジウム・ディフィシル関連下痢症(Clostridium difficile associated diarrhea;CDAD)は,抗菌薬使用に伴う腸内の細菌叢の変化が原因となり発症するとされています.

　添付文書に記載された適応症を考慮した場合,CDADに使用可能な薬剤は,わが国ではかつてはバンコマイシン散のみでしたが,公知申請により2012年にメトロニダゾールも使用可能となっています.また,ここでのバンコマイシンはバンコマイシン"散"と表記しましたが,すべて経口用のバンコマイシンとなりますので,注射用のバンコマイシンと混同しないように注意してください.

バンコマイシン散とメトロニダゾールの比較試験

　まず,1996年にバンコマイシン散およびメトロニダゾールのランダム化比較試験(実際はフシジン酸およびテイコプラニンを含めた4群比較)の結果が報告されました[1].バンコマイシン散およびメトロニダゾールともに,投与量・投与期間は500 mg 1日3回を10日間でした.結果を表9-1にまとめましたが,有効率・再発率・有害事象発現率のいずれも同等なことが明らかとなっています.結論として,①コストが低い,②VREの発生リスクを抑えることを目的として,CDADにはメトロニダゾールが推奨され,バンコマイシン散はメトロニダゾールに忍容性がない,または無効な患者に温存すべきこととされていました.また,国内においても,バンコマイシン散およびメトロニダゾールの同等性についての報告がされています[2].なお,バンコマイシン散の投与量については上記の投与量とは異なり,合併症を伴う重症例を除いて,125 mg 1日4回が推奨されています[3,4].

両剤の使い分け

重症例ではバンコマイシン散がメトロニダゾールより優れているとする報告[5]や，差はないとする報告[6]が存在します．ただし，各文献における重症度の定義が統一されていないことがあり，結果の解釈には注意が必要です．表9-2に2010年に米国医療疫学学会（SHEA）と米国感染症学会（IDSA）が合同で発表したガイドライン[7]における推奨薬剤を示しましたが，「軽症～中等症」まではメトロニダゾール，「重症」はバンコマイシン散という使い分けが推奨されています[7,8]．

表9-1 CDADに対するバンコマイシン散とメトロニダゾールの比較

	バンコマイシン散	メトロニダゾール	p値
有効率	94％（29/31）	94％（29/31）	0.8以上
再発率	16％（5/31）	16％（5/31）	0.8以上
有害事象発現率（胃部不快感のみ）	0％（0/31）	10％（3/31）	0.089

検定はいずれも χ^2 検定　　　　　　　　　　　　　　　　　　　　　　　（文献1）より引用改変）

表9-2 CDAD治療における推奨薬

	定義	臨床所見・検査所見	推奨薬	推奨のグレード
初回エピソード	軽症～中等症	WBC：15,000/μL以下 かつ Scr：ベースラインの1.5倍以内	メトロニダゾール（経口）500 mg 1日3回 10～14日間	A-I
	重症	WBC：15,000/μL以上 または Scr：ベースラインの1.5倍以上	バンコマイシン散（経口）125 mg 1日4回 10～14日間	B-I
	重症（合併症あり）	低血圧またはショック，イレウス，巨大結腸	バンコマイシン散（経口または経鼻胃管）500 mg 1日4回＋メトロニダゾール（注射）500 mg 1日3回，イレウスの場合，バンコマイシン散の注腸投与	C-III
1度目の再発			初回エピソードと同一の治療	A-II
2度目の再発			バンコマイシン散の漸減法またはパルス療法	B-III

WBC：白血球　Scr：血清クレアチニン
臨床データについては，専門家の見解であり，現時点でのエビデンスは乏しい　　　　（文献7）より引用改変）

（望月敬浩）

文献
1) Wenisch C, et al: Clin Infect Dis, 22: 813-818, 1996.
2) 村木優一ほか：日本病院薬剤師会雑誌，44：1523-1526，2008.
3) Fekety R, et al: Am J Med, 86: 15-19, 1989.
4) 並木美加子ほか：日本病院薬剤師会雑誌，44：409-412，2008.
5) Zar FA, et al: Clin Infect Dis, 45: 302-307, 2007.
6) Johnson S, et al: Clin Infect Dis, 59: 345-354, 2014.
7) Cohen SH, et al: Infect Control Hosp Epidemiol, 31: 431-455, 2010.
8) Surawicz CM, et al: Am J Gastroenterol, 108: 478-498, 2013.

10

難易度1

Q ゾシン®（タゾバクタム・ピペラシリン）の採用に伴って，ペントシリン®（ピペラシリン）の採用が削除されました．β-ラクタマーゼ阻害薬との配合剤があるものは，すべて変更したほうがよいのですか？

A そんなことはありません．配合剤には配合剤を，単剤には単剤を使うべき場面があります．しかし，ゾシン®とペントシリン®では，主薬のピペラシリンの保険適応量が大きく異なるため，各施設において採用時に「同効薬で一増一減」という原則があるならば，ペントシリン®が削除されることもありえます．

解説

まず「β-ラクタマーゼ」について簡単に解説します．β-ラクタマーゼとは，ペニシリン系，セフェム系，カルバペネム系などのβ-ラクタム構造をもつ抗菌薬を分解する酵素のことで，各種細菌が産生し，クラスA，B，C，Dに分類されます．

クラスAはペニシリン系抗菌薬を効率よく分解するためにペニシリナーゼともよばれ，主に黄色ブドウ球菌，緑膿菌，腸内細菌などから産生されます．クラスBはカルバペネム系抗菌薬を効率よく分解するためにカルバペネマーゼとも，また酵素活性の中心に亜鉛が存在するために「メタロ」β-ラクタマーゼともよばれ，主にセラチアや緑膿菌などから産出されます．クラスCは第1世代のセフェム系抗菌薬を効率よく分解するためにセファロスポリナーゼともよばれ，主にセラチアや緑膿菌などのグラム陰性桿菌から産出されます．クラスDはペニシリン系抗菌薬や第1世代のセフェム系抗菌薬に加え，クラスAのβ-ラクタマーゼに安定なペニシリン系抗菌薬も効率よく分解し，主に腸内細菌や緑膿菌などのグラム陰性桿菌から産出されます．

β-ラクタマーゼ阻害薬と特徴

このようなβ-ラクタマーゼ産生菌への対策として，β-ラクタマーゼを不可逆的に阻

表10-1 β-ラクタマーゼ阻害薬配合剤と尿中排泄率

商品名（一般名）	β-ラクタマーゼ阻害薬		抗菌薬	
オーグメンチン® （クラブラン酸・アモキシシリン）	クラブラン酸	約35%	アモキシシリン	約67%
クラバモックス® （クラブラン酸・アモキシシリン）	クラブラン酸	16〜29%	アモキシシリン	42〜61%
ユナシン® （スルバクタム・アンピシリン）	スルバクタム	約60%	アンピシリン	約69%
ユナシン®-S （スルバクタム・アンピシリン）	スルバクタム	約80%	アンピシリン	約80%
スルペラゾン® （スルバクタム・セフォペラゾン）	スルバクタム	約90%	セフォペラゾン	約25%
ゾシン® （タゾバクタム・ピペラシリン）	タゾバクタム	約70%	ピペラシリン	約60%

（抗菌薬インターネットブック〈http://www.antibiotic-books.jp〉より数値を引用）

害する薬剤が開発されました．現在，クラブラン酸，スルバクタム，タゾバクタムの3種類があり，それぞれβ-ラクタム系抗菌薬との配合剤が発売されています（表10-1）．いずれもクラスA，C，Dのβ-ラクタマーゼに対して有効ですが，クラスAに対してクラブラン酸とタゾバクタムは同等の強い阻害作用をもち，クラスCにはタゾバクタムが最も強い阻害作用をもっています[1]．これらのβ-ラクタマーゼ阻害薬は，β-ラクタマーゼ産生菌の存在によって力を発揮できなくなってしまった抗菌薬に再び力を与え，場合によっては以前よりも優れた抗菌スペクトルをもって活躍させることができるため，新規抗菌薬の上市が少ない現在において，非常に重要な役割をもっています．

また，β-ラクタマーゼ阻害薬によって抗菌薬の有効性が高まる一方で，副作用の頻度も高まるのではないかということが懸念されます．しかし，配合剤と単剤で副作用を比較した際に，配合剤のほうに特異的にみられる副作用はありませんし，何らかの副作用の発現頻度が高くなることもほとんどありません[2〜4]．ただし，β-ラクタマーゼ阻害薬もβ-ラクタム系抗菌薬も主に腎排泄型であるため，腎機能低下時には両薬剤の動態を考慮して投与を行う必要があります（表10-1）．

ここまでの説明だけをみると，耐性菌にも有効で副作用も少ないβ-ラクタマーゼ阻害薬配合剤があるなら，単剤は不必要だと思われるかもしれませんが，その必要性を次に説明します．

単剤の抗菌薬の必要性

単剤が必要な理由は明確に存在します．アンピシリン単剤の注射用ビクシリン®と，β-ラクタマーゼ阻害薬のスルバクタムが配合されたユナシン®-S静注用（スルバクタム・アンピシリン）で比較してみましょう．アンピシリンの大量投与が必要な感染性心

内膜炎や髄膜炎に対し，注射用ビクシリン®は1日12g使用できます．一方，ユナシン®-S静注用ではアンピシリンの量として1日4gまでしか使用できません．このように，β-ラクタマーゼ阻害薬配合剤では十分量の主薬を投与できないことが1つめの理由としてあげられます．

このほか，ピペラシリンとタゾバクタム・ピペラシリンでみてみると，院内肺炎などで緑膿菌に対する有効性も十分に確保しないといけない感染症や，その他の原因菌不明の重症感染症などでは，タゾバクタム・ピペラシリンが必要になりますが，高齢者の市中肺炎などでは，ピペラシリン単剤で十分治療が可能な症例も多数存在します．限りある武器を有効に使うためには，単剤で十分治療できる場面は単剤で，配合剤が必要な場面では配合剤といった，適材適所の使い方をすることの重要性が2つめの理由としてあげられます．

また，日本ではまだ大きな問題になっていませんが，欧米では問題視されている基質拡張型β-ラクタマーゼ（ESBL）に対して，現在のところタゾバクタムは強い阻害作用をもっています．しかし，不必要な場面での使用は，ESBLをはじめとするβ-ラクタマーゼ産生菌に対するタゾバクタムの効果を低下させてしまう危険性があり，この点でも適材適所での使い方が重要になります．

このように，すべて配合剤にしたほうがよいわけではない理由を少し紹介しましたが，ペントシリン®注射用とゾシン®静注用の関係だけは少し問題が異なります．ペントシリン®注射用（ピペラシリン）では，1日保険適応量は上限8gですが，ゾシン®静注用（タゾバクタム・ピペラシリン）では，ピペラシリン量として1日16gまで使用できます．特にピペラシリンを使用したい場面というのは，比較的高用量のピペラシリンを必要とするケースも多いため，必要時に十分量を使うことができるゾシン®静注用が採用され，代わりにペントシリン®注射用が削除されるということが起こるのです．

（坂野昌志）

文献
1) 青田真理子：薬局, 60：97-103, 2009.
2) Olivencia-Yurvati AH, et al: Arch Intern Med, 150: 1961, 1990.
3) 大泉耕太郎ほか：Jpn J Antibiot, 48：482-513, 1995.
4) 林　泰司ほか：J Toxicol Sci, 19 (Suppl 2)：145-153, 1994.

Column

魚釣りと抗菌薬

　本書を手にとっていただいた皆さんのなかで，趣味が「魚釣り」という方はいますか？　私は35歳になってから，魚釣りの楽しさにはまってしまいました．
　そのなかでわかってきたことですが，狙った魚を釣る大切な点として，腕の善し悪しのほかに押さえるべきいくつかのポイントがありました．
　まず1点目は，「適切な餌を使う」です．エビを好む魚や虫餌を好む魚など，魚ごとに好きな餌がありますので，狙った魚が何を好むかは，しっかり情報を収集しないといけません．2点目は，「釣り針を沈める適切な深さ（釣り用語でタナといいます）がある」ということです．魚が泳いでいるタナは，魚種によって異なるため，タナを間違うと狙った魚が全然釣れないので，慎重にタナを探らなければいけません．3点目は，「適切な大きさの針を使う」です．小さい魚をターゲットに釣りをするときに大きな針に餌をつけていては，いつまで待っても魚は釣れませんし，同様に大きな魚を狙う時に小さい針を使うこともよくありません．
　何もわからず友人に誘われるまま始めて，はまってしまった釣りですが，考えてみると抗菌薬による治療によく似ていると思いました．
　魚によって適切な餌を選択することは，原因菌によって最適な抗菌薬を選択することにつながりますし，タナを考えることは，抗菌薬の臓器移行性につながります．また，適切な針の大きさは，投与する抗菌薬の量に置き換えられると思います．さらに，小物（軽症）の場合は比較的簡単に釣れますが（治療できる），大物（重症）は色々と戦略を練らないとなかなか釣れない（治療できない）点などは，そっくりかもしれません．
　遊びを何でも仕事と結びつけて考えるほど仕事熱心でも真面目でもありませんが，釣れずに悔しい思いをして，どうやったら釣れるかを勉強しているなかで，理論的に考えないといけない点が，抗菌薬投与に似ているなぁと思う瞬間がありました．
　何も考えずに海に向かって釣り竿を出し，ボーっとすることも釣りのよさだと思いますが，文系・理系の思考回路というものが本当にあるのだとしたら，理論的に考えて穴を埋めていく魚釣りは，理系の人に向いているのかもしれません．

11 MRSA感染症治療にリファンピシンやミノマイシンなどを使用する意義は何ですか？

A 添付文書上ではMRSAに対する効果が記載されていなくても，臨床ではMRSA治療を目的にバンコマイシンなどの抗MRSA薬と併用される薬剤があります．MRSA治療補助薬という表現が適しており，代表的なものにリファンピシン，ST合剤，ミノサイクリンなどがあります．

解説

　抗MRSA薬にはバンコマイシン，テイコプラニン，ハベカシン，リネゾリド，ダプトマイシンの5剤がありますが，この5剤だけでMRSA治療を行っているかといえば必ずしもそうではなく，MRSA治療の効果を高めるために「保険適応にはなっていないが，MRSAに有効であることが報告されている薬剤」を補助的に併用することも多くあります．ここでは，このような「MRSA治療補助薬」として代表的なものを紹介します（表11-1）．

MRSA治療補助薬とは

❶ リファンピシン

　リファンピシンは結核菌，らい菌感染症に対してしか保険適応はないものの，実際には幅広い抗菌スペクトルをもつ広域抗菌薬で，特にグラム陽性菌に対する抗菌力が優れています．これまでに，MRSAに対してはリファンピシンを追加することが有効であったという報告がある[1]一方で，逆に殺菌効果が減弱したとの報告もある[2]など，使用意義については不透明な点もありますが，現在のところ抗MRSA薬に追加して使用される例も少なくありません．ただし，リファンピシン単独での使用は耐性を誘導しやすいため，必ずバンコマイシンなどと併用する必要があります．

❷ ST合剤

　ST合剤（トリメトプリム・スルファメトキサゾール）はMRSAを含むブドウ球菌属や肺炎球菌などのグラム陽性菌，緑膿菌を除くグラム陰性菌などに幅広い抗菌スペクトルをもち，MRSAに優れた抗菌力をもつためにMRSA治療補助薬として頻用されています．

表 11-1 MRSA補助薬と特徴

一般名（商品名）	投与量	特　徴
リファンピシン（リファジン®）	1回300 mg 1日2〜3回	バイオフィルムを透過し内部のMRSAに到達して殺菌作用を示す．心内膜炎や髄膜炎などのほか，多くのMRSAで併用効果が報告されている
ST合剤（バクタ®）	1回2 g 1日2回	腎機能低下時には減量が必要になる．皮膚軟部組織感染症，膿瘍などで併用効果が報告されている．耐性菌が問題になっている
ミノサイクリン（ミノマイシン®）	1回100 mg 1日2回	肝機能低下時には減量が必要になる．皮膚軟部組織感染症，膿瘍などで併用効果が報告されている．感受性の低下が問題になっている
クリンダマイシン（ダラシン®）	1回600 mg 1日2〜3回	骨髄炎，軟部組織炎などに併用する
ホスホマイシン（ホスミシン®S）	2 g静注	バイオフィルムを破壊することで抗MRSA薬の効果を増強させる

重症MRSA感染症でバンコマイシン単独投与の効果が不十分であった症例に，ST合剤を併用することで治療効果が向上したという報告[3,4]もあります．

❸ ミノサイクリン

ミノサイクリンはブドウ球菌属に対する抗菌活性が高く，MRSAにも一定の感受性があるために使用されることがあります[4]．ミノサイクリンは経口投与後の吸収率が高くバイオアベイラビリティが注射の場合と同等であるため，経口薬を使用しやすいという点は一つのメリットになります．また，皮膚感染症にミノサイクリン軟膏を作成して塗布されることもあります．

❹ クリンダマイシン

クリンダマイシンは英国におけるMRSA感染症の予防および治療に関するガイドラインなどに骨軟部組織感染症に必須であることが示されており[5]，骨髄炎や軟部組織炎などに抗MRSA薬と併用して使用されることがあります．

❺ ホスホマイシン

ホスホマイシンも抗MRSA薬の効果向上を期待して使用されることがありますが，リファンピシンやST合剤などに比べると使用経験は多くありません．

ただし，このように治療実績などからMRSA治療に使用されることのある補助薬も，バンコマイシンなどと同じように国内や地域での感受性情報を十分把握しながら使用する必要があることは[6]，十分理解しておかなければいけません．

（坂野昌志）

文献
1) Karchmer AW, et al: Ann Intern Med, 98: 447-455, 1983.
2) Shelburne SA, et al: Antimicrob Agents Chemother, 48: 4016-4019, 2004.
3) 日本化学療法学会 抗菌化学療法認定医制度審議委員会 編：抗菌薬適正使用生涯教育テキスト，p.184，2008.
4) 橋本章司：EBMジャーナル，9：72-77，2008.
5) 小林寬伊ほか：英国におけるMRSA関連ガイドライン集，医科学出版社，2009.
6) 吉田　敦：化学療法の領域，24：257-263，2008.

12 メロペネム点滴用とクリンダマイシン注射用の併用は必要ですか？

壊死性筋膜炎，ガス壊疽，*Vibrio vulnificus*感染症などの皮膚軟部組織感染症では，エンピリックセラピーとしてメロペネム，イミペネム・シラスタチン，ドリペネムとクリンダマイシンの併用が推奨されています[1]．クリンダマイシン投与の目的は毒素産生抑制であり，嫌気性菌のカバーを主な目的にしているわけではありません．通常は，カルバペネム系抗菌薬はクリンダマイシンが有効な嫌気性菌に対して十分な効果をもっているため，カルバペネム系抗菌薬とクリンダマイシンを併用する必要はありません．それどころか，不必要なクリンダマイシンの投与は*Clostridium difficile*による抗菌薬関連下痢症/腸炎のリスクが増すため避けなければいけません．ただし，上記以外の疾患においても起炎菌がはっきりしない場合のtoxic shock syndromeの治療には使用する可能性もあります．

解説

クリンダマイシンというと，「嫌気性菌感染症が疑われる場合にとりあえず使っておいたほうがよい抗菌薬」というイメージをもつ方も多いと思います．実際，臨床での使用例をみると，ユナシン®-S（スルバクタム・アンピシリン）やゾシン®（タゾバクタム・ピペラシリン）などの広域抗菌薬とも併用されるため，どんな抗菌薬とも併用できそうな印象をもつかもしれません．しかし，メロペン®点滴用（メロペネム）などのカルバペネム系抗菌薬とクリンダマイシンを併用する必要はありません．そもそも，抗菌薬を併用する目的とは何でしょうか．

抗菌薬併用の目的

第一にあげられるのが，原因菌不明もしくは複数菌感染を疑う場合に行う抗菌スペク

トルを補うための併用です．簡単にいえば「抗菌スペクトルの穴埋め」といったところです．その他，腸球菌に対するペニシリン系抗菌薬とアミノグリコシド系抗菌薬の併用に代表される「相乗効果を狙った併用」や，「耐性菌の出現防止を目的とした併用」などが代表的な併用例としてあげられます．

　では，クリンダマイシンが併用されるのはどのような場合でしょうか．これは基本的には「抗菌スペクトルの穴埋め」を目的とした併用になります．クリンダマイシンの嫌気性菌の適応は，ペプトストレプトコックス属，バクテロイデス属，プレボテラ属です．そこで，たとえば，スルバクタム・アンピシリンやタゾバクタム・ピペラシリンはこれらの嫌気性菌に適応をもっていないために，クリンダマイシン＋スルバクタム・アンピシリン（もしくはタゾバクタム・ピペラシリン）といった併用が成立します．

　しかし，メロペネムはバクテロイデス属やプレボテラ属に対する適応をもち，ペプトストレプトコックス属に対しても，保険適応ではないものの十分な抗菌力をもっています[2]．そのため，併用する必要がないのです．それどころか，クリンダマイシンの投与は*Clostridium difficile*による抗菌薬関連下痢症／腸炎への関与が報告されている[3]ことを考えれば，不必要な併用は避けなければいけません．

クリンダマイシンの特殊性

　メロペネムとクリンダマイシンの併用が有り得る場合として，原因菌がわからない壊死性筋膜炎などでtoxic shock syndrome（TSS）治療を行う際に併用される可能性があります．TSSに対するクリンダマイシンの投与目的は，①タンパク合成阻害薬であるため定常状態にある菌にも抗菌作用を発揮すること，②細胞内への移行性が高く，半減期が長いこと，③菌体外毒素などの産生を抑制する作用をもつことなど[4]の特徴を活かした投与になり，基本的にはペニシリン系抗菌薬との併用になりますが，場合によってはメロペネムなどのカルバペネム系抗菌薬との併用の可能性もないとはいえません．

　また，メロペン®点滴用を販売している大日本住友製薬にクリンダマイシンとの併用について問い合わせたところ，「メロペン®点滴用の移行性が悪い部位で，嫌気性菌を含む複数菌感染が疑われる場合には，クリンダマイシンとの併用をお勧めすることもあります」との返答を得ています．

　ただし，このような投与法はきわめてまれな併用であるため，薬剤師の責任として，併用処方をみた場合には必ず投与目的をカルテで確認するようにしてください．

（坂野昌志）

文献
1）JAID/JSC感染症治療ガイド・ガイドライン作成委員会 編：JAID/JSC感染症治療ガイド2014，ライフサイエンス出版，2014．
2）山口恵三ほか：Jpn J Antibiot，60：344-377，2007．
3）Manabe YC, et al: Ann Intern Med, 123: 835-840, 1995.
4）福岡麻美ほか：感染症学会雑誌，76：958-962，2002．

13

Q 多剤耐性緑膿菌に対する抗菌薬選択について教えてください．

A

MDRP（多剤耐性緑膿菌；multiple drug resistant Pseudomonas aeruginosa）は本来，緑膿菌に有効なカルバペネム，キノロン，アミノグリコシドに対する感受性が低下しています．そのため，治療を行うにはメロペネム＋シプロフロキサシン＋アミカシンやピペラシリン＋アズトレオナム＋アルベカシンのような3剤併用療法での有効性が報告されています[1]．また，2015年5月に発売されたオルドレブ®点滴静注用（コリスチンメタンスルホン酸ナトリウム）は単剤でMDRPに有効な抗菌薬です[2]．

解説

臨床で緑膿菌感染症というだけでも，適切な抗菌薬を選択して，しっかりと治療しなければいけない大変な感染症であるという認識がありますが，ましてや抗菌薬が効きにくいMDRPということになれば大変な状況であることは容易に想像できると思います．

MDRPとは

まず，MDRPの定義ですがMICが「イミペネム≧16μg/mLかつアミカシン≧32μg/mLかつシプロフロキサシン≧4μg/mL」または感受性ディスクの阻止円の直径が「イミペネム≦13mmかつアミカシン≦14mmかつシプロフロキサシン≦15mm」とされています．ただし，この定義は日本のみのものである点は理解しておく必要があります．

本来，緑膿菌感染に対して有効なこれらの薬剤が1剤に耐性であっても治療上注意をする必要がありますが，3剤すべてに耐性というのは非常に危険な状況であることを理解しなければいけません．

表13-1 コリスチン使用上の注意点

①	β-ラクタム系，フルオロキノロン系およびアミノ配糖体系の3系統の抗菌薬に耐性を示す感染症の場合にのみ，本剤を使用すること．
②	原則として，コリスチンおよび上記3系統の抗菌薬に対する感受性を確認したうえで，本剤を使用すること．
③	本剤はグラム陽性菌，ブルセラ属，バークホルデリア属，ナイセリア属，プロテウス属，セラチア属，プロビデンシア属および嫌気性菌に対しては抗菌活性を示さないため，これらの菌種との重複感染が明らかである場合，これらの菌種に抗菌作用を有する抗菌薬と併用すること．

表13-2 コリスチン投与時の腎機能

クレアチニンクリアランス (mL/分)	用法・用量
≧80	1回1.25〜2.5 mg（力価）/kgを1日2回投与
50〜79	1回1.25〜1.9 mg（力価）/kgを1日2回投与
30〜49	1回1.25 mg（力価）/kgを1日2回または 1回2.5 mg（力価）/kgを1日1回投与
10〜29	1回1.5 mg（力価）/kgを36時間ごとに投与

抗菌薬の選択

　MDRPに有効な薬剤として，海外では注射用コリスチンが使用されていましたが[3]，日本国内においては2015年に注射用製剤であるオルドレブ®点滴静注用が発売されるまでは，海外からの個人輸入による対応しかありませんでした．

　コリスチンは単剤でMDRPに有効であるという優れた特徴がありますが，使用においては添付文書に示されている使用条件（表13-1）[2]を遵守する必要があります．特に貴重な医療資源であるコリスチンの耐性菌発現を防ぐために①，②に記載されている内容がいかに重要であるかを理解しておく必要があります．また，コリスチンを投与する際には腎機能にも注意しなければいけません（表13-2）[2]．

　コリスチンは現時点ではMDRPの場合に非常に重要な位置付けではありますが，臨床の場において日常的に使用される抗菌薬ではないため，どこの医療機関にでも置いてあるわけではありません．では，コリスチンが置いてない場合にはMDRPに対してどのような抗菌薬治療を行えばよいのでしょうか？

　もちろんコリスチンは国内で発売されているのですから，必要であれば購入して使用すればよいのですが，コリスチン以外の選択肢で考えると*in vitro*での併用効果でメロペネム＋シプロフロキサシン＋アミカシン，ピペラシリン＋アズトレオナム＋アルベカシンの組み合わせのように3剤併用することで平均MIC値が低下したことが報告されています[1]．また，アミカシンとアズトレオナム，アミカシンとピペラシリンなどで

MDRPに対する併用効果が認められたという報告もあります[4]．このように，従来，緑膿菌に対して有効性が確認されている抗菌薬を複数組み合わせてMDRP治療を行う方法も報告されています．

MDRPが検出されたら

　MDRPが検出された場合にはコリスチンなどの抗菌薬を使ってうまく治療できればそれでよいというものではありません．MDRPがほかの患者さんに伝播するアウトブレイクを防ぐ必要があるのです．注意すべき菌であるMDRPは感染症法の五類感染症（定点報告）になっており，感染症を発症した場合には最寄りの保健所に報告する必要がありますが，喀痰などの検体からMDRPが検出されたものの感染症を引き起こしていない場合（保菌）には届出の必要はありません．そのため，MDRPの届出が少ないからといって検出されていないわけではないのです．注意しなければならないのは保菌ならば問題にならないわけではなく，MDRPが検出された場合には接触予防策を実施し，該当病棟での手指衛生を強化するなどの標準予防策を徹底する必要があります．

〔坂野昌志〕

文献
1) 木場由美子ほか：日本化学療法学会雑誌, 60：469-477, 2012.
2) オルドレブ®点滴静注用添付文書（第1版），2015.
3) Linden PK, et al: Clin Infect Dis, 37: 154-160, 2003.
4) 宮本仁志ほか：日本臨床微生物学会誌, 19：157-162, 2009.

Column

ピンポイント

　「たきや漁」をご存知でしょうか？　ほとんどの方が初めて聞く言葉だと思います．「たきや漁」は静岡県浜松市の浜名湖で行われている漁法で，方法としては夜間に水中をライトで照らし魚やタコ，カニなどを銛で突きます．2016年6月に体験してきましたが，初めての筆者でも動きの鈍いタコ，カニはピンポイントで狙って突くことができましたし，眠っている魚も上手く突くことができ，2時間弱の漁で驚くほどの大漁でした．

　「魚釣りと抗菌薬」というコラムも書いていますので（どれだけ魚が好きなんだ！と言われそうですね），「魚釣り」と「たきや漁」を比較しながら抗菌薬治療に結び付けて考えてみると，①釣りの場合は食べることができず欲しくない魚も釣れてしまうことに対して，「たきや漁」は欲しい魚種のみピンポイントで狙える（望んでいない症状，つまり副作用がない），②釣りの場合，海底に針を引っ掛けてしまい高価な仕掛けを失う（海を汚してしまう）ことがあるのに対して，「たきや漁」では銛で突くため金銭的な損失がない（治療費を抑えることができる），③釣りでは魚がいるかわからないのに対して，「たきや漁」では獲物を目で見て探すことができるので無駄がない（治療方針を立てやすい）というような違いがあります．

　近年では抗がん剤では分子標的薬のように狙いを定めた治療薬の開発が進んでいますし，抗ウイルス薬ではC型肝炎治療薬のヴィキラックス®配合剤，ハーボニー®配合剤，ソバルディ®はC型肝炎ウイルスに対して以前では考えられなかったほどの治療成績で，ターゲットを狙いすまして銛で突くような成果を残せるようになってきています．

　魚釣りの場合は，ピンポイントでターゲットを絞らずに何が釣れるかわからない釣り（五目釣りと言います）も楽しみ方の一つですし，仕掛けを失くさないように工夫することも醍醐味ですので，「たきや漁」のほうが釣りよりも楽しいとは一概にはいえませんが，薬物療法は「たきや漁」のごとく，①副作用がなく，②治療費を抑え，③治療方針が明確になるよう進化していってほしいものです．なお，「たきや漁」で大漁が見込めるのは水の透明度，風，潮の満ち引きなどの気象条件が良い時ですので，いつでも大漁というわけにはいきませんし，観光漁なのでお金もかかることを申し添えますが，本当に楽しいので興味を持っていただいた方はぜひ体験してみてください．

14 肺MAC症にはどんな抗菌薬を使いますか？

肺MAC症（Mycobacterium avium complex）抗菌薬治療はリファンピシンもしくはリファブチン，エタンブトール，クラリスロマイシンの3薬剤による多剤併用療法が基本です．必要に応じてストレプトマイシンまたはカナマイシンの併用を行います．肺MAC症では単剤による治療では効果が弱いだけでなく，たとえばクラリスロマイシン単剤での治療では数ヵ月以内にクラリスロマイシン耐性菌が出現することが警告されているため[1]，必ず併用療法が必要になります．

解説

　非結核性抗酸菌 non-tuberculous mycobacteria（NTM）には非常に多くの種類が存在しますが，日本において人に病気を引き起こすのは10種類程度です．その中で最も病変ができやすいのは肺で，肺疾患の約8割はMycobacterium avium complex（MAC）が，約1割が Mycobacterium kansasii（カンサシ）が原因菌であることが知られています[2]．MAC菌のようなNTMは結核菌と異なりヒトからヒトに感染することはありません．

MAC症の治療薬

　日本結核病学会非結核性抗酸菌症対策委員会，日本呼吸器学会感染症・結核学術部会による『肺非結核性抗酸菌症化学療法に関する見解—2012年改訂』[3]では，MAC症の代表的な治療薬はリファンピシン，エタンブトール，クラリスロマイシンの3薬剤による多剤併用療法が基本になります（表14-1）．治療期間は決められていませんが，1年半程度（菌が培養されなくなってから1年程度）は服用を続ける必要があります．必要に応じてストレプトマイシンやカナマイシンの併用を行います．肺MAC症では単剤による治療では効果が弱いだけでなく，特にクラリスロマイシン単剤による治療では数ヵ月以内にクラリスロマイシン耐性菌が出現することが警告されています．

表14-1 肺MAC症の治療薬

リファンピシン（RFP）	10 mg/kg（最大600 mg）/日　1日1回
エタンブトール（EB）	15 mg/kg（最大750 mg）/日　1日1回
クラリスロマイシン（CAM）	15〜20 mg/kg（600〜800 mg）/日　1日1回 800 mgの場合は2回に分けて投与する
ストレプトマイシン（SM）	15 mg/kg以下（最大1,000 mg）/週2回または3回筋注
カナマイシン（KM）	15 mg/kg以下（最大1,000 mg）/週2回または3回筋注
RFPが投与できない，もしくは効果不十分な場合	
リファブチン（RBT）	300 mg/日　1日1回

表14-2 MAC症治療薬での特徴的な副作用

薬剤名	注意すべき特徴的な副作用
リファンピシン	肝障害，発疹
エタンブトール	視神経障害（視力障害，視野狭窄，視野欠損，色覚異常など）
クラリスロマイシン	吐き気，下痢
リファブチン	ぶどう膜炎（充血，目の痛み，飛蚊症，霧視，視力の低下，物がゆがんで見える，視野の中心が見づらいなど）
ストレプトマイシン カナマイシン	めまい，耳鳴り，平衡感覚異常，難聴などの第8脳神経障害

　また，2008年10月より保険適応可能になったリファブチンはリファンピシンと同じリファンマイシン系の抗菌薬ですが，リファブチンはMAC症に対する抗菌力はリファンピシンよりやや強力であると考えられています．リファンピシンが投与できないとき，もしくはリファンピシンの効果が不十分なときに投与を考慮する必要があります．概算でリファブチン300 mgはリファンピシン600 mgに相当すると考えられています．

治療薬の副作用

　副作用には肝機能，腎機能への影響のほか，アレルギー反応，血小板減少や白血球減少など，さまざまなものがありますが，薬剤ごとに注意すべき副作用があります（**表14-2**）．
　副作用に関しては，自覚症状として気づくものも多いため，薬剤師から患者への指導を徹底し，注意を促す必要があります．

（坂野昌志）

文献
1) Griffith DE, et al: Am J Respir Crit Care Med, 175: 367-416, 2007.
2) 日本呼吸器学会ホームページ．Available at:〈www.jrs.or.jp/modules/citizen/index.php?content_id=7〉
3) 日本結核病学会非結核性抗酸菌症対策委員会・日本呼吸器学会感染症・結核学術部会：結核，87：83-86, 2012.

15 発熱性好中球減少症の際に緑膿菌をカバーする薬剤を選ぶ必要があるのはなぜですか？

発熱性好中球減少症では易感染状態であるため，細菌や真菌による重症感染症を発症する危険性があり，特に緑膿菌血症の場合は治療開始の遅れにより予後が悪くなるからです．

解説

　発熱性好中球減少症（febrile neutropenia；FN）の定義は，わが国では，「好中球数が500/μL未満，あるいは1,000/μL未満で近日中に500/μL未満に減少する可能性がある状態で，1回の腋窩温37.5℃以上の発熱を生じ，薬剤熱，腫瘍熱，膠原病，アレルギー熱などの発熱の原因が除外できる」とされています[1,2]．

　抗がん化学療法に伴い好中球が減少すると，感染症を起こしやすいだけではなく，重症化して死亡する危険性があります．好中球数が100/μL未満の場合は，24時間以内に適切な抗菌薬投与を開始しないと死亡率が高くなると報告されています．特に緑膿菌血症の場合は致死率が高く，適切な抗菌薬が24時間以内に開始されても死亡率は約28％，治療開始が遅れた場合の死亡率は約43％という報告もあります[3]．また，急性骨髄性白血病患者における敗血症の起因菌では，1位ブドウ球菌，2位緑膿菌と報告されています[4]．

発熱性好中球減少症の治療アルゴリズム（初期管理）

　初期治療において緑膿菌をカバーする抗菌薬で治療が開始されます．FNの高リスク患者では，単剤療法が推奨されますが，高度の好中球減少を伴う白血病患者や敗血症では，併用療法が選択されます（図15-1）．

　FNでこれらの抗菌薬を使用する条件として，①1回の検温で38℃以上の発熱，または1時間以上持続する37.5℃以上の発熱，②好中球数が500/mm³未満の場合，または1,000/mm³未満で500/mm³に減少することが予測される場合といった2つの条件を満たすことが必要です．また，投与量は常用量の最大用量を原則とします（セフェピム：2g 1日2回，タゾバクタム・ピペラシリン：4.5g 1日4回，メロペネム：1g 1日3回）．

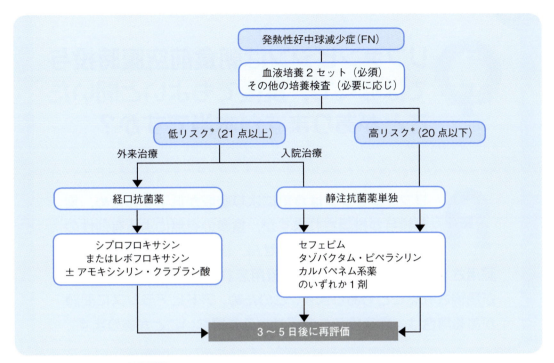

図15-1 発熱性好中球減少症の治療アルゴリズム（初期管理）

＊リスク分類：特徴（点数）；このうちの1つの症状を選択〔症状なし（5），軽度の症状（5），中等度以上の症状（3）〕，血圧低下なし（5），慢性閉塞性肺疾患なし（4），固形癌である，あるいは真菌感染を有さない（4），脱水なし（3），発熱発症時には，入院していなかった（3），60歳未満（2）

(JAID/JSC 感染症治療ガイド・ガイドライン作成委員会 編：JAID/JSC 感染症治療ガイド 2014, p.21 表Ⅱ-1, p.23 図Ⅱ-2, 日本感染症学会・日本化学療法学会, 2014 より一部改変)

　FNの初期治療の効果が乏しい場合は，アミノ配糖体の追加投与，MRSAの分離歴を考慮して抗MRSA薬の投与，または1週間以上持続する好中球減少やステロイド使用例で広域スペクトル抗菌薬の不応性を考慮して抗真菌薬の投与[5]，そしてFN発症率が20％以上のレジメンが使用される場合は，FNを予防するためにG-CSFの一次予防的投与が推奨されます[6]．いずれにしても，FNの初期治療開始前の血液培養検査および検体培養検査提出が重要です．

（片山歳也）

文献

1) Masaoka T: Int J Hematol, 68 (Suppl 1): S39-40, 1998.
2) Tamura K, et al: Clin Infect Dis, 39 (Suppl 1): S15-24, 2004.
3) Kang Cl, et al: Clin Infect Dis, 37: 745-751, 2003.
4) 吉田　稔：診断と治療, 96：103-109, 2008.
5) JAID/JSC 感染症治療ガイド・ガイドライン作成委員会 編：JAID/JSC 感染症治療ガイド 2014, pp.21-27, ライフサイエンス出版, 2014.
6) 日本癌治療学会 編：G-CSF 適正使用診療ガイドライン. Available at: 〈http://jscocpg.jp/guideline/30.html〉

16 リファンピシンは朝食前空腹時投与ではなくて、食後でもよいと聞いたことがありますが本当ですか？

リファンピシンは食事により吸収が低下するため、食前投与が推奨されますが、食事の有無による有効性の差異は明確ではありません。ほかの抗結核薬は食後に服用されることが多く、むしろ服用忘れによる治療効果の減弱が危惧されることもあります。このため、アドヒアランスに問題がある場合は、食後投与も考慮せざるを得ないことがあります。

解 説

リファンピシンは脂肪含量や炭水化物含量にかかわらず、食事摂取により吸収が低下すると考えられているため[1]、添付文書には「原則として朝食前空腹時投与」と記載されています[2]。

食事による吸収低下の理由として、消化管内pHの上昇に伴うリファンピシン溶解性の低下のほか、消化管や肝臓での代謝促進などが考えられていますが、詳細な機序は明らかではありません[1]。しかし、リファンピシンを食前に投与すると、ほかに併用される抗結核薬が食後に投与されることが多いため、患者のアドヒアランス低下につながる可能性を否定できません。

リファンピシンのPK/PD

PK/PD（Pharmacokinetics/Pharmacodynamics）理論に当てはめると、動物実験により得られたデータですが、リファンピシンはAUC/MICタイプと考えられています[3,4]。このため、C_{max}の低下やT_{max}の延長がみられたとしても、AUCに差がなければリファンピシンを食前に投与しても食後に投与しても、有効性に差は生じない可能性が示唆されます。しかし、臨床でのPK/PDに関するデータは明らかにされていないため、今後の検討が待たれるところです。リファンピシンのPK/PDパラメータが明確になることで、C_{max}やAUCなどの着目すべき体内動態の指標が明らかになると考えられます。

リファンピシンの体内動態に与える食事の影響

リファンピシンの吸収に与える食事の影響について検討した多くの報告が存在します。C_{max} については食後投与で有意に低下したとする報告[5,6]がある一方，食前投与と食後投与でリファンピシンの C_{max} に差はなかったとする報告[7]もあります。また，AUCについても食後投与で有意に低下したとする報告[5]がある一方，食前投与と食後投与で差はなかったとする報告[6,7]もあります。摂取する食事の内容（高脂肪食・普通食など）にも影響を受ける可能性は否定できませんが，一致した見解は得られていないのが現状です。

リファンピシンの臨床効果・有害事象に与える食事の影響

現時点では，リファンピシンの臨床効果・有害事象における食前投与と食後投与の違いについて検討した文献を検索することはできませんでした。

以上より，リファンピシンの吸収における食事の影響や，PK/PDパラメータなど基礎的な情報を調べることは可能ですが，より臨床に即した有効性・安全性についての情報は明らかとなっていません。また，吸収低下を回避する観点から「食前」投与を推奨している報告[1,5]が多いですが，アドヒアランスの観点から「食事の影響よりも規則正しい服用を重視する」とする報告も存在します[8]。

今後，臨床レベルでの検討が望まれますが，現時点では，アドヒアランスの低下が懸念される患者にリファンピシンを「食後」投与することは，リファンピシンの投与法として許容可能と考えられます。

（望月敬浩）

文献
1) 澤田康文ほか：医薬ジャーナル，41：143-146，2005.
2) リファジン®カプセル添付文書（第23版），2015年4月改訂.
3) Jayaram R, et al: Antimicrob Agents Chemother, 47: 2118-2124, 2003.
4) Gumbo T, et al: Antimicrob Agents Chemother, 51: 3781-3788, 2007.
5) 西村富啓ほか：臨床薬理，37：353-357，2006.
6) Peloquin CA, et al: Chest, 115: 12-18, 1999.
7) 甲斐敬次郎ほか：医薬ジャーナル，22：113-117，1986.
8) 青木正和：医師・看護職のための結核病学，pp.18-23，公益財団法人結核予防会，2006.

17

Q 添付文書に記載されている最小投与量を使用することはあるのですか？

A 抗菌薬投与は高用量・短期間が基本的です．そのため，可能であれば投与量の上限を投与し，臨床効果や副作用を確認しながらできる限り短期間で投与を終了すべきです．しかし，高用量ではなく最小投与量を使用する場合もあります．最小量を投与する可能性が最も多いのは，肝・腎機能低下時の用量調節です．その他，クリプトコックス脳髄膜炎の再発予防にフルコナゾール20 mg/日を長期間投与する[1]というように，予防投与をする場合にも最大投与量ではないことがあります．

解説

　抗菌薬の投与に関しては，PK/PD理論が広まっておりPK/PDパラメータとして%TAM，AUC/MIC，C_{max}/MICという概念に対する理解もある程度浸透していると思います．いずれも基本的な考え方としては，できるだけ多くの抗菌薬投与量を確保しながら投与方法を工夫することになります．その一方で，肝・腎機能の低下者の場合には投与量の調節が必要になるため，添付文書上の最小投与量もしくは，さらに低用量が用いられる場合があります．

PK/PD

　基本的な考え方として，抗菌薬の投与量をできるだけ多くするということは十分な治療効果を得るために必要になります．PK/PDパラメータが%TAMであるペニシリン系抗菌薬では最大殺菌作用を得るための目標値は≧40%とされていますが，この数値を得るためには投与間隔を短くするとともに投与する抗菌薬量も増やす必要があります．

　抗菌薬投与量を増やすことの重要性はPK/PDパラメータの目標値を達成することのほかに，耐性菌を生み出さないようにするために耐性変異株選択濃度域（MSW）を考慮するという面もあります（図17-1）．

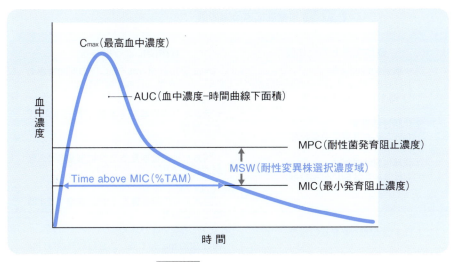

図17-1 PK/PDパラメータ

　また，以前は添付文書上に記載されている投与量が少なすぎるため，適切な治療を考慮した場合でも添付文書上の量を逸脱してしまうといった問題がありました．まだ解決されていないものもありますが，PK/PDに基づく投与が行われ，多くの科学的な根拠[2]が示されたり，耐性菌抑制の観点から「high dose, short duration」が重要視されるようになってきている現在では，「少なめの設定」という問題は少しずつ解消されつつあります．

投与量の調節が必要な抗菌薬

　抗菌薬の投与をする場合には，必ず用量調整が必要な薬剤なのかを確認する必要があります．多くの病院で頻用されている注射用抗菌薬のメロペネムと経口抗菌薬のレボフロキサシンをみてみると，表17-1のように腎機能に応じた投与量の調節が必要になります．このように一般的に使用する量と比べると投与量が少なくなっていることがわかります．しかし，この場合も少ない投与量というわけではなく，安全性を担保しながら，できるだけ多くの抗菌薬を投与していることを理解する必要があります．

予防投与

　抗真菌薬使用ガイドラインをみると，クリプトコックス脳髄膜炎の再発予防にフルコナゾール200 mg/日（治療量としては200〜400 mg/日）を長期間投与する[1]ことが示されています．また，抗菌薬ではありませんが，インフルエンザ治療薬のオセルタミビルは1回75 mgを1日2回，5日間投与しますが，予防投与の場合には1日1回75 mgを7〜10日間投与します．このように，予防的な投与の場合には一般的な投与量と比

表17-1 腎機能による調節例

薬剤名（略号）	添付文書上の投与量	腎機能による投与量
メロペネム（MEPM）	①一般感染症の場合 　1日 0.5〜1 g を 2〜3 回分割投与 　（1回1 g，1日3 g まで） ②化膿性髄膜炎 　1日6 g を 3 回に分割投与 ③発熱性好中球減少 　1日3 g を 3 回に分割投与	C_{cr}（mL/分）が 50 mL/分以下の腎障害患者（成人）の投与量，投与間隔の目安 C_{cr}（mL/分）：26〜50 　1回あたりの投与量を減量せず 12 時間ごとに投与 C_{cr}（mL/分）：10〜25 　1回あたりの投与量を 1/2 に減量し 12 時間ごとに投与 C_{cr}（mL/分）：＜10 　1回あたりの投与量を 1/2 に減量し 24 時間ごとに投与
レボフロキサシン（LVFX）	1日1回 500 mg を経口投与	$20 \leq C_{cr}$（mL/分）＜50 　初日 500 mg を 1 回，2 日目以降 250 mg を 1 日 1 回投与 C_{cr}（mL/分）＜20 　初日 500 mg を 1 回，3 日目以降 250 mg を 2 日に 1 回投与

較して少ない量を使用する場合もあります．

　いずれにしろ，一般的な投与量と比較して少ない量が投与されている場合には，何らかの正当な理由があって調節しているのか調べる習慣を身に付けるべきです．

（坂野昌志）

文献
1) 日本化学療法学会 編：一般医療従事者のための深在性真菌症に対する抗真菌薬使用ガイドライン，p.34, 杏林舎, 2009.
2) Craig WA: Clin Infect Dis, 26: 1-10, 1998.

Column

秘密のケンミンSHOW

「秘密のケンミンSHOW」という人気テレビ番組がありますが，見たことはありますか？

この番組の面白さは，各県の食事で特徴的なもの，同じ名前の料理なのに他県とかけ離れたものなどを紹介して，自分のもっている「標準的な考え」と違う食習慣の場所など「食のlocal factor」を紹介するところだと思います．

では，感染症でlocal factorという要素があるか？と考えてみると，ご存知の方も多いと思いますが，感染症治療を行ううえでもlocal factorは非常に重要になります．

Local factorとは，検出される菌の頻度や薬剤感受性試験のパターンの特徴が施設ごとに異なることを指しますが，これがlocalなfactorだからと侮ってはいけません．世の中には，たくさんの優れた成書やガイドラインなどがあり，そのなかには，感染症ごとにエビデンスに基づいた抗菌薬選択や投与量などが示されていますが，それらはあくまでも歴史的な知見や論文，大規模調査などから収集された「標準的」な内容なのです．当然，標準的な内容なので，多くの部分は自施設での分離菌の状況などに合っていると考えられますが，部分的な違いが大きな問題になることもあります．

たとえば，極端な例にはなりますが，MRSAに対する治療をする場合で考えてみましょう．日本のMRSAの現状では，バンコマイシンに対するMICが1μg/mL以下のものが大部分ですので，MRSA感染症が疑われた場合には，ガイドラインに示されている通常量を投与することから始めることが多いと思います．しかし，ある病院では，検出されるMRSAのほとんどがバンコマイシンに対するMICが2μg/mLだったとしたら，どうでしょうか？このような場合，バンコマイシンの投与量を考えなければいけませんし，場合によっては別の選択肢も必要になってきます．

少し極端な例ではありますが，こういわれるとlocal factorの重要性も理解しやすいのではないでしょうか．

食習慣のlocal factorは面白いですが，抗菌薬が効きにくい菌が検出される施設がある……といったlocal factorは，なくなってほしいものです．

18 抗菌薬はたくさんの量を使ったほうがよいと聞きますが，「多すぎる」場合もあるのですか？

有効性のみを考えるのであれば，「多すぎる」ことはあまり問題ではありません．その一方で，安全性を考慮した場合，「多すぎる」ことは問題になります．添付文書ではなく，PK/PD理論を考慮し，1回当たりの投与量，または投与間隔を適正化することが望ましいでしょう．

解説

近年，抗菌薬の領域において，PK/PD理論[1]が臨床応用されています（第1章「PK/PDとは」の項 p.17参照）．これまでに，わが国で承認されたタゾバクタム・ピペラシリン（ピペラシリンとして最大4 g/日 → 16 g/日，2008年7月承認）やレボフロキサシン内服（300 mg/日 → 500 mg/日，2009年4月承認）に代表されるように，添付文書の改訂により使用できる抗菌薬の量は多くなりました．このため，「抗菌薬はたくさんの量を使ったほうがよい」というイメージをもたれることもあるかと思います．ただし，反対に考えれば，もともとの投与量が不十分だった，という見方も成り立ちます．つまり，保険診療上の問題は残りますが，「添付文書を基準」に抗菌薬の投与量を考えるのではなく，「PK/PD理論を基準」に抗菌薬の投与量を考えてください．PK/PD理論を基準にした投与法の実例については，ほかの成書をご確認ください[2, 3]．

投与量が「多すぎる」場合の問題点

それでは，PK/PD理論から，投与量が「多すぎる」場合の問題点を考えてみます．PDとは薬力学であり，抗菌薬に限らず，薬物の作用部位における濃度と薬理作用・副作用の関係は図18-1に示すようなシグモイドカーブで表されます．このため，有効性のみを考えるのであれば，「多すぎる」ことは問題ではありません．しかし，大量投与を行ってもどこかで薬理作用の限界に達します．それだけならいいのですが，どこかで副作用が発現しうる濃度（中毒域）に達します．つまり，「多すぎる」ことは薬理作用の上積みがないのに副作用のリスクが増えるだけになり，安全性を考慮した場合は問題になります．

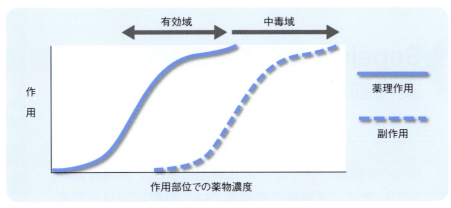

図18-1 薬物の用量−反応曲線

　例として，バンコマイシンについて説明します．バンコマイシンのPK/PDパラメータとして，有効性の指標：$AUC_{24}/MIC > 400$，またはトラフ値で10〜2μg/mL[4, 5]，安全性（腎障害）の指標〔＝中毒域〕：トラフ値で20〜30μg/mL以上[5]と考えられています（p.110 **Q28**参照）．バンコマイシンの天井効果がみられる濃度は定かではありませんが，トラフ値で20〜30μg/mL以上となるような投与が行われた場合には，「多すぎる」ことになります．

　しかし，バンコマイシンやアミノグリコシドのようにTDMが推奨され，有効域と中毒域が近接している抗菌薬は少なく，幸いなことに多くの抗菌薬では，薬理作用と副作用の曲線が乖離しているため，多少投与量が多くても問題にはならないことが多いかもしれません．

「濃度非依存的な」有害事象

　最後に，今回，投与量が多すぎる場合の問題点として，安全性について記載しましたが，あくまで「濃度依存的な」有害事象（アミノグリコシドやグリコペプチドの腎障害，カルバペネムやキノロンのけいれんなど）がこれに該当します[6]．一方で，アレルギー・アナフィラキシーは「濃度非依存的な」有害事象のため，投与量が「多くても」「少なくても」問題になりますので，この点は混同しないようにしてください．

（望月敬浩）

文献
1) Craig WA: Clin Infect Dis, 26: 1-10, 1998.
2) 三鴨廣繁：抗菌薬のPK/PDデータブック，戸塚恭一，山口惠三 監修，ユニオンエース，2007.
3) 坂野昌志：もう迷わない！　抗菌薬Navi，三鴨廣繁 監修，南山堂，2010.
4) Lodise TP, et al: Clin Infect Dis, 49: 507-514, 2009.
5) Rybak M, et al: Am J Health Syst Pharm, 66: 82-98, 2009.
6) 堀　誠治：日本化学療法学会雑誌，52：293-303，2004.

19

Q Sepsisにおける抗菌薬の薬物動態について教えてください．

Sepsis発現時はさまざまな要因によって薬物動態が変化します．水溶性の抗菌薬では，分布容積が増加するため，腎機能が維持されていた場合には期待される血中濃度が得られないことがあります．一方で腎機能が低下した場合には，血中濃度が高値になる場合もあります．また，脂溶性の抗菌薬の場合では分布容積の低下によって血中濃度が高値になる場合があります．このように，状況によって抗菌薬の動態が変わるため十分な注意が必要です．

解説

Sepsisは感染症が引き起こす全身性炎症反応症候群（SIRS）で，診断後1時間以内に抗菌薬を投与することが推奨されています．SIRSは臓器不全へ発展することがあり，治療では薬物投与量に十分な注意が必要です．一般的に重症sepsis患者では腎機能障害，肝機能障害を含む臓器不全が合併し，薬物の排泄が遅延すると考えられていますが，臓器不全の合併がない場合や抗菌薬の種類によって体内動態の変動を考慮する必要があります[1]．

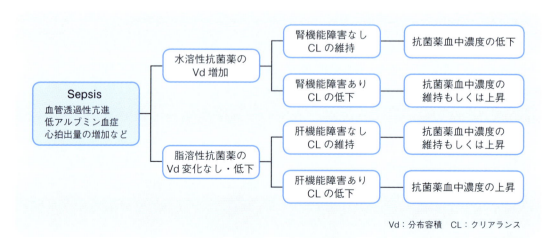

図19-1 Sepsis時の薬物動態変動

表19-1 抗菌薬の分類と特徴

	水溶性抗菌薬	脂溶性抗菌薬
抗菌薬分類	β-ラクタム系 （ペニシリン・セフェム・ カルバペネム）	キノロン系
	アミノグリコシド系	マクロライド系
	グリコペプチド系	リンコマイシン系
	リネゾリド	ST合剤
	コリスチン	メトロニダゾール
Sepsis時の注意点	Vd増加	Vdが低下する場合がある
CL	腎	肝

Sepsis時の薬物体内動態

Sepsis時には血管透過性亢進，低アルブミン血症，心拍出量の増加など，さまざまな要因によって薬物動態が変動します（**図19-1**）．一般的に脂溶性抗菌薬の分布容積は大きく，水溶性抗菌薬の分布容積は小さいため，低アルブミン血症などで分布容積が増加した場合に水溶性抗菌薬は影響を受けやすいと考えられます．

抗菌薬の分類

抗菌薬には水溶性抗菌薬と脂溶性抗菌薬があります（**表19-1**）．一般的に水溶性抗菌薬のクリアランスは腎機能に影響され，脂溶性抗菌薬は肝機能に影響されます．

抗菌薬の選択

Sepsisの場合，診断後1時間以内の抗菌薬投与を推奨していますが，経験的治療では原因菌を推定し，その他のリスクの高い菌もカバーできる広域抗菌薬を投与する必要があります．たとえば市中肺炎で緑膿菌のリスクがないと考えられる場合には，原因菌として肺炎球菌，インフルエンザ菌，レジオネラ，マイコプラズマなどが考えられ，推奨薬としてセフトリアキソン（セフォタキシム）またはスルバクタム・アンピシリンにアジスロマイシンを併用することになりますが，病態を考慮しながら投与量も考えなければいけません[2]．

初期治療時の抗菌薬選択は治療成績にも大きな影響を及ぼしますので，ガイドラインを十分参考にしてください．

（坂野昌志）

文献
1) 島本裕子ほか：TDM研究，31：57-61，2014．
2) 一般社団法人日本集中治療医学会Sepsis Registry委員会 編：日本版敗血症診療ガイドライン，2013．

CHDFにおける抗菌薬投与設計について教えてください．

CHDFクリアランスはC_Cr（クレアチニンクリアランス）10〜50 mL/分の患者と同様と考えて，初期の抗菌薬投与量を設定します．投与タイミングについては，CHDFでは緩徐な速度で施行されるため，通常投与方法でよいと考えられます．しかし，残腎機能がある場合や腎機能が回復した場合は，初期の抗菌薬投与量が過少投与になりうるため，必ず投与量を見直す必要性があります．

解説

持続的腎機能代替療法（continuous renal replacement therapy；CRRT）においては，血液透析（hemodialysis；HD），血液ろ過（hemofiltration；HF），持続血液ろ過（continuous hemofiltration；CHF），持続的血液ろ過透析（continuous hemodiafiltration；CHDF）とさまざまな手法が存在し，CRRTの施行条件下や残腎機能の変化における抗菌薬の薬物動態データはまだまだ不足しているのが現状です．しかし，抗菌薬の多くは腎排泄型であり，分子量は1,500 Da以下が多く，CHDF，CHF，CHDのいずれの条件下でも，浄化液流量が同じであれば，除去効率は同じです[1]．知っておきたい投与量調整の目安のポイントは，透析クリアランスはC_Cr（クレアチニンクリアランス）5〜10 mL/分の患者と同等であり，CHDFクリアランスはC_Cr 10〜50 mL/分の患者と同様と考えられています[2]．

間歇的血液透析とCHDFにおける抗菌薬投与量の調整

投与量の調整に大きな違いはありませんが，投与タイミングは異なります．たとえば，無尿患者の間歇的血液透析（間歇的HD）の場合，尿素クリアランス約200 mL/分，1回4時間で週3回施行されますが，1週間単位で考えると尿素クリアランスは約15 mL/分となります．一方，わが国の一般的なCHDFの尿素クリアランスは約10〜20 mL/分に相当しますので，間歇的HDとCHDFでは単位時間（たとえば1週間）あたりの投与

表20-1 日本と海外におけるHDとCHDFの施行条件の相違

	HD		CHDF	
	日本	海外	日本	海外
血流量 (mL/分)	200	360	80〜120	140〜150
透析液流量 (mL/分)	500	700	7〜10	14〜24
置換液流量 (mL/分)	0	0	5〜8	14〜24
透析時間	4hr×3回/週	4hr×3回/週	24hr以上	24hr以上
ダイアライザーの膜面積	大きい	大きい	小さい	小さい

量はほぼ等しくなります．

投与タイミングについては，CHDFでは緩徐な速度で施行されるため，あまり気にしなくてもよいですが，間歇的HDの場合は薬剤も急激に除去されるため，通常はHD後に投与することが多いです[2]．

日本と海外におけるCRRT施行条件の相違と抗菌薬投与量の設定

日本と海外におけるCRRT施行条件の相違について表20-1に示します．海外では透析液流量＋置換液流量が20〜40 mL/分と日本よりもかなり高い条件で24時間以上のCRRTが行われることがあります．末期腎不全患者であっても血清クレアチニン値が3 mg/dL未満に保たれている場合は，抗菌薬の減量が必要ないこともあります．しかし，日本のCHDFは海外に比し血流量，透析液流量ともかなり低めですので，海外の文献データの至適投与量[3]を用いると過量投与になることがあるため注意が必要です．

CHDFにおける抗菌薬投与量の目安

CHDFおよび腎機能低下時における抗菌薬投与量の目安について表20-2[2〜6]に示します．前述したように，一般的にCHDF施行時はC_{Cr}が10〜50 mL/分を目安として投与設計します[1,2]．抗菌薬の多くは水溶性薬物で腎排泄型でありCRRTの影響を受けやすいですが，分布容積が2 L/kg以上の抗菌薬はCRRTによる除去は少ないと予測され，該当する主な注射用抗菌薬にはチゲサイクリン，アジスロマイシン，シプロフロキサシン，イトラコナゾール，ボリコナゾールなどがあります[5]．残腎機能がある場合や腎機能が回復した場合は，初期抗菌薬投与量が過少投与になりうるため，必ず投与量を見直す必要性があります．

表20-2 主な抗菌薬のCHDFにおける投与量の目安

一般名	略号	CHDF	腎機能低下時の投与量 C_{Cr}（mL/分）		
			50～90	10～50	<10
セファゾリン	CEZ	1～2g 12hrごと	1～2g 8hrごと	1～2g 12hrごと	1～2g 12～24hrごと
セフェピム	CFPM	0.5～1g 12hrごと	1～2g 12hrごと	0.5～1g 12hrごと	0.5～1g 24hrごと
タゾバクタム・ピペラシリン	TAZ/PIPC	2.25g 6～8hrごと	4.5g 6～8hrごと	2.25g 6～8hrごと	2.25g 8hrごと
メロペネム	MEPM	1g 12hrごと	1g 8hrごと	1g 12hrごと	0.5g 24hrごと
ドリペネム	DRPM	0.25g 8hrごと	0.5g 8hrごと	0.25g 8hrごと	0.25g 12hrごと
レボフロキサシン	LVFX	0.25g 24hrごと（初回0.5g）	0.5g 24hrごと	0.25g 24hrごと（初回0.5g）	0.25g 48hrごと（初回0.5g）
テイコプラニン	TEIC	3.3mg/kg 24hrごと*	3mg/kg 24hrごと*	4～5mg/kg 48hrごと*	3mg/kg 48hrごと*
バンコマイシン	VCM	初回20～20mg/kg 維持7.5～10mg/kg 24hrごと	1g 12hrごと	1g 24～96hrごと	1g 4～7日
ダプトマイシン	DAP	4～6mg/kg 48hrごと	4～6mg/kg 24hrごと	C_{Cr}<30：4～6mg/kg 48hrごと	
アミカシン	AMK	3mg/kg 24～36hrごと	7.5～15mg/kg 24hrごと	4～7.5mg/kg 24～48hrごと	5～7.5mg/kg 72hrごと
ホスフルコナゾール	f-FLCZ	100～200mg 24hrごと	200～400mg 24hrごと	100～200mg 24hrごと	200～400mg 48hrごと
セフトリアキソン	CTRX	2g 24hrごと	2g 24hrごと	2g 24hrごと	2g 24hrごと
シプロフロキサシン	CPFX	400mg 24hrごと	30<C_{Cr}<60：400mg 12hrごと C_{Cr}<30：200mg 24hrごと		
リネゾリド	LZD	600mg 12hrごと	600mg 12hrごと	600mg 12hrごと	600mg 12～24hrごと
ミカファンギン	MCFG	150mg 24hrごと	150mg 24hrごと	150mg 24hrごと	150mg 24hrごと

*：ローディングドーズ；1～2日目 6mg/kg 12hrごと，3日目 6mg/kg 24hrごと　　　（文献2～6）より引用一部改変）

（片山歳也）

文献
1) 西田 修ほか：ICUとCCU，37：929-937，2013．
2) 山本武人ほか：臨牀透析，26：91-97，2010．
3) Gilbert DN, et al：日本版サンフォード感染症治療ガイド2014 第44版，pp.302-315，ライフサイエンス出版，2014．
4) 平田純生ほか：透析患者への投薬ガイドブック 改訂2版，じほう，pp.490-563，2009．
5) 日本化学療法学会/日本TDM学会抗菌薬TDMガイドライン作成委員会 編：抗菌薬TDMガイドライン改訂版，pp.35-78，杏林舎，2016．
6) 日本腎臓病薬物療法学会 編：腎機能別薬剤投与方法一覧，SI，pp.208-235，2016．

Column

周術期の生物学的製剤の中止・再開は？

　生物学的製剤の主な副作用で最も頻度が高いのは感染症（5.9〜10％）であり，次いで皮膚・皮下組織障害（2.1〜7.2％）があげられます．感染症の内訳では，肺炎（細菌性を含む；1〜2％）が最も多く，次いでニューモシスチス肺炎（0.1〜0.4％），結核（0.1％），非定型抗酸菌症（0.1％）となっています．『関節リウマチ診療ガイドライン2014』では，生物学的製剤投与が手術部位感染率（surgical site infection；SSI）を軽度上昇させる可能性があり，特に人工関節全置換術時はその可能性が高いと述べられています[1]．生物学的製剤の手術前休薬は，わが国では「整形外科手術の周術期には生物学的製剤の休薬を推奨する（推奨の強さ：弱い）」とされています．このため現段階では，薬剤の投与間隔・投与量・半減期などを考慮して休薬期間を決定します（**表**）[2]．

　一方で，休薬期間が長すぎると疾患再燃の危険があります．手術後は創がほぼ完全に治癒し感染の合併がないことを確認できれば，再投与が可能であると考えられます．なお，トシリズマブはIL-6を阻害することから，IL-6で誘導されるCRPが上昇しない可能性があります．このため術後感染管理では，CRPだけでなく局所所見・白血球数に注意する必要があります．

表 生物学的製剤の半減期と術前休薬期間

生物学的製剤	半減期	術前休薬期間（フランスのガイドライン）	
		無菌下マイナー手術	汚染環境下
インフリキシマブ	8〜10日	28日	56日
エタネルセプト	3〜5.5日	7〜14日	14〜21日
アダリムマブ	10〜14日	21〜28日	28〜42日
ゴリムマブ	14日	未確定	未確定
セルトリズマブ	11〜13日	未確定	未確定
トシリズマブ	5.5〜10日	未確定	
アバタセプト	10日	未確定	

1) 日本リウマチ学会 編：関節リウマチ診療ガイドライン2014，メディカルレビュー社，p.74 2014.
2) 宮原寿明：局所感染・創傷治癒の変化．臨床整形外科，50：113-118，2015.

21 ローディング投与が必要な抗真菌薬について教えてください.

現在，臨床で使用されることの多い抗真菌薬のなかでローディング投与が必要な薬剤は，注射用抗真菌薬ではホスフルコナゾール，ボリコナゾール，イトラコナゾール，ミカファンギン，カスポファンギン，経口抗真菌薬ではボリコナゾールがあります．

解説

抗真菌薬もほかの薬剤と同様に主に腎排泄や肝代謝によって血液中から消失していきますが，維持量で投与を開始すると血中濃度が治療濃度に到達するまで時間がかかる場合があります．速やかな治療効果が求められる抗真菌薬投与において治療濃度到達までに時間がかかることは，時として致命的な場合があります．そこで，血中濃度を速やかに治療濃度に到達させるための方法として負荷投与を行います．

抗真菌薬の投与法

負荷投与とは，投与初期において1回投与量や1日投与回数を増やすことに早期に目標とする血中濃度に到達させるための投与計画です．負荷投与量（ローディングドーズ）は目標濃度と分布容積の大きさによって決定されるため，クリアランスには影響されません．そのため，添付文書に定められた規定投与量を投与することが大切です[1]．

負荷投与を行うことが知られている代表的な抗菌薬にMRSA治療薬のテイコプラニンがありますが，抗真菌薬においても同様に添付文書上に負荷投与について記載されています（表21-1）．また，注射薬だけではなく，経口抗真菌薬でも行われます（表21-2）．

抗真菌薬のPK/PD

抗菌薬と同様に負荷投与が行われる抗真菌薬ですが，抗菌薬で浸透しているPK/PDという概念も同様で各薬剤において目標となるPK/PDパラメータがあります（表21-3）．

表21-1 注射用抗真菌薬の投与量

一般名（略号）	商品名	ローディング投与量	1日投与量
ホスフルコナゾール（F-FLCZ）	プロジフ®	400〜800 mg×1回, 2日間	200〜400 mg×1回
ボリコナゾール（VRCS）	ブイフェンド®	6 mg/kg×2回, 初日	3〜4 mg/kg×2回
イトラコナゾール（ITCZ）	イトリゾール®	200 mg×2回, 2日間	200 mg×1回
ミカファンギン（MCFG）	ファンガード®	なし	100〜150 mg×1回 重症アスペルギルス症は300 mg
カスポファンギン（CPFG）	カンサイダス®	70 mg×1回, 初日	50 mg×1回
リポソームアムホテリシンB（L-AMB）	アムビゾーム®	なし	2.5〜6 mg/kg×1回

（各薬剤の添付文書より引用改変）

表21-2 経口抗真菌薬の投与量

一般名（略号）	商品名	ローディング投与量	1日投与量	服用時間
フルコナゾール（FLCZ）	ジフルカン®	なし	400 mg×1回	食後
ボリコナゾール（VRCS）	ブイフェンド®	300 mg×2回, 初日（上限：400 mg×2回）	体重≧40 kg 200 mg×2回（上限：300 mg×2回）	食間
		150 mg×2回, 初日	体重＜40 kg 100 mg×2回（上限：150 mg×2回）	
イトラコナゾール（ITCZ）	イトリゾール®	なし	内容液：200 mg×1回	空腹時
			カプセル：200 mg×1回	食直後

（各薬剤の添付文書より引用改変）

表21-3 真菌薬のPK/PDパラメータ

抗真菌薬	PK/PDパラメータ
ホスフルコナゾール	AUC/MIC
ボリコナゾール	AUC/MIC
ミカファンギン	Peak/MIC
リポソームアムホテリシンB	Peak/MIC

抗菌薬に比べると日常的に使用する頻度の少ない抗真菌薬ですが，抗菌薬と同様に適切な使用がきわめて重要です。

（坂野昌志）

文献
1) 日本化学療法学会抗菌薬TDMガイドライン作成委員会 編：抗菌薬TDMガイドライン2015 Executive summary.
2) 一般医療従事者のための深在性真菌症に対する抗真菌薬使用ガイドライン作成委員会 編：抗真菌薬使用ガイドライン，2009.

22

Q 点滴メインルートの側管投与で一番安定しているカルバペネム系抗菌薬は何ですか？

A いずれのカルバペネムもアミノ酸製剤の側管からの投与を避けることが基本であり，直接比較したデータは存在しませんが，メロペネムが市販カルバペネムのなかでは力価低下の影響が少ないのではないかと推察されます．

解 説

PK/PD理論に基づく抗菌薬の投与設計が進展しており，そのなかでも，カルバペネム系抗菌薬の投与量増加，分割投与ならびに点滴時間の延長が適応され[1]，配合変化について考慮しておく必要があります．

重症感染症では，十分なエネルギー補充の観点からも中心静脈栄養療法（total parenteral nutrition；TPN），または末梢静脈栄養療法（peripheral parenteral nutrition；PPN）が実施されます．また，感染症患者はタンパク質の異化亢進により，栄養状況が悪化しているため，アミノ酸輸液製剤がタンパク質同化の目的で汎用されます．

カルバペネム系抗菌薬の各種インタビューフォームにおいて[2〜6]，L-システインまたはL-シスチンを含むアミノ酸製剤との配合で，著しい力価低下が報告されています．カルバペネムのβ-ラクタム環がL-システインのチオール基またはアミノ基，そしてL-シスチンのアミノ基と反応を起こし，β-ラクタム開環体を生成することによります．この力価低下のメカニズムは，アミノ酸製剤のアミノ基によるβ-ラクタム環の開環反応であり，いわゆる加水分解反応の一種です．ではなぜカルバペネム系抗菌薬でこの力価低下が起こりやすいかというと，β-ラクタム環に隣接する骨格の違いによるとされています．β-ラクタム環に隣接する構造は，5員環のほうが反応性が高いとされ，カルバペネム系抗菌薬ではドリペネム，メロペネム，ビアペネム，パニペネムはこれに該当します．イミペネムのβ-ラクタム環の隣接構造はさらに単純なため，反応性は高いことも推測されます．主なアミノ酸輸液製剤と各種カルバペネム系抗菌薬との配合変化データを**表22-1**に示します．

一方，ペニシリン系抗菌薬やセファロスポリン系抗菌薬もβ-ラクタム環を有しますが，β-ラクタム環に隣接する環状構造が6員環またはより複雑であるため，アミノ酸製剤による影響が小さいと考えられます．

表22-1 主なアミノ酸輸液製剤とカルバペネム系抗菌薬の配合変化

商品名	システイン成分量（g）	経過時間(hr)	メロペン®(%)	チエナム®(%)	オメガシン®(%)	フィニバックス®(%)	カルベニン®(%)
プロテアミン®	L-シスチン（0.05）	3	77 (2hr)	55	67 (2hr)	64	―
アミノフリード®	L-システイン（0.15）	1	81	―	―	28	
アミノフリード®	L-システイン（0.15）	3	78	―	―	3	
ビーフリード®	アセチルシステイン（0.14）	1	―			96	
ビーフリード®	アセチルシステイン（0.14）	3	―			88	
プラスアミノ®	なし	3	< 90		94	―	
アミパレン®	L-システイン（0.2）	1	―	―	4	0	32
キドミン®	L-システイン（0.2）	1	―			0	
アミノレバン®	L-システイン（0.14）	1	―			76	
アミノレバン®	L-システイン（0.14）	3	< 90			36	
ネオパレン®1号	アセチルシステイン（0.2）	3	―			85	
ネオパレン®2号	アセチルシステイン（0.3）	3	―			80	
フルカリック®3号	リンゴ酸システイン（0.4）	1	78			82	
フルカリック®3号	リンゴ酸システイン（0.4）	3	75			56	

注：いずれも先発医薬品どうしの直接混合による配合変化データ（側管投与データではない）　　■：力価が70%未満

カルバペネム系抗菌薬の投与の実際

　アミノ酸輸液の側管からドリペネムが投与された場合，解熱を指標とした効果は減少し，ドリペネムの効果減弱が示唆されるデータが報告されています[7]．さらにpH4～8の範囲ではpHが大きくなるにつれて，SH基の電子密度が高くなり求核性が高まることにより，メロペネムとL-システインの反応速度が大きくなることも報告されています[8]．そのため，カルバペネム系抗菌薬の治療効果を低下させる可能性を避けるべく，アミノ酸製剤の側管からの投与を避けることが望ましいと考えられます．したがって，アミノ酸含有輸液製剤の側管からカルバペネム系抗菌薬を投与する場合の院内対応策としては，メインルートを中断し，その前後を生理食塩液でフラッシングする方法が推奨されます．

　カルバペネム系抗菌薬についてアミノ酸輸液の点滴ルートの側管からの投与を避けることを中心に述べましたが，院内採用のアミノ酸輸液を，よりL-システインやL-シスチンの含有が少ない製剤に変更されることも考慮すべきと考えられます．

（片山歳也）

文献
1) 宮﨑修一ほか：日常診療に役立つ抗菌薬のPK/PD，ユニオンエース，2006．
2) チエナム®点滴用医薬品インタビューフォーム（改訂第11版），2015年6月改訂．
3) カルベニン®点滴用0.5gインタビューフォーム（第6版），2011年12月改訂．
4) メロペン®点滴用0.5gインタビューフォーム（第13版），2016年2月改訂．
5) オメガシン®点滴用0.3gインタビューフォーム（第12版），2013年2月改訂．
6) フィニバックス®点滴用0.25gインタビューフォーム（第13版），2013年4月改訂．
7) 吉岡睦展ほか：日本化学療法学会雑誌，56：1-6，2008．
8) 板垣文雄ほか：医療薬学，39：521-527，2013．

23 注射薬から経口薬への切り替えのタイミングと，その理由をうまく患者に説明する方法はありますか？

経静脈投与抗菌薬から内服に移行するポイントとしては，臨床症状が改善している，消化管の吸収障害がない，少なくとも24時間は解熱しておりバイタルが安定し，白血球数が正常化していることです．そして特殊な感染症ではないことがあげられ，吸収が良好な抗菌薬を選択します．早期退院や外来治療を行うには点滴静脈注射よりも内服治療が必要であることを理解してもらい，高齢者（在宅，介護施設入所）の場合は患者本人および家族への指導が必要です．

解説

経静脈投与の抗菌薬を経口薬に変更することを「経口抗菌薬スイッチ」といいます．この手法は，患者の早期退院など医療コスト上のメリットが大きいのですが，注意すべき点があります．

経口抗菌薬スイッチの注意点

❶ 経口抗菌薬スイッチに適する疾患

経口薬へ変更が望ましくない疾患としては，感染性心内膜炎，血流感染，髄膜炎，脳膿瘍，人工物感染，ドレナージ不十分な膿瘍があげられます．一方，経口薬へ変更が可能な疾患には，肺炎，膀胱炎，蜂窩織炎などがあげられます．しかし，これらの疾患においても基礎疾患を有する場合は，抗菌薬を経静脈投与で開始すべきと考えられます[1]．

❷ 経口抗菌薬スイッチに適した抗菌薬

嘔吐，嘔気などの消化器症状や，胃瘻などで吸収に問題がないかどうか考慮しなければなりません．また，内服でも抗菌薬の生体利用率（バイオアベイラビリティ）がよい抗菌薬が適しており，アモキシシリン，セファレキシン，レボフロキサシン，モキシフロキサシン，ドキシサイクリン，ミノサイクリン，メトロニダゾール，ST合剤，クリンダマイシン，リネゾリドなどがあげられます（表23-1）[2,3]．注意すべき点として第2世代セフェ

表23-1 バイオアベイラビリティが良好な主な経口抗菌薬

経口抗菌薬	バイオアベイラビリティ（%）
アモキシシリン	90
セファレキシン	90〜99
レボフロキサシン，モキシフロキサシン	90〜99
ドキシサイクリン，ミノサイクリン	93〜95
メトロニダゾール	100
ST合剤	98
クリンダマイシン	90
リネゾリド	100

ム系薬セフニジルや第3世代セフェム系薬のセフカペンピボキシルやセフジトレンピボキシル，アジスロマイシン，クラリスロマイシンは生体内利用率が高くないことです[3]．

経口抗菌薬スイッチのタイミング

　経静脈投与抗菌薬から内服に移行するポイントとしては，冒頭に記載しましたが，国内の市中肺炎ガイドラインを参照すると[4]，変更のタイミングは経静脈による抗菌薬治療開始3日後が目安であるとされています．生体利用率が高いニューキノロン系抗菌薬やアモキシシリンが多く使用されますが，実際の臨床において，耐性菌などの地域特性を加味して抗菌薬を選択することも必要であると思われます[5]．

経口抗菌薬スイッチの患者指導

　上記のように経口抗菌薬スイッチを行った場合，経口抗菌薬のコンプライアンス確保が重要であることはいうまでもありません．しかしながら，治療内容変更について十分な説明が必要です．神経質な患者の場合，早めに経口抗菌薬に変更されたことで，治癒するのかどうか不安に思う場合もあるかもしれませんが，早期退院や外来治療を行うには点滴静脈注射よりも内服治療が必要であることを理解してもらうとよいでしょう．また，最近では高齢者（在宅，介護施設入所）での経口抗菌薬の投薬例も増えており，これらの患者や家族への指導のニーズに対応していく必要性があります[6]．

（片山歳也）

文献
1) 竹下　望：抗菌薬について内心疑問に思っていること Q&A，pp.203-209，羊土社，2009．
2) Cunha BA: Antibiotic essentials. Royal Oak, MI; Physians press, 2009.
3) Gilbert DN, et al：日本版サンフォード感染症治療ガイド2014 第44版，pp131-135，ライフサイエンス出版，2014．
4) 日本呼吸器学会呼吸器感染症に関するガイドライン作成委員会 編：成人市中肺炎診療ガイドライン，p.31，日本呼吸器学会，2005．
5) 本村和久：臨床に直結する感染症診療のエビデンス，pp.343-346，文光堂，2008．
6) 大野博司：日老医誌，48：451-456，2011．

24 セフトリアキソンと結石について教えてください．

A セフトリアキソンの先発品であるロセフィン®の添付文書（2005年4月改訂版）で，重大な副作用として「胆石，胆嚢内沈殿物（以上頻度不明）：セフトリアキソンを成分とする胆石，胆嚢内沈殿物が投与中あるいは投与後にあらわれ，胆嚢炎，胆管炎，膵炎等を起こすことがあるので，腹痛等の症状があらわれた場合には投与を中止し，速やかに腹部超音波検査等を行い，適切な処置を行うこと．なお，多くの症例は小児の重症感染症への大量投与例でみられている．」「腎・尿路結石（頻度不明）：セフトリアキソンを成分とする腎・尿路結石が投与中あるいは投与後にあらわれ，尿量減少，排尿障害，血尿，結晶尿等の症状や腎後性急性腎不全が起きたとの国外報告がある．このような症状が認められた場合には投与を中止し，速やかに適切な処置を行うこと．」[1]という記載が追加されています．

解説

　セフトリアキソンは1日1回投与が可能で，グラム陽性菌からグラム陰性菌まで幅広い抗菌スペクトルを有するため，外来・入院いずれの場面でも重宝される第3世代のセフェム系抗菌薬です．このセフトリアキソンですが，2007年にアメリカ食品医薬品局（FDA）が「セフトリアキソンの最終投与とカルシウム含有製剤の使用との間に48時間の間隔を置かなければならない」との警告を出し[2]，それに伴ってロセフィン®の添付文書に「カルシウムを含有する注射剤又は輸液と同時に投与しないこと」という重要な基本的注意が追加されています．

　FDAの警告ではセフトリアキソンとカルシウム含有製剤の使用は48時間の間隔を求めていますが，日本の添付文書では同時投与のみを禁じています．そのため，セフトリアキソンとカルシウムの関連については見落とされがちですが，問題になるケースも報告されているため注意する必要があります．

セフトリアキソンとカルシウムの関連

　FDAの警告は肺および腎臓におけるカルシウム-セフトリアキソン沈澱物による致死的反応がみられた症例が報告されたことに基づいていますが，これ以外にも症例報告としてセフトリアキソンと結石についての報告が散見されます[3]．

　結石の機序は完全には判明していませんが，セフトリアキソンの排泄部位である胆管と腎に高濃度に移行し，カルシウムイオンと結びつきやすいことからもセフトリアキソンのカルシウム塩の沈殿物が結石として問題になることも当然だと考えられます．

結石が問題になる頻度

　報告された症例のほとんどが無症候性で，セフトリアキソンの投与を中止し水分補給による自然排泄などの保存療法で回復しています．しかし，尿量減少，排尿困難，血尿，結晶尿の症状，一過性の腎不全などが発現した症例もあるため軽視することはできません．また，セフトリアキソンによる可逆性偽胆石症は小児に多く，2 g/日または100 mg/kg/日以上の高用量の場合にリスクが高まるといわれています．

　なお，胆石のように検査上は見えても，実際の組成は本当の胆石とは違う可能性が高いことからセフトリアキソンによる結石を偽胆石とよばれることがあります．

　セフトリアキソンを使用している以上，これらの問題が起こる可能性がありますので，カルシウムとの関係についてはしっかりと理解しておく必要があります．

〔坂野昌志〕

文献
1) ロセフィン®添付文書，2005年4月改訂版．
2) FDA Safety Alert. Information for healthcare professionals: Ceftriaxone (marketed as Rocephin). Rockville: Food and Drug Administration, Rockville, MD, USA, September 11, 2007.
3) Gargollo PC, et al: J Urol, 173: 577-578, 2005.

25 抗菌薬のワンショット静脈注射禁忌について教えてください．

A 薬物ごとに最適な投与方法は異なります．ワンショット静注できない理由は，主に安全性確保であることが多いです．概略は巻末付録の一覧表（p.238）を確認してください．

解説

　ストレプトマイシンやカナマイシンのように筋注投与される一部の例外を除き，多くの注射用抗菌薬は静注または点滴静注により投与されます．各薬剤のワンショット静注の可否については巻末付録の一覧表（p.238）を参照してもらいたいですが，ここではその一覧表に記載できていない情報を補足します．

ベンジルペニシリン

　添付文書では「点滴静注により，血管痛，血栓又は静脈炎を起こすことがあるので，注射部位，注射方法等に十分注意し，点滴速度をできるだけ遅くすること．」と記載されています．また，これだけでなく，1バイアル（100万単位）当たり1.53 mEqのカリウムを含有しています．一般的にカリウムの投与速度は20 mEq/hrまでとされており，単純計算すれば，1バイアル（100万単位）当たり5分程度の投与時間が必要となります．実際は1回の投与量が100万単位であることはあまりなく，100万単位を超えた投与量となることが多いため，カリウムの投与速度の面からもワンショット静注してはいけないことがわかります．

イミペネム・シラスタチン

　ワンショット静注はできない抗菌薬ですが，30分以上かけて投与しても，悪心・嘔吐が問題となる場合は，投与速度を落とすことで改善する場合があるようです[1]．

ワンショット静注による有害事象を予防するために不可となるもの

❶ エリスロマイシン

心室頻拍（Torsades de pointesを含む）が発現する可能性があるためとされています．

ただし，消化管の蠕動運動促進を期待した少量投与（1 mg/kg）ではワンショット静注ではないものの，添付文書に記載される2時間より短時間の10分で投与したとする症例報告があります[2]．

❷ キヌプリスチン・ダルホプリスチン

ラットでの動物実験において，急速静注した場合，60分かけた点滴投与時に比べて急性毒性が強く発現したことを理由に，ワンショット静注不可とされています．

❸ アミノグリコシド（トブラマイシン，ゲンタマイシン，アミカシン）

一過性であっても，異常に高い最高血中濃度（ピーク値）が繰り返されるほど，副作用発現のリスクが高くなるとされています．

その他の理由

❶ リネゾリド

リネゾリドは600 mg当たり300 mLの製品のため，物理的にワンショット静注不可能となります．同様の理由をもつ抗菌薬としては，希釈に伴う液量の増加のためにワンショット静注が困難となるスルファメトキサゾール・トリメトプリムが存在します．

❷ チゲサイクリン

この薬に関しては，添付文書で記載されている「30〜60分かけて点滴静脈内投与」以外での投与方法を検討した報告がなく，ワンショット静注の可否は厳密には「不明」となります．

以上のように，理由はさまざまですが，ワンショット静注できない抗菌薬の存在を知ってもらい，用法面での不適正使用の回避につなげてもらいたいと思います．

（望月敬浩）

文献
1) AHFS Drug Information, 2015.
2) 小川哲史ほか：日本消化器病学会雑誌，93：149-154，1996.

26

難易度1

Q: TDM対象抗菌薬の採血のタイミングを教えてください．また，TDMをしない抗菌薬の特徴は何ですか？

A: TDMの保険適応がある抗菌薬はバンコマイシン，テイコプラニン，アミノグリコシド系薬，ボリコナゾールで，これらの薬剤は有効域と中毒域との幅が狭いという特徴があります．これ以外の抗菌薬は，血中濃度が必ずしも臨床効果と相関していないこともその理由の一つです．

解説

TDMの目的は，可能な限り治療による患者の利益を高め，危険性を最小限とし，効果が得られるまでの時間を短縮することによって，合理的かつ効率的な医療を実現することにあります．TDM対象の抗菌薬は，有効域と中毒域との幅が狭く，薬物血中濃度が臨床効果と比例関係にある特徴があります[1]．近年，TDM対象となったアゾール系抗真菌薬ボリコナゾールでは，TDMは効果というよりも，副作用モニタリングの意義が大きいと考えられています[2]．

TDM対象抗菌薬の注意点

TDM対象の抗菌薬の指標血中濃度，半減期，タンパク結合率，採血タイミングについて**表26-1**[3]に示します．

バンコマイシンのピーク濃度の採血タイミングは消失相であることが必要であり，点滴終了直後ではなく，点滴終了1〜2時間後となります．また，アルベカシンやゲンタマイシンなどのピーク濃度の採血タイミングは点滴持続時間で異なるため，特に注意が必要です．

アミノグリコシド系抗菌薬は30分点滴の場合，ピーク濃度の採血タイミングは点滴終了30分後であり，1時間点滴の場合は点滴終了直後です．この理由は，アミノグリコシド系抗菌薬の場合，30分未満の点滴では点滴終了直後の血中濃度は組織濃度と平衡となっていないためです．

表26-1 TDM対象抗菌薬の指標血中濃度域と特徴

薬　剤	指標血中濃度域（μg/mL)				$T_{1/2}$ (hr)	タンパク結合率(%)	採血タイミング	
	治療域		中毒域				ピーク	トラフ
	ピーク	トラフ	ピーク	トラフ				
バンコマイシン	—[1]	10〜20	—	>20	4.3〜5.2（β）	約34	点滴終了後1〜2時間	投与直前[2]
テイコプラニン	—	15〜30	—	>40	45〜56	約90		
アミカシン[3]	41〜49	<4	—	—	2〜4	0〜10	30分点滴：点滴終了後30分　1時間以上点滴：点滴終了直後	投与直前[2]
ゲンタマイシン[4]	≧8〜10	<1	—	—	2.7	35		
（感染性心内膜炎）	3〜5	<1	—	—				
トブラマイシン[4]	≧8〜10	<1	—	—	1.4〜1.6	<5		
アルベカシン	15〜25	<1〜2	—	≧2	2.1〜2.8	3〜12		
ボリコナゾール	—	≧1〜2	≧4〜5	—	3.2〜6.4[5]	58	—	投与直前[6]

1) ルーチンでの測定は推奨されない
2) 投与30分以内　　　3) MIC ≦ 4 μg/mL（軽・中等症）　　　4) MIC ≦ 1 μg/mL（軽・中等症）
5) ボリコナゾールは，主にCYP2C19により代謝される．CYP2C19には遺伝子多型が存在し，遺伝子のタイプにより標準的（Extensive Metabolizer；EM），やや低い（Heterozygous Extensive Metabolizer；HEM）および低い（Poor Metabolizer；PM）酵素活性を有する3つのタイプに分かれる
6) 投与5〜7日目の定常状態

（文献1，3，4）より引用改変）

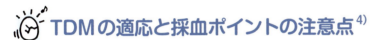

TDMの適応と採血ポイントの注意点[4]

- **バンコマイシン**：4日以上治療を行う場合に，投与開始3日目4〜5回投与直前にトラフ値の測定を行います．腎機能低下例ではこの時点でも定常状態に達していない場合に注意が必要です．透析症例の場合は，通常2回目の透析前にトラフ値測定を行います．

- **テイコプラニン**：3日間の負荷投与後に，腎機能にかかわらず，4日目にトラフ値の測定を行います．

- **アルベカシン**：初回TDMは2回目投与時に実施しますが，1回目投与から少なくとも18〜20時間経過していることが必要です．トラフ値は腎毒性発症予防に用いて，ピーク値は臨床効果〔C_{peak}/MIC（最小発育阻止濃度）≧8〕の評価に用います．

- **アミカシン，ゲンタマイシン，トブラマイシン**：初回TDMは2回目投与時に実施しますが，1回目投与から少なくとも16時間経過していることが必要です．

- **ボリコナゾール**：5〜7日目に定常状態となるため，これ以降のトラフ値を測定します．

（片山歳也）

文献
1) 篠崎公一：だれでもできるTDMの実践，pp.2-19，テクノミック，2003．
2) 下枝貞彦ほか：医療薬学，34：638-643，2008．
3) 日本感染症学会・日本化学療法学会 編：抗MRSA薬使用の手引き，pp.4-13，協和企画，2008．
4) 日本化学療法学会／日本TDM学会抗菌薬TDMガイドライン作成委員会 編：抗菌薬TDMガイドライン改訂版，pp.35-132，杏林舎，2016．

27 テイコプラニンのローディングドーズは必須ですか？

A テイコプラニンの半減期は長く（健康成人で41時間），定常状態になるまでに時間がかかることから，早期に血中濃度を有効域に維持するために，ローディングドーズ（負荷投与）が必要です．

解説

バンコマイシン同様に，テイコプラニンの投与時にはTDMが推奨されていますが[1]，同系統であるバンコマイシンとは異なり，長い半減期，高いタンパク結合率，有効域と中毒域が比較的離れているなどのテイコプラニン特有の特徴があります．

ローディングドーズ（負荷投与）の必要性

テイコプラニンは時間依存的な抗菌薬とされ，トラフ値が有効性の指標として用いられます．十分な薬効を期待するためには，血中濃度のコントロールが重要となりますが，半減期が41〜163時間[2]と長いため，定常状態に到達するまでに最短でも7日程度かかることは，感染症治療において大きな弊害となります．このため，早期に有効血中濃度にコントロールするために，投与初期におけるローディングドーズが必要です．ローディングドーズとは，図27-1に示すように，投与開始3日目までを指すことが多いですが，明確な線引きはないため，抗菌薬TDMガイドライン2016では，ローディングドーズを含めた投与開始3日目までを初期投与設計，4日目以降を維持投与設計としています[1]．ローディングドーズは早期に目標血中濃度を達成させるための負荷投与であることから，腎機能に関係なく実施することが望ましく，腎機能に応じた用量調節を行う4日目以降の維持投与設計とは明確に区別して考えなければなりません．ローディングドーズの有無による血中濃度推移の違いも知られており[3,4]，表27-1に示しました．また，ローディングドーズの有無による有効性の差異も報告されており[3]，特に，4日目のトラフ値（※定常状態での測定値でないことに注意）を15μg/mL以上にコントロールできた場合に高い有効性を示すことも明らかになってきました[5]．

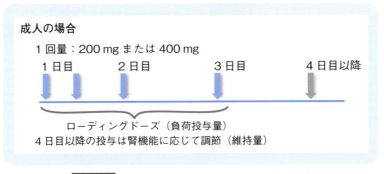

図27-1 テイコプラニンのローディングドーズ
(添付文書より引用)

表27-1 ローディングドーズの有無による血中濃度の違い

投与方法	トラフ値（μg/mL）			
1日目 → 2, 3日目	1日目	3日目	8日目	14日目
200 mg × 1	1.8 ± 0.8	3.2 ± 1.1	6.6 ± 2.1	5.6
200 mg × 2 → 200 mg × 1	4.0 ± 1.0	4.4 ± 0.6	8.2	10.1
400 mg × 1	1.81	5.0 ± 1.3	8.0	13.5 ± 4.4
400 mg × 2 → 400 mg × 1	8.9 ± 3.5	9.4 ± 2.4	12.5 ± 3.0	15.9 ± 2.2

(文献3) より引用改変)

以上より，テイコプラニンのローディングドーズは必須と考えられます．

高用量のローディングドーズも提唱

　テイコプラニンの目標トラフ値は15〜30 μg/mL，重症例や複雑性感染症（心内膜炎，骨関節感染症など）では20〜30 μg/mL が推奨されています（p.110 **Q28** 参照）[1]．中毒域はトラフ値：40〜60 μg/mL 以上とされています．添付文書の用法を逸脱するという問題は存在しますが，高濃度の目標血中濃度に対応するための高用量のローディングドーズが提案されています（**表27-2**）[1]．ただし，ここに示したローディングドーズを行っても4日目の目標血中濃度を達成できない場合があり，さらなる高用量レジメンは今後の課題となります．

　最後に，ローディングドーズを行えば，必ず有効血中濃度に到達できるわけではありませんし，TDMによるモニタリングを考慮する必要があります．テイコプラニン投与初期のTDMのタイミングとしては，開始後4日目のモニタリングが提唱されており[1]，その結果次第では，追加のローディングドーズを行う場合も存在します．

　テイコプラニンはTDM対象抗菌薬として，血中濃度のコントロールから有効性・安全性評価まで，薬剤師が活躍する機会は多いですが，ローディングドーズを行わなかっ

表27-2 テイコプラニンの初期投与設計

	1日目	2日目	3日目
添付文書	200〜400 mg×2	200〜400 mg×1	200〜400 mg×1
標　準	6.7 mg/kg×2	6.7 mg/kg×2	6.7 mg/kg×1
高用量1	10 mg/kg×2	10 mg/kg×1〜2	10 mg/kg×1
高用量2	6.7 mg/kg×2	6.7 mg/kg×2	6.7 mg/kg×2
高用量3	12 mg/kg×2	12 mg/kg×1	12 mg/kg×1

た場合，すべての対応が後手に回ってしまうリスクが存在します．このため，ローディングドーズの実施は重要ですが，ローディングドーズが「ない」ことを気付く初期投与設計の仕組みづくりは，それ以上に重要かもしれません．

（望月敬浩）

文献
1) 日本化学療法学会/日本TDM学会抗菌薬TDMガイドライン作成委員会：抗菌薬TDMガイドライン 2016．日本化学療法学会雑誌，64：387-477，2016．
2) 注射用タゴシッド®200 mgインタビューフォーム（第13版），2012年10月改訂．
3) 戸塚恭一：Chemotherapy, 41：110-114, 1993.
4) Pea F, et al: J Antimicrob Chemother, 51: 971-975, 2003.
5) Ueda T, et al: Eur J Clin Microbiol Infect Dis, 2016. [Epub ahead of print]

Column

定常状態になるまでの時間は半減期で決まる

　TDMの領域では，よく定常状態という言葉が使われます．定常状態とは，薬物が体内に入る速度と体外に排泄される速度が同じになり，薬物の血中濃度が安定した状態のことをいいます．つまり，血中濃度を評価する際には定常状態での評価が理想となります．

　定常状態に到達する時間は半減期の3～5倍と考えられています[1]．単純にイメージするために，半減期（＝12時間）ごとに1回10 mg/Lの血中濃度が上昇するように，ワンショット静注を繰り返した場合の血中濃度推移のグラフを作成しました（図）．この場合の定常状態のトラフ値は，10 mg/Lとなります．1半減期後である12時間後の血中濃度は5 mg/Lと，定常状態の50％になります．2半減期（24時間）後には7.5 mg/Lとなり，3，4，5半減期（36，48，60時間）後には8.8，9.4，9.7 mg/Lになります．つまり，3半減期後には定常状態の約90％，5半減期後には定常状態の約97％に到達していることになります．

　よく「何回投与すれば定常状態になるか」「投与間隔を変えると定常状態になるまでの時間はどうなるか」と聞かれることがありますが，投与回数や投与間隔に関係なく，半減期によって定常状態までの時間が決まります．このため，テイコプラニンのように半減期が長い薬物は，早期に定常状態に達成できるようにローディングドーズを行うことが推奨されることになります．

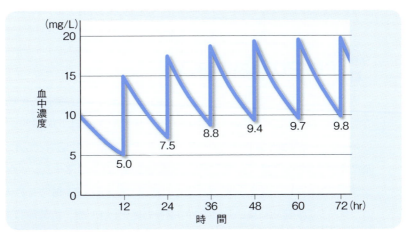

■図■ 半減期（＝12時間）ごとに1回10 mg/Lの血中濃度が上昇するようにワンショット静注を繰り返した場合の血中濃度推移

1) 樋口　駿 監訳：新訂 ウィンターの臨床薬物動態学の基礎－投与設計の考え方と臨床に役立つ実践法，じほう，2013．

28

Q: TDM対象薬の最新の目標値と理由を教えてください.

A:
2012年に日本化学療法学会と日本TDM学会の合同による『抗菌薬TDMガイドライン』が初めて公表され,2016年に改訂されています.その中では有効性・安全性・耐性菌の防止という抗菌薬適正使用の3本柱を実現するための目標値が提唱されています.

解説

まず,抗菌薬TDMガイドラインで推奨される目標をまとめました(グリコペプチド:表28-1,アミノグリコシド:表28-2)[1].また,ボリコナゾールについては,目標トラフ値:1〜5 μg/mLとされています.有効性の面から目標トラフ値を1〜2 μg/mL以上,安全性の面からトラフ値が4〜5 μg/mL未満が推奨されています[1].

TDMという手法自体は,すでに20〜30年以上も前から存在します.それにもかかわらず,ここ数年で目標血中濃度が見直された理由は,①PK/PD理論の普及と有効性・安全性に関わるPK/PDパラメータの明確化,②微生物の耐性化に,大きく分けられます.

PK/PD理論の普及

PK/PD理論の大きな功績の一つに,どのPKパラメータが薬効に最もよく相関するのか明らかになったことがあげられます(p.17「PK/PDとは」の項参照).ここでのPKパラメータ(=薬物動態学的パラメータ)として,ピーク値やAUCなどが用いられています.たとえば,今回まとめているTDM対象薬物では,バンコマイシンはAUC/MIC,アミノグリコシドはピーク値/MICが有効性の指標と考えられています.このようなPK/PDパラメータの明確化に伴い,目標血中濃度も変化しました.抗菌薬TDMガイドライン2016では,アミカシン,ゲンタマイシン,トブラマイシンは微生物のMICや重症度,使用目的に合わせた初期投与量や目標血中濃度を設定する,という考え方が導入されています[1].しかし,2008年に投与法および目標血中濃度が見直されたアルベカシン以外では,このPK/PD理論に,わが国の添付文書が追い付いていないという現実も存在します.

TDM

表28-1 グリコペプチドの目標血中濃度とPK/PDパラメータ

薬剤	ピーク値（μg/mL）	トラフ値（μg/mL）	PK/PDパラメータ
バンコマイシン	なし	10～20 （初回：10～15, 複雑性感染症＊：15～20）	AUC/MIC ≧ 400
テイコプラニン	なし	15～30 （複雑性感染症＊：20～30）	未確立

＊複雑性感染症（黄色ブドウ球菌による菌血症，心内膜炎，骨髄炎，髄膜炎，肺炎，重症皮膚軟部組織感染）

表28-2 アミノグリコシドの目標血中濃度とPK/PDパラメータ

薬剤			初期投与量 （mg/kg/日）	ピーク値 （μg/mL）	トラフ値 （μg/mL）	PK/PD パラメータ
グラム陰性菌に対する標準治療	GM/TOBのMIC：2 μg/mL, AMKのMIC：8 μg/mL または重症	GM/TOB	7	15～20以上	1未満	ピーク値/MIC ≧ 8～10
		AMK	20	50～60	4未満	
	GM/TOBのMIC：1 μg/mL以下, AMKのMIC：4 μg/mL以下または軽・中等症	GM/TOB	5	8～10以上	1未満	ピーク値/MIC ≧ 8～10
		AMK	15	41～49	4未満	
	尿路感染	GM/TOB	3	なし	1未満	―
		AMK	10	なし	4未満	―
グラム陽性菌に対する併用治療		GM	3（1～3分割）	3～5	1未満	―
グラム陰性菌に対する併用による相乗効果目的		GM/TOB	3	なし	1未満	―
		AMK	400 mg （体重で調整）	なし	4未満	―
		ABK	5.5～6	15～20	1～2未満	ピーク値/MIC ≧ 8

GM：ゲンタマイシン，TOB：トブラマイシン，AMK：アミカシン，ABK：アルベカシン

　もちろんPK/PDパラメータの明確化だけでなく，かつては安全性重視であった視点に，徐々に有効性も重視する視点が上積みされたことも目標血中濃度変更の重要な理由となっています．一例として，バンコマイシンの目標血中濃度の変遷を**表28-3**に示しました[2～5]．時の流れに応じて，目標トラフ値は上昇するとともに，目標ピーク値がなくなることで，指標としてのトラフ値の重要性が明確になっています．

微生物の耐性化

　PK/PDパラメータとはその名のとおり，「PK＝薬物動態学的パラメータ」と「PD＝薬力学的パラメータ」を組み合わせたものになります．抗菌薬の領域では，PDパラメー

表28-3 バンコマイシンの目標血中濃度の変遷

資料	年	ピーク値（μg/mL）	トラフ値（μg/mL）
添付文書	1991	25〜40	〜10
院内肺炎ガイドライン	2008	20〜40	5〜10 （重症例など：10〜15）
コンセンサスレビュー	2009	記載なし	10〜20 （複雑性感染症*など：15〜20）
日本化学療法学会 抗菌化学療法認定薬剤師 認定委員会報告	2010	記載なし	10〜20 （複雑性感染症*など：15〜20）

＊複雑性感染症（黄色ブドウ球菌による菌血症，心内膜炎，骨髄炎，髄膜炎，肺炎，重症皮膚軟部組織感染）

タとして微生物に対する抗菌薬のMICが利用されており，ピーク値/MICやAUC/MICのように，PK/PDパラメータはMICとの比で表現されます．つまり，MICが変化すれば，目標とするピーク値やAUCなどのPKパラメータも変化することになります．たとえば，バンコマイシンを肺炎に使用する場合は，AUC/MIC≧400が目標となりますが，MICが0.5 mg/LであればAUCは200 mg・hr/L，MICが1 mg/LであればAUCは400 mg・hr/L，MICが2 mg/LであればAUCは800 mg・hr/Lというように，微生物のMICに応じて目標とすべきAUCは変化します．つまり，微生物の耐性化が進みMICが大きくなれば，それ相応のAUCを維持するために目標血中濃度も上昇することになります．現状では，バンコマイシンのAUCとトラフ値は相関すると考えられていますが[1,4]，その関係は明確ではありません．また，バンコマイシンのトラフ値を10 μg/mL以下にコントロールした場合，MRSAの耐性化が進むことが知られており[1,4]，少なくともMRSAに使用する場合には，トラフ値を10 μg/mL以上にすべきと考えられます．

ここでは，微生物の耐性化を中心に述べましたが，もちろん一定の基準値（＝ブレイクポイント）を超えるMICの場合は，その抗菌薬には耐性とみなされるので，血中濃度をコントロールするのではなく，他剤への切り替えが推奨されることになります．

このように，PK/PD理論の普及および微生物の耐性化を理由に，目標血中濃度は変化してきました．特に微生物の耐性化については，今後も影響することが考えられます．その意味では「絶対値」である目標血中濃度をみていくのではなく，表28-1，表28-2に示したようなMICとの比であるPK/PDパラメータをみながら，投与法や血中濃度をコントロールすることが望ましいと考えられます．しかし，その一方で医師と話すうえでは，まだまだPK/PDパラメータよりも「絶対値」である血中濃度のほうが理解を得やすいことも多いと思います．この点は時が解決してくれる問題かもしれませんが，しばらくは個々の医師のPK/PD理論の理解度に応じて，血中濃度で話すか，PK/PDパラメータで話すかを配慮すべきと思われます．

（望月敬浩）

文献
1) 日本化学療法学会／日本TDM学会抗菌薬TDMガイドライン作成委員会：抗菌薬TDMガイドライン 2016. 日本化学療法学会雑誌, 64：387-477, 2016.
2) 塩酸バンコマイシン点滴静注用0.5 g添付文書（第16版），2016年3月改訂.
3) 日本呼吸器学会 呼吸器感染症に関するガイドライン作成委員会：成人院内肺炎診療ガイドライン，日本呼吸器学会，2008.
4) Rybak M, et al: Am J Health Syst Pharm, 66: 82-98, 2009.
5) 抗菌化学療法認定薬剤師認定委員会TDM 標準化ワーキンググループ：抗菌化学療法認定薬剤師認定委員会報告 VancomycinのTherapeutic drug monitoring（TDM）実施に関する抗菌化学療法認定薬剤師制度認定委員会ならびに抗菌薬TDM 標準化ワーキングの見解. 日本化学療法学会雑誌, 58：18-19, 2010.

29

Q バンコマイシン以外の血中濃度は院外測定である場合，ほかのTDM対象抗菌薬にどのように関わっていけばよいでしょうか？

A 抗MRSA薬の初期投与設計を全例行えれば，たとえ血中濃度測定が院外測定でも，目標濃度に到達する確率は高くなります．抗MRSA薬の初期投与設計を管理できれば，院外測定でも対応可能と思われます．

解説

薬剤師がTDM実施の全例に介入するためには，処方参画できる環境整備が最も重要であり，薬剤部のみならず医療機関内で考える必要性があります．そのためには，TDM対象薬剤の投薬歴を常に把握し，薬剤部の全員においてTDMができるようにしておくことも必要です．

薬物治療モニタリングによる介入成果

薬物治療モニタリング（therapeutic drug monitoring；TDM）は薬効を最大限に引き出し，安全性を確保する重要なツールです．TDMを行うことで，副作用を起こさずに，時間依存性や濃度依存性の抗菌薬の特徴を発揮できます．薬物治療におけるTDMの有用性には多くの報告[1]があり，TDM開始後，テイコプラニン，バンコマイシンの平均1日処方量が有意に減少し（それぞれ2.3本/症例から1.74本/症例，2.6本/症例から2.3本/症例，$p < 0.05$），AUCが8.4から6.1と低下傾向がみられたとの報告[2]，TDMの実施によりバンコマイシンの投与日数が減少した報告[3]，抗MRSA薬が使用された全患者のうち，TDM実施患者の有効率（93.0％）がTDM未実施患者（68.4％）を上回っていた報告[4]などがあります．

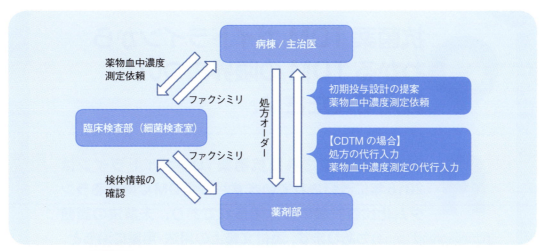

図29-1 MRSA発生状況把握と抗MRSA薬の初期投与設計の管理運用例

薬剤師による抗MRSA薬の初期投与設計におけるシステムの構築

　抗菌薬のTDM業務をいかにして運用するかが重要であり，院内指針の策定を行って，職員に周知することが必要です．特に抗MRSA薬の初期投与設計に薬剤師が参画するには，MRSAの検出状況をリアルタイムに把握するシステムが必要です．たとえば，臨床検査部（細菌検査室）から，MRSAが検出されたらファクシミリなどで連絡を受けるシステム（図29-1）があれば，担当医が抗MRSA薬を処方する前に患者情報を把握し，初期投与設計に参画することが可能です．このような対応を，病棟担当薬剤師が処方設計からTDMまですべて行うケースや，TDM解析担当薬剤師が抗MRSA薬の初期投与設計をサポートするケースもあり，施設に合った方法で運用していく必要性があります．

　最近では，共同薬物治療管理（collaborative drug therapy management；CDTM）として，薬剤師は医師との契約の範囲内で，医師の診断を前提として，プロトコールに基づく薬剤師管理が妥当と判断された患者の，薬物療法の開始や修正，中止，検査依頼，アウトカム評価などを薬剤師自らが行うといった考えに基づき[5]，初期投与設計やTDM管理を行うことが徐々に増えています．採血タイミングの変更を含めた抗菌薬TDMガイドラインの改訂版[6]が発刊されており，今後に新たな検討が求められます．

（片山歳也）

文献
1) 白石　正ほか：日本病院薬剤師会雑誌，47：1373-1383，2011．
2) 室　高広ほか：日本化学療法学会雑誌，54：511-519，2006．
3) 小笠原康雄ほか：日本環境感染学会誌，18：323-328，2003．
4) 石原慎之ほか：日本環境感染学会誌，25：15-21，2010．
5) 土橋　朗ほか：日本病院薬剤師会雑誌，47：287-292，2011．
6) 日本化学療法学会／日本TDM学会抗菌薬TDMガイドライン作成委員会 編：抗菌薬TDMガイドライン改訂版，pp.1-34，杏林舎，2016．

30

Q 抗菌薬TDMガイドラインからわかるTDMの限界について教えてください．

A 2012年に作成された抗菌薬TDMガイドラインは2016年に改訂されています[1, 2]．TDMに関するランダム化比較試験の数は限られており，未解決の課題(Unresolved issue)もあります．添付文書上の用法・用量に沿うと，TDMおよびシミュレーションに基づいた用法・用量設定が行いにくいこともあります．ガイドラインを読むことで，現在存在するエビデンスをきちんと押さえ，わかっていることとわかっていないことを知り，現実的にどのように対応していくかを知ることが重要です．

解説

　『EBM医学英語論文の書き方・発表の仕方』には研究の限界という項目があり，「問題のない研究はない」と書かれています[3]．TDMの研究には一定の問題点＝限界が存在しますが，その理解はガイドラインを臨床現場で活用するうえで有用な知識になると考えられます．さて，TDMの研究に関する現在の課題とは何でしょうか？

TDMの研究はエビデンスレベルが高くない

　表30-1に抗菌薬TDMガイドラインの推奨グレードとエビデンスレベルを示しました．このガイドラインでの多くの項目はB-ⅡまたはC1-Ⅲとなっています．同様に，バンコマイシンのトラフ値測定や一般的な目標トラフ値：10〜15μg/mLなどもガイドライン上の推奨はB-Ⅱです．TDM研究には無作為化比較試験が行いにくいという特徴があります．よって，エビデンスレベルがⅡに留まっていることは，やむを得ないといえます．

表30-1 抗菌薬TDMガイドラインでの推奨グレードとエビデンスレベル

区分／等級	定　義
推奨グレード	
A	科学的根拠があり，行うように強く勧められる
B	科学的根拠があり，行うように勧められる
C1	科学的根拠はないが，行うように勧められる
C2	科学的根拠がなく，行わないように勧められる
D	無効性や害を示す科学的根拠があり，行わないように勧められる
エビデンスレベル	
Ⅰ	一つ以上の無作為化比較試験による証拠
Ⅱ	無作為化はされていないが，よくデザインされた臨床試験；コホート（集団）またはcase-controlled（患者対照）解析研究（複数の施設での実施が望ましい）；多時系列；非対照試験から得られた画期的な結果，による証拠
Ⅲ	専門家の意見；臨床試験に基づく証拠；記述的研究；専門委員会からの報告，による証拠

Unresolved issue；現状では報告がほとんどなく明確な勧告を示せない事項

（日本化学療法学会／日本TDM学会抗菌薬TDMガイドライン作成委員会 編：抗菌薬TDMガイドライン 改訂版，p.6 表1，日本化学療法学会，2016 より転載）

"Unresolved issue"を読めば現状の課題がわかる

　抗菌薬TDMガイドラインでは，未解決問題（unresolved issue）という項目が存在します．Unresolved issueは，勧告するうえで十分な根拠となる報告がなく，結論が出せない課題のことです．これを読むことで，現在の研究の知見でどこまで推奨ができるかということと，今後の課題が何であるかがよくわかります．また，図表の中にも「本委員会が作成，今後の検証が必要」というコメントがあり，同じように今後の課題が示してあります．ここでは，バンコマイシンとテイコプラニンについて抜粋して示します．

❶バンコマイシン

1. TDMの適応
    c. 間歇的血液透析例(HD)においてもTDMを考慮するが，その臨床的有用性に関しての報告は限られる．
6. 小児
    b. 小児で15〜20 μg/mLを目標とした場合の臨床的有用性（有効性および安全性）やそれを達成するための投与設計は今後の課題である．
    e. 新生児：新生児期においてクリアランスや分布容積は在胎週数や体重による変化が大きい．そのため新生児期を通した一律な投与設計を推奨することは避け，本ガイドラインでは新生児の勧告は行わないこととした．
    g. 小児において，目標トラフ値を速やかに達成するためのローディングドーズに関しては臨床的検討が限られ，今後の課題である．

7．特殊病態

1）HD

i. 後述する理由で，有害事象や有効性の指標となる血中濃度が示されておらず，HD症例におけるルーチンのTDMの必要性に関しては再考の余地がある．

v. トラフ値は20μg/mL以下が望ましいが，腎機能が完全に荒廃した慢性透析患者において，腎機能以外の有害事象発生を予防する目標血中濃度は示されていない．またVCMは透析後投与され，次回の透析前に血中濃度が測定されることから，その間におけるVCMクリアランスは期待できず，有効性に関する指標としても今後の検証が必要である．

❷ テイコプラニン

6．小児

b．新生児に関しては本ガイドラインでは勧告を行わない方針とした．

添付文書上の用法・用量をどう扱うか

ガイドラインで難しい点は，抗菌薬の添付文書上に記載された用法・用量では，最新の知見に基づいた用法・用量設定が行いにくい場合に，どのように記載するかということです．本ガイドラインでは「TDMにおける目標血中濃度達成のために保険適応の上限を超える投

表30-2 抗菌薬TDMガイドラインと添付文書での用法・用量の比較（初期投与量）

薬品名	抗菌薬TDMガイドライン	添付文書
バンコマイシン	15～20 mg/kg 12時間ごと	1,000 mg 12時間ごと または 500 mg 6時間ごと
テイコプラニン	例（詳細はガイドライン参照） 1日目：10 mg/kg 12時間ごと 2日目：10 mg/kg 12～24時間ごと 3日目：10 mg/kg 24時間ごと	1日目： 200～400 mg 12時間ごと 2日目以降： 200～400 mg 24時間ごと
アルベカシン	5.5～6.0 mg/kg 24時間ごと	150～200 mg 24時間ごと
アミカシン	15～20 mg/kg 24時間ごと	100～200 mg 12時間ごと
ゲンタマイシン	5～7 mg/kg 24時間ごと	3～5 mg/kg 3～4回に分割投与
トブラマイシン	5～7 mg/kg 24時間ごと	120～180 mg 2～3回に分割投与
ボリコナゾール （40 kg以上）	1日目： 注射：6 mg/kg 12時間ごと，内服：300 mg 1日2回 2日目以降： 注射：3～4 mg/kg 12時間ごと，内服：150～200 mg 1日2回	

腎機能正常の成人患者を想定

与量が必要な場合には，臨床効果を優先して適応外使用の勧告も敢えて行った．また特定薬剤治療管理料（TDMの診療報酬）はひと月1回に限り算定可能であるが，初回後のフォローのためのTDMも必要に応じ推奨した」と記載されています．参考までに，**表30-2**にガイドライン上の推奨と，添付文書上の記載を比較して示しました．

　ガイドラインは，専門家の努力により常に最新の知見を反映するように書かれています．しかし，添付文書はその内容が改訂されることはめったになく，結果としてその記載内容が現在の科学的知見の観点からは古くなってしまっていることがあります．現在の知見と添付文書の記載とのギャップを示し，現代的な標準的治療がどのようなものであるかを明確に示しながら，将来的な適応拡大による添付文書の改訂を促していくこともガイドラインの重要な役割の一つです．

（望月敬浩）

文献
1) 日本化学療法学会抗菌薬TDMガイドライン作成委員会，日本TDM学会TDMガイドライン策定委員会 －抗菌薬領域－：日本化学療法学会雑誌，60：393-445，2012．
2) 日本化学療法学会／日本TDM学会抗菌薬TDMガイドライン作成委員会：抗菌薬TDMガイドライン 2016．日本化学療法学会雑誌，64：387-477，2016．
3) Browner WS原著，折笠秀樹 翻訳：EBM医学英語論文の書き方・発表の仕方，医学書院，2001．

31

難易度1

Q:「髄液移行性のよい抗菌薬ってなんだった？」と問い合わせがありました．髄液移行性がよい代表的な薬剤を教えてください．

A: 髄液移行性はペニシリン系，第3・4世代セフェム系，カルバペネム系，テトラサイクリン系，ST合剤，抗結核薬などで比較的良好です．ただし，同じ系統でも薬剤によって髄液移行性の善し悪しは異なるため確認が必要です．

解説

髄液への抗菌薬の移行性を知る必要がある状況というのは，細菌性髄膜炎（以下，髄膜炎）が疑われる場合ではないでしょうか．

細菌性髄膜炎は治療の遅れによって致死的な転帰をたどるため，一刻も早く抗菌薬を投与することが必要になります．一般的に，髄膜炎が疑われたら腰椎穿刺で髄液を採取し，抗菌薬投与前の髄液を確保した後，直ちに想定される起炎菌をすべてカバーする抗菌薬が投与されます．ただし，腰椎穿刺ができない場合には，髄液採取よりも抗菌薬投与が優先され，検査のために抗菌薬投与を遅らせることはありません（腰椎穿刺以外の髄膜炎診断の検査については，ガイドラインや他の成書を参照）．

髄液（脳脊髄液）は，脳室系とクモ膜下腔を満たす無色透明で，細胞成分をほとんど含まない無菌の液体です．ですから，採取された髄液で細胞成分の増加・微生物の存在が確認できれば，細菌性髄膜炎であることが証明されます．当然ですが，髄液採取後に投与されている想定される起炎菌をすべてカバーする抗菌薬は，起炎菌が同定できればより有効な狭域の抗菌薬の投与に変更されます[1]．

細菌性髄膜炎治療の難しさ

細菌性髄膜炎に使用する抗菌薬の条件として，髄液への移行性がよいことはもちろんですが，髄液中の抗菌薬の濃度が最小殺菌濃度（MBC）の10倍以上になることが理想とされます[2]．そのため，十分な髄液中濃度が得られるような投与量も必要となります．

つまり，「髄液移行性がよく，十分な量の投与ができる抗菌薬」が細菌性髄膜炎治療に適した抗菌薬であると考えられます．

抗菌薬の髄液移行の難しさを知るうえで理解しやすい内容として，ペニシリン耐性肺炎球菌（PRSP）の基準を紹介したいと思います．従来の基準では，ペニシリンG（PCG）のMICが≦0.063がPSSP，0.125～1がPISP，2≦がPRSPでした．しかし，2008年に改訂された基準では，髄膜炎の場合には，PCG-MICが≦0.06はPSSP，0.12≦はPRSPと定められています．このように，PCG-MICに大きな差があることをみると，抗菌薬の髄液移行性および髄膜炎治療の難しさを理解できるのではないでしょうか．

髄液移行性のよい抗菌薬

「髄液移行性のよい抗菌薬」として知られている薬剤にアンピシリン，セフォタキシム，セフトリアキソン，パニペネム・ベタミプロン，メロペネムなどがありますが（**図31-1**，

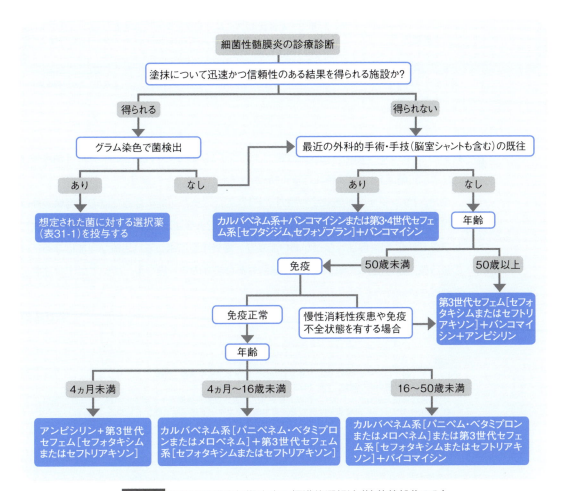

図31-1 細菌性髄膜炎初期治療の標準的選択法（抗菌薬部分のみ）

（「細菌性髄膜炎診療ガイドライン作成委員会編集：細菌性髄膜炎診療ガイドライン2014（日本神経学会，日本神経治療学会，日本神経感染症学会 監修），p.xii-xiii，2014，南江堂」より許諾を得て改変し転載）

表31-1 細菌性髄膜炎の起炎菌が想定された場合の抗菌薬の例

分類	想定される起炎菌	治療薬
グラム陽性球菌	肺炎球菌（PISPやPRSPを含む）	カルバペネム系［パニペネム・ベタミプロンまたはメロペネム］または第3世代セフェム系［セフォタキシムまたはセフトリアキソン］＋バンコマイシン
	B群レンサ球菌	第3世代セフェム系［セフォタキシムまたはセフトリアキソン］またはアンピシリン
	ブドウ球菌（MRSA含む）	バンコマイシンまたは第3・4世代セフェム［セフタジジムまたはセフォゾプラン］またはカルバペネム系，ただしMRSAが想定される状況の場合にはバンコマイシンを選択し，感受性結果が確定したら，変更
グラム陰性球菌	髄膜炎菌	第3世代セフェム系［セフォタキシムまたはセフトリアキソン］
グラム陽性桿菌	リステリア菌	アンピシリン
グラム陰性桿菌	インフルエンザ菌（BLNAR，BLPAR，BLPACRを含む）	第3世代セフェム系［セフォタキシムまたはセフトリアキソン］またはメロペネムまたは両者の併用
	緑膿菌	第3・4世代セフェム［セフタジジムまたはセフォゾプラン］またはカルバペネム系［パニペネム・ベタミプロンまたはメロペネム］
	大腸菌群	第3・4世代セフェム［セフォタキシムまたはセフトリアキソンまたはセフタジジムまたはセフォゾプラン］またはカルバペネム系

（文献3）より一部改変）

表31-1），まずは『細菌性髄膜炎診療ガイドライン』に示される抗菌薬[3]は，「髄液移行性がよい抗菌薬」として理解しておいたほうがよいと考えられます．

また，『サンフォード感染症治療ガイド』[4]で，治療が可能になるだけの脳脊髄液移行性が「ある」と示されている薬剤にアンピシリン（2g静注），セフォタキシム（1g静注），セフタジジム（1g静注）などがありますが，海外用量によって「治療が可能になるだけの脳脊髄液移行性」が得られている場合もありますので，投与量については十分注意してください．

（坂野昌志）

文献
1) 青木　眞：レジデントのための感染症診療マニュアル，医学書院，2008．
2) 坂田　宏：感染症学雑誌，79：40-45，2004．
3) 細菌性髄膜炎診療ガイドライン作成委員会 編：細菌性髄膜炎診療ガイドライン2014，南江堂，2014．
4) Gilbert DN, et al, 戸塚恭一ほか 監修：日本版サンフォード感染症治療ガイド2015 第45版，ライフサイエンス出版，2015．

Column

抗菌薬の点滴時間は
どこまで長くできる？

　時間依存性抗菌薬の効果的な投与法に，投与回数を増やすことと，点滴時間を長くすることがあるのは皆さんご存知だと思います．

　このなかで，1日の投与回数を増やすことは，1 g×2回だったものを，0.5 g×4回にすればよいのかな，とイメージしやすいと思います．

　しかし，点滴時間を長くすることはどうでしょうか？

　今まで30分で点滴していたものを1時間で点滴するように変更することは難しくないと思いますが，それ以上となると，どこまで長くすることが現実的なのか，興味があると思います．

　点滴時間を長くするには，p.244にあるように，溶解後の安定性を考慮する必要がありますが，溶解後の安定性が高いカルバペネム系抗菌薬のドリペネムで点滴時間を長くした場合の検討が，2008年のICAAC（Interscience Conference on Antimicrobial Agents and Chemotherapy）でMary Ambruzsらによって報告されています．2010年9月時点でのドリペネムの国内保険適応量の上限は，1回0.5 g，1日3回ですが，この報告では，ドリペネム1g，1日3回で，点滴時間は「4時間」で検討されています．

　1回量が0.5 gと1 gで違いがあるとはいえ，日本のドリペネムの添付文書では点滴時間が30～60分となっていることを考えると，4時間という点滴時間は，エッ？　と思う長さではないでしょうか．この報告では，併用薬の影響などがあり，ドリペネム1 g，4時間点滴，8時間ごとという投与法に対する純粋な評価は困難であったようですが，効果の低下や安全性の問題はなかったようです．

　点滴時間を長くすることで有効な投与にするためには，1回投与量を増やすことが前提になりますし，理論上は点滴時間を長くすることが有効といっても，「4時間点滴」もしくは「それ以上」の長い点滴時間が標準的な方法になるかはわかりません．しかし，さまざまな方法が検討されて，薬剤ごとに最もよい方法が示されるようになれば素晴らしいことだと思います．

32

難易度2

Q 皮膚・軟部組織感染症で移行性のよい抗菌薬は何がありますか？

A 皮膚・軟部組織に移行性が良好な抗菌薬は，ベンジルペニシリン，タゾバクタム・ピペラシリン，ST合剤，クリンダマイシン，ミノサイクリン，リネゾリド，ダプトマイシンといった薬剤があげられますが，対象微生物と疾患を考慮して抗菌薬を選択すべきです．

解説

　皮膚・軟部組織感染症とは皮膚，皮下組織，筋膜に起こる感染症で，起因菌は皮膚常在菌が多く，一般外科領域では外来治療対象となることが多いですが，皮下組織に発症した感染症は急速に周囲に拡大することがあり注意を要します．起因菌の多くは黄色ブドウ球菌と表皮ブドウ球菌であり，膿瘍を形成した場合は嫌気性菌の関与を考慮します．また，グラム陰性桿菌との混合感染もあります．

　疾患としては皮膚付属器に関連した毛嚢性・汗腺性皮膚感染症，慢性膿皮症，伝染性膿痂疹，膿瘍，丹毒，蜂窩織炎，急性リンパ節・リンパ管炎，感染性粉瘤，爪周囲炎，壊疽，乳腺炎，肛門周囲炎，創感染，破傷風，ガス壊疽などが含まれます[1,2]．

　皮膚・軟部組織感染（創感染）の主なエンピリックセラピー例を**表32-1**[2,3]に示しました．目標微生物に対して，抗菌薬を選択しますが，起因菌としてはブドウ球菌や表皮ブドウ球菌が多く，MRSA，グラム陰性菌や嫌気性菌を想定することも必要です．

　皮膚・軟部組織への抗菌薬移行性のみを考えると，ベンジルペニシリン，タゾバクタム・ピペラシリン，ST合剤，クリンダマイシン，ミノサイクリン，リネゾリド，ダプトマイシンといった薬剤があげられますが，対象微生物と疾患を考慮して抗菌薬を選択すべきです．したがって，どのような感染症を疑って，皮膚・軟部組織への移行性がよい抗菌薬を選択するのかということについて回答すべきと考えられます．たとえば，ベンジルペニシリンはβ-ラクタマーゼ産生菌では使用を避けてタゾバクタム・ピペラシリンを使用します．ミノサイクリンは非定型肺炎や人獣共通感染症以外では第1選択薬にはなりません．リネゾリドはMRSA皮膚・軟部組織感染症に使用可能ですが，長期投与による血小板減少症に注意しなければならないですし，バンコマイシン耐性腸球菌（VRE）に使

表32-1 皮膚・軟部組織感染症におけるエンピリックセラピー

感染症／所見		目標微生物	抗菌薬選択
グラム陽性球菌		MRSA	バンコマイシン，リネゾリド，ダプトマイシン
グラム陰性桿菌		緑膿菌	タゾバクタム・ピペラシリン，スルバクタム・セフォペラゾン，カルバペネム系薬，ニューキノロン系薬
膿瘍形成		ブドウ球菌，バクテロイデスなどの嫌気性菌	スルバクタム・アンピシリン，タゾバクタム・ピペラシリン，第3・4世代セフェム系薬，ニューキノロン系薬
特殊感染症	破傷風	破傷風菌（*Clostridium tetani*：グラム陽性桿菌）	ペニシリンG（創処置前に抗破傷風ヒト免疫グロブリンを投与）
	ガス壊疽	クロストリジウム性ガス壊疽→ウエルシュ菌（*Crostridium perfringens*：グラム陽性桿菌）	ペニシリンG＋クリンダマイシン
		非クロストリジウム性ガス壊疽→レンサ球菌，大腸菌など	タゾバクタム・ピペラシリン（またはカルバペネム系薬，ニューキノロン系薬）＋バンコマイシン
	壊死性筋膜炎	ブドウ球菌，レンサ球菌，大腸菌，緑膿菌，エンテロバクター属，肺炎桿菌，プロテウス属，ペプトストレプトコッカス属，バクテロイデス属，クロストリジウムなどの嫌気性菌	
		レンサ球菌属（A群レンサ球菌：劇症型A群レンサ球菌感染症）	ペニシリンG（またはカルバペネム系薬，ニューキノロン系薬）＋クリンダマイシン

（文献2，3）より引用改変）

用できる数少ない抗菌薬であるため慎重に使用すべきです[4]．またダプトマイシンも同様ですが，びらん・皮膚潰瘍の二次感染防止には第1選択薬として推奨されています[5]．

　創感染における皮膚・軟部組織感染症で抗菌薬が効果不十分な場合，その原因に壊死組織が存在して抗菌薬の移行性が悪いことがあります．追加検査（細菌培養，画像検査）を行い，**表32-1**に準じたエンピリックセラピーを開始し，起因菌が判明したらde-escalationするといった治療法が推奨されます[6]．

　創感染や熱傷以外の皮膚・軟部組織感染症は，重症でなければ外来診療で治療されます．起因菌が不明なことも多く，ブドウ球菌による表在性感染症には経口ペニシリン系抗菌薬，第2世代セフェム系抗菌薬などが投与されます．また，ブドウ球菌による深在性感染症が疑われる場合は，経口第3世代セフェム系抗菌薬やニューキノロン抗菌薬が投与されます．いずれの場合も，膿瘍や膿胞は切開および穿刺排膿が必要です[1,5]．

（片山歳也）

文献
1) 青木　眞：レジデントのための感染症診療マニュアル 第3版，pp.789-850，医学書院，2015．
2) Gilbert DN, et al：日本版サンフォード感染症治療ガイド2014 第44版，pp.82-99，ライフサイエンス出版，2014．
3) JAID/JSC感染症治療ガイド・ガイドライン作成委員会 編：JAID/JSC感染症治療ガイド2014，pp.183-202，ライフサインス出版，2014．
4) 日本化学療法学会・抗菌化学療法認定医認定制度審議委員会 編：抗菌薬適正使用生涯教育テキスト，pp.155-165，日本化学療法学会，2008．
5) MRSA感染症の治療ガイドライン作成委員会 編：MRSA感染症の治療ガイドライン 改訂版，pp.41-53，杏林舎，2014．
6) 三鴨廣繁ほか：究極のエンピリック治療ハンドブック，pp.68-71，ユニオンエース，2009．

33

Q バンコマイシンの髄液移行性はあまりよくないと聞きますが，MRSA髄膜炎にバンコマイシンを投与して治療効果はあるのですか？

A バンコマイシンは，炎症がない場合の髄液移行性は不良ですが，炎症がある場合にはある程度，移行することがわかっています．投与量としては腎機能に応じて1回10～15 mg/kg，1日2～4回をTDMに基づいた投与が必要になります[1]．

解説

Q31で，①髄膜炎は治療の遅れが致死的な転帰をたどるため，一刻も早く抗菌薬を投与する必要がある，②髄液移行性がよい抗菌薬を十分量使用しなければならないと解説しましたが，さらにMRSAが起炎菌ということになれば，限られた種類の抗菌薬しか使用できないため，治療が難渋することは容易に理解できます．

現在，抗MRSA薬には，バンコマイシン，テイコプラニン，アルベカシン，リネゾリド，ダプトマイシンがありますが，『JAID/JSC感染症治療ガイド2014』[2]には，成人細菌性髄膜炎の原因菌がMRSAであった場合の第1選択薬がバンコマイシン，第2選択薬はリネゾリドと記載されています．また，状況に応じてテイコプラニンを考慮してもよいのですが，現実的にはテイコプラニンを使用するケースというのは限定的であると考えられます．また，髄液移行性の面からダプトマイシンを使用することはできません[1]．

バンコマイシンの移行性と投与法

バンコマイシンは炎症がない場合には髄液移行性が非常に悪いものの，炎症がある場合（髄膜炎のとき）には，髄液中のバンコマイシン濃度÷血液中のバンコマイシン濃度の割合として，15%程度は髄液中に移行すると考えられています[3]．しかし，この程度の移行性では，通常のMRSA治療に用いる投与法・投与量では十分な髄液中濃度が得られません．そのため，十分な髄液中濃度を得るための方法として，成人で「10～15 mg/kg，1日2～4回をTDMに基づいた投与」[1]が必要になります．

このように，1回投与量の増加とともに投与間隔を短くしてトラフ値を上げることで，決して髄液移行性がよくないバンコマイシンもMRSA髄膜炎に有効な薬剤として使用できるのです．

バンコマイシン以外の選択肢

　また，リネゾリドはバンコマイシンよりも髄液移行性がよく，髄液にもある程度移行するために，MRSAを含むグラム陽性球菌が起炎菌の髄膜炎には使用が推奨される場合もあります[5]．

　このほか，抗MRSA薬で唯一のアミノグリコシド系抗菌薬であるアルベカシンは，髄液移行性が乏しく，髄膜炎には使用できません．

　なお，早期に適切な抗菌薬投与を行わなければならない髄膜炎では，保険上の問題を考えている場合ではないかもしれませんが，細菌性髄膜炎に対して保険適応をもっているのはバンコマイシンだけであることを覚えておいてください．

（坂野昌志）

文献
1) MRSA感染症の治療ガイドライン作成委員会 編：MRSA感染症の治療ガイドライン 改訂版，杏林舎，2014.
2) JAID/JSC感染症治療ガイド・ガイドライン作成委員会 編：JAID/JSC感染症治療ガイド2014，ライフサイエンス出版，2014.
3) Gilbert DN, et al，戸塚恭一ほか 監修：日本版サンフォード感染症治療ガイド2015 第45版，ライフサイエンス出版，2015.

34 MRSA腸炎に静注用バンコマイシンを投与することがありますか？

A MRSA腸炎という疾患の存在自体に，いまだに議論があります．このため，「腸炎に静注用バンコマイシンを投与することがありますか？」という質問に対しては，**静注用バンコマイシンは腸管に移行しないため**（＝内服用のバンコマイシン散は，基本的には吸収されない），**腸炎に静注用バンコマイシンを投与しても意味はありません．**

解説

冒頭にも記載しましたが，MRSA腸炎という疾患の存在はいまだ不明確で[1]，多くはクロストリジウム・ディフィシル関連下痢症をみているのではないかと考えられます．一方で，「MRSA腸炎は存在しない」という明確な証拠もありません[2]．このため，「腸炎に静注用バンコマイシンを投与することがありますか？」と質問を置き換えたうえで解説します．

バンコマイシンの吸収率と腸管移行性

この質問の回答はシンプルで，静注用バンコマイシンは腸管に移行しないため，腸炎に静注用バンコマイシンを投与しても意味はありません．塩酸バンコマイシン散のインタビューフォームでは，バンコマイシンの血中濃度は検出限界以下であることが記載されています[3]．

ただし，腸炎のような腸管内に病変がある場合には吸収されることも知られていますが[3]，腸炎に静注用バンコマイシンを投与することを支持するものではありません．また，バンコマイシン散を内服した場合の腸管におけるバンコマイシン濃度は，1,000〜5,000 μg/mLと高濃度（有効血中濃度を10 μg/mLとすると，100〜500倍）になっていることから[4]，バンコマイシンを静注しても，腸管でのバンコマイシンの濃度を1,000〜5,000 μg/mLに維持できるとは考えられません．

バンコマイシンはその吸収率または腸管移行性から，明確に経口用と静注用を使い分けなければならない薬剤です．

（望月敬浩）

文献
1) Iwata K , et al: BMC Infect Dis, 14: 247, 2014.
2) 青木　眞：レジデントのための感染症診療マニュアル 第3版，p.732，医学書院，2015.
3) 塩酸バンコマイシン散0.5gインタビューフォーム（第16版），2015年7月改訂.
4) Edlund C, et al: Clin Infect Dis, 25: 729-732, 1997.

35

Q 抗菌薬に関連するかもしれないと考えられる下痢を，どう考えて，どう対応すべきですか？

A 過去2ヵ月以内の抗菌薬使用歴がある，または入院3日後の下痢の場合，クロストリジウム・ディフィシル関連下痢症を疑い，便中毒素の検査を行います．むやみに下痢止め（止痢薬）を投与せず，可能であれば抗菌薬の投与を中止します．

解説

　抗菌薬関連下痢症（antibiotic-associated diarrhea；AAD）は抗菌薬投与後に併発する下痢症であり，抗菌薬や抗がん薬投与により，正常腸内細菌叢の破綻による菌交代が主な原因となります．このAADはさまざまな薬剤による急性下痢症の約20％を占め，そして約10％がクロストリジウム・ディフィシル関連下痢症（Clostridium difficile associated diarrhea；CDAD）であると報告されています．CDADの原因になりやすい抗菌薬となりにくい抗菌薬を表35-1にまとめます．

　C. difficileは芽胞を形成する偏性嫌気性グラム陽性桿菌で，この芽胞を形成すると簡単には死なず，病院環境表面に数ヵ月生息します．そして医療機関で汎用されているアルコール手指消毒薬に対して耐性であり，手袋の着用と流水による手洗いが特に重要になります．CDADは接触感染で伝播するため，集団発生を防止するための接触感染防止対策は重要です[1]．

CDADの診断と治療

　CDADの診断には，過去2ヵ月以内の抗菌薬使用歴，入院3日後の下痢（24時間のうち3回以上の非固形便が2日以上続く），CDトキシンAまたはBが便中に検出される，結腸に偽膜形成（内視鏡）が必要ですが，いずれの検査も感度，特異度および迅速性は高くないことに注意が必要です．したがって，検査が陰性でも下痢が続くようであれば，臨床判断により治療が開始される場合もあります[2, 3]．

　CDADの治療では，まず可能であれば投与中の抗菌薬を中止するのみで10～20％

表35-1 CDADの原因になりやすい抗菌薬となりにくい抗菌薬

原因になりやすい	原因になりにくい
・セファロスポリン系（特に第2・第3世代） ・ペニシリン系（アンピシリン，アモキシシリン） ・リンコシン系（クリンダマイシン） ・マクロライド系（エリスロマイシン） ・テトラサイクリン系 ・ニューキノロン系 ・ST合剤	・メトロニダゾール ・アムホテリシンB ・アミノグリコシド系 ・サルファ剤 ・リファンピシン ・フルオロウラシル ・メトトレキサート ・ドキソルビシン ・シクロホスアミド

（文献1，2）p.725表X-14より引用改変）

の例は改善がみられます．止痢薬投与により症状が悪化することがあるため，通常は投与しません．治療薬としては経口バンコマイシン塩酸塩散（バンコマイシン散：1回 0.125〜0.5 g 1日4回）とメトロニダゾールの経口薬（フラジール®錠 250 mg：1回1錠1日4回）があります．軽症の場合は0.125 g 1日4回10日間が推奨されています[4]．重症の場合は0.5 g 1日4回を投与します．また，メトロニダゾール経口薬はバンコマイシン散と同等の効果を示し，薬価が安い利点があるうえ[5]，2012年8月にCDによる感染性腸炎に適応が追加されています．

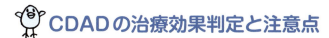CDADの治療効果判定と注意点

治療終了後の効果判定にCDトキシン検査を行うことがありますが，菌（*C. difficile*）は死んでも芽胞は残存し，検査は陽性となることがあります．しかしこれは，治療失敗を意味せず，臨床症状の改善により治療効果判定を行います．また，AAD発症患者において，広域スペクトル抗菌薬を使用している患者ではAADが発症しやすい傾向があるため[6]，注意してモニタリングを行う必要があります．

（片山歳也）

文献
1) Thielman NM, et al: Principles and Practices of Infectious Diseases 7th ed. p.1378, Churchill Livingstone, 2009.
2) 青木　眞：レジデントのための感染症診療マニュアル 第3版，pp.724-732，医学書院，2015.
3) 土井朝子ほか：抗菌薬について内心疑問に思っていることQ&A，pp.189-192，大曲貴夫 編，羊土社，2009.
4) Fekety R, et al: Am J Med, 86: 15-19, 1989.
5) 村木優一ほか：日本病院薬剤師会雑誌，44：1523-1526，2008.
6) 小泉祐一ほか：日本環境感染学会誌，23：175-180，2008.

36

Q 抗菌薬に共通して起こりやすい副作用，投与中止を考慮しなければならない副作用には何がありますか？

A

抗菌薬による副作用で投与中止すべきものは，アナフィラキシーショックと薬疹です．特に皮膚粘膜眼症候群（Stevens-Johnson症候群）や中毒性皮膚壊死症候群（TEN型，Lyell型）が疑われる場合は，即刻の抗菌薬投与中止および皮膚科医と眼科医の診断が必要です．また，抗菌薬関連下痢症やCD（Clostridium difficile）関連下痢症の場合も抗菌薬中止が必要になります．

解説

抗菌薬の副作用には多くのものが認められており，その特徴を**表36-1**[1〜3]に示します．抗菌薬の副作用は発現様式から，濃度（投与量）に依存しない副作用と依存する副作用に分類されます．濃度に依存しない副作用は免疫学的機序により発症する，いわゆる過敏反応と腎障害を含んでいます．一方，濃度に依存する副作用はいわゆる蓄積性による中毒性機序であり，腎障害，聴器障害，中枢性けいれん，出血傾向などを含みます[1, 2]．

抗菌薬投与における濃度に依存しない副作用では過敏反応が一番多く，原因薬剤はβ-ラクタム系薬に多く，アナフィラキシーショック，薬剤熱，じん麻疹，薬疹が含まれます．アナフィラキシーショックには，投与30分以内の早期反応と数時間後の遅発反応があります．また，これらによる死因の多くは咽頭浮腫による窒息や循環不全による心停止であるため，初期症状として口内異常感，声がかすれる，胸部不快感，呼吸困難，血圧低下，脈拍低下などに注意し，原因抗菌薬の即刻の中止が必要になります．

抗菌薬アレルギーの鑑別診断

薬剤熱は鑑別診断が重要ですが，通常，抗菌薬投与後1週間くらいで発熱し，投与中止後，数日で解熱することが多いです．薬剤熱はすべての薬で起こりますが，抗菌薬が

表36-1 各種抗菌薬の副作用の特徴

薬剤	特に注意が必要な重篤な副作用	肝機能障害	腎機能障害	血液障害	神経系障害	胃腸障害
抗菌薬						
ペニシリン系	ショック,過敏症,下痢,軟便	+	+	+	−	++
セフェム系	ショック,過敏症,下痢,軟便,ジスルフィラム様作用(メチルテトラゾール側鎖あり)	+	++	++	+	+
カルバペネム系	ショック,過敏症,下痢,軟便,中枢神経症状	++	++	+	++	+
モノバクタム系	ショック	+	++	+	+	+
ホスホマイシン	ショック	−	−	+	−	+
グリコペプチド系	レッドマン症候群(バンコマイシン),血小板減少症(リネゾリド)	+	+++	++	+	+
アミノグリコシド系	第8脳神経障害,重篤な腎障害	+	+++	+	++	+
リンコマイシン系	偽膜性大腸炎	++	−	+	−	++
テトラサイクリン系	ショック,めまい	++	−	+	++	−
キノロン系	光線過敏症	+	+	+	+	+
サルファ剤系	ショック,血液・肝機能・腎機能障害	+++	+	+++	+	+
チアンフェニコール系	骨髄抑制	+	−	+++	+++	+
イソニアジド	重篤な肝障害(主に肝細胞障害型)	++	−	+	++	+
エタンブトール	視力障害	+	+	+	+	+
リファンピシン	重篤な肝障害(主に胆汁うっ滞型)	++	+	+	+	+
ピラジナミド	重篤な肝障害	++	+	+	+	+
抗真菌薬						
アゾール系	ショック,血液・腎機能・肝機能障害	++	++	++	++	+
キャンディン系	肝機能障害	++	+	+	+	+
アムホテリシンB	ショック,腎機能障害,低K血症	+++	+++	++	+	+

(文献1〜3)より引用改変)

最も多いことを忘れてはなりません.疑わしい場合は投与を中止しますが,継続投与がどうしても必要な場合には,ステロイド剤を併用することもあります.

じん麻疹は皮膚の一過性の限局性浮腫で,激しい痒みを伴う境界明瞭な赤い膨疹で始まり徐々に拡大し,多くは数時間以内に消失します.

薬疹は多形紅斑型,湿疹・皮膚炎型,固定薬疹型など,あらゆる皮膚疾患の臨床像を呈し,薬疹の約1/3は抗菌薬が原因で,ペニシリン系とセフェム系が多いと報告されています.多形滲出性紅斑の重症型で発熱,関節痛とともに全身性紅斑を生じ,角結膜炎,口唇・口腔・鼻・陰部粘膜のびらんを生じる皮膚粘膜眼症候群(Stevens-Johnson症候群),そして高熱と熱傷類似の紅斑,水疱,びらんを生じる中毒性皮膚壊死症候群(TEN型,Lyell型)は生命危機に関わるため,早急に皮膚科医と眼科医の診断が必要です.治

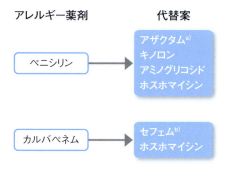

a) アザクタムはセフタジジムと交差反応あり
b) カルバペネムはペニシリンと交差反応あり

図36-1 抗菌薬アレルギーにおける処方変更例

療としては，被疑薬の中止が原則で，ステロイド剤の大量投与による厳重な全身管理が必要となる場合があります[1〜3]．

抗菌薬アレルギーへの対応

　抗菌薬濃度依存による副作用では，症状や重篤度に応じて減量，または中止を考慮しますが，副作用症状の進行具合が判断つかない場合には，被疑薬の中止，またはほかの抗菌薬に変更することが必要です（**図36-1**）[4]．

　近年，PK/PDに基づいた投与設計により，従来の用法・用量に比べ，抗菌薬の投与量が増大する可能性があるため，副作用モニタリングが重要です[2]．

抗菌薬関連下痢症やCD関連下痢症

　CD（*Clostridium difficile*）は入院患者に最も多くみられる下痢症の原因であり，抗菌薬使用に伴う下痢の約20〜30%，腸炎の約50〜75%，さらに偽膜性腸炎の約90%はCDによるものです．治療としては，可能であれば抗菌薬を中止することで軽快を得ることがありますが，抗菌薬が中止できない場合は，メトロニダゾールやバンコマイシンの内服を併用します[5]．

（片山歳也）

文献
1) Medical Proctice編集委員会 編：実践 抗生物質・抗菌薬療法ガイド，pp.72-80，文光堂，2005.
2) 日本化学療法学会・抗菌化学療法認定医認定制度審議委員会 編：抗菌薬適正使用生涯教育テキスト，pp.30-40，日本化学療法学会，2008.
3) Gilbert, DN, et al：日本版サンフォード感染症治療ガイド2014 第44版，pp.160-165，ライフサイエンス出版，2014.
4) 土井朝子ほか：抗菌薬について内心疑問に思っていることQ&A，pp.193-197，羊土社，2009.
5) 青木 眞：レジデントのための感染症診療マニュアル 第3版，pp.724-731，医学書院，2015.

Column

抗菌薬関連脳症とは？

　入院患者でせん妄（意識障害，不安，興奮，幻覚，錯覚等）を起こすケースには脳梗塞後の症例が多く含まれると思います．この原因の一つに抗菌薬関連脳症（antibiotic-associated encephalopathy；AAE）があげられており，54種類の抗菌薬が脳症の原因となります．頻度の多い抗菌薬の種類は順に，ペニシリン（72報告），セファロスポリン（69報告），抗真菌（65報告），キノロン（63報告），マクロライド（54報告），メトロニダゾール（29報告），スルホンアミド（19報告）です．腎機能低下例がAAE全体の25％の症例で認められ，特にセファロスポリン関連脳症で72％と高率に認められたと報告されています[1]．

　AAEの症状では精神症状，けいれん，ミオクローヌス，小脳性運動失調の順に多く，特にメトロニダゾール関連脳症では，約半数に小脳性運動失調があり，全例でMRI画像異常が認められています．AAEは通常，治療開始5日以内に生じますが，例外はイソニアジドとメトロニダゾールで，これらは約3週間で生じます．抗菌薬関連脳症の分類を下記の**表**に示します．せん妄の原因が抗菌薬である可能性を考慮する場合，感染症の状況を鑑みて抗菌薬中止が必要なケースがあるかと思います．

表　抗菌薬関連脳症の分類

分類	特徴	原因抗菌薬	メカニズム
Type1	抗菌薬開始数日以内にけいれん・ミオクローヌス・異常脳波で発症し，異常画像所見を認めず，中止数日以内に改善する	ペニシリン系，セファロスポリン系	GABA受容体を介して抑制系伝達を傷害し，興奮性細胞毒性をきたす
Type2	抗菌薬開始数日以内に精神症状（幻覚妄想や興奮，せん妄）で発症，けいれんや異常脳波はまれで，異常画像所見を認めず，中止数日以内に改善する	ST合剤，フルオロキノロン，マクロライド，プロカインペニシリン	ドパミン系ニューロンの過剰刺激
Type3	メトロニダゾール関連脳症で抗菌薬開始数週に小脳性小脳失調で発症，けいれんや異常脳波はまれだが，異常画像所見を認め，13日程度で改善する	メトロニダゾール	不明

（文献1）より引用）

1) Bhattacharyya S, et al: Neurology, 86: 963-971, 2016.

37 ペンタミジン吸入前のβ₂刺激薬前投与には，どんな意味があるのですか？

ペンタミジンは添付文書上，「吸入投与」が認められていますが，吸入中に気管支けいれんが起こる可能性があるため，β₂刺激薬を予防的に投与することがあります．

解説

ペンタミジン注用300 mgはカリニ肺炎（現在では，ニューモシスチス肺炎と呼ばれます）に適応をもつ薬剤です．ニューモシスチス肺炎の予防・治療では，第1選択薬としてST合剤が用いられるため，ペンタミジンは第2選択薬であり，使用機会はあまり多くありません．実際に使用される症例も，ST合剤にアレルギー歴がある患者の予防投与に限られることが多いと思われます．添付文書上，「静脈内注射」「筋肉内注射」「吸入」の3つの投与経路が認められていますが，予防投与では，月1回程度の吸入投与が行われます．

ペンタミジン吸入と気管支けいれん

吸入投与時の使用法として，以下の方法が添付文書上記載されています[1]．

用法・用量

[吸入投与]

通常，ペンタミジンイセチオン酸塩として300～600 mgを日局注射用水（1バイアルにつき3～5 mL）に溶解し，吸入装置を用いて1日1回30分かけて投与する．吸入装置は5 μm以下のエアロゾル粒子を生成する能力を有する超音波ネブライザー又はコンプレッサー式ネブライザーなどを使用すること．なお，吸入装置により霧化能力，薬液槽容量が異なるので，使用する機種に応じて薬液を日局注射用水で適切な量に希釈して用いること．

また，重要な基本的注意には次のように記載され，気管支けいれんに注意しなければ

なりません[1].

> **重要な基本的注意**
> (7) 吸入中に気管支痙攣が起こることがある．このような場合には，β-刺激性気管支拡張剤の投与が有効である．気管支収縮は喫煙者や気管支喘息の患者で起こりやすく，β-刺激性気管支拡張剤の前投与により気管支痙攣が予防できるとの海外での報告がある．

$β_2$ 刺激薬前投与による気管支けいれんの予防

　ペンタミジン吸入における気管支けいれんの発生頻度は24〜50%と報告されており，比較的高頻度に認められます．このため，気管支けいれんの予防として，$β_2$ 刺激薬の有用性が報告されています[2〜5]．これらの報告はいずれも1990年代であり，HIV陽性患者におけるニューモシスチス肺炎予防を目的に使用されていますが，いずれも $β_2$ 刺激薬であるサルブタモール，オキシプレナリンの有効性が示されています．現在，静岡県立静岡がんセンターでは，より $β_2$ 受容体選択性が高いとされ，1回ごとの使い捨て製剤が存在するプロカテロールを気管支けいれんの予防として用いています．

（望月敬浩）

文献
1) ベナンバックス®注用300 mg添付文書（第17版），2014年4月改訂．
2) McSharry RJ, et al: Am J Med Sci, 306: 20-22, 1993.
3) Quieffin J, et al: Chest, 100: 624-627, 1991.
4) Katzman M, et al: Chest, 101: 79-81, 1992.
5) Harrison KS, et al: Chest, 106: 421-426, 1994.

38

Q ペニシリンアレルギーの患者に術前の予防投与でセファゾリンを使用できますか？

A 安全性を期すのであれば，クリンダマイシンまたはバンコマイシンへの変更を提案することが望ましいと考えられます．ただし，患者のアレルギー歴を十分に確認したうえで，セファゾリンを慎重に使用することも考慮できる場合があります．

解説

周術期の予防抗菌薬として，セファゾリンが多く使用されています（p.222 Q71参照）．安全性は高いとされていますが，アレルギーには十分な注意が必要となります．

アレルギー発現時の対応

本問のような場合，どう対応すればよいでしょうか？ そのためには，①一般的なアレルギー発現時の対応，②アレルギー歴がある場合の代替薬の2点を考える必要があります．

まず，アナフィラキシーを含め，アレルギー発現時には適切な対応が求められますが，その対応として，**表38-1**のアルゴリズム[1,2]が提唱されています．

いずれも被疑薬の中止が基本的な対応であり，そのうえで必要に応じた再投与がオプションとして選択可能となっています．しかし，ここでいう再投与は，あくまで「治療を前提」として，何らかの事情で「ほかの抗菌薬が選択できず」，被疑薬の継続がやむを得ないと判断される場合にとどめるべきです．つまり，今回の事例のような「予防投与」では，脱感作や漸増試験投与は，選択肢として考慮しにくいかと思われます．

次に，ペニシリン系抗菌薬でのアレルギー歴の解釈も悩むところですが，患者へのアレルギー歴の確認は重要です．残念ながら明確な情報が引き出せない場合も存在しますが，薬品名・症状・発現日など，可能な限り詳細な情報を得る努力をしてください．その一方で，交差アレルギーの情報も参考になり，ペニシリン系抗菌薬とセフェム系抗菌薬の交差アレルギー率は10%前後とされています[3]．添付文書においても注意喚起がなされており，一方の系統の薬剤にアレルギー歴のある場合は慎重投与とされています．

表38-1 アレルギーへの対応

即時型反応	問題の薬剤を中止，必要に応じて脱感作を考慮
遅延型反応（軽症）	問題の薬剤を中止，必要に応じて漸増試験投与を考慮
遅延型反応（重症）	問題の薬剤を中止

病歴・身体所見によりアレルギーと判定した場合，以上の対応が推奨されている　　　　（文献1）より引用改変）

表38-2 ペニシリンアレルギー歴のある患者にセファロスポリンを使用する場合のオプション

オプション1	セファロスポリンでの皮膚テストを考慮（炎症を起こさない濃度で） 陽性：代替薬の使用またはセファロスポリンの脱感作 陰性：漸増試験投与でのセファロスポリンの使用
オプション2	セファロスポリンの使用 　ただし，ペニシリンアレルギーがアナフィラキシーでなく，最近発現したものでない場合に限る
オプション3	ペニシリンでの皮膚テスト 陽性：代替薬の使用または漸増試験投与でのセファロスポリンの使用またはセファロスポリンの脱感作 陰性：セファロスポリンの使用

表38-2にペニシリンアレルギー歴のある患者にセファロスポリンを使用する場合の対応[4]についてまとめましたが，重篤なアレルギーでない場合などでは，セファロスポリン（今回の事例ではセファゾリン）の使用を個々の症例で検討することが可能と考えられます．

代替薬の選択基準

「セファゾリンを使用しない」と判断した場合の代替薬としては，クリンダマイシンまたはバンコマイシンの2つの選択肢が考えられます．これらの使い分けとしては，下記を参考にしてください．

- クリンダマイシン：MRSAを考慮しなくていい場合
- バンコマイシン：MRSAを考慮する場合（MRSAの分離頻度が高い施設である，MRSAを保菌しているなど）

今回のような事例では，明確な答えは存在しないため，個々の症例で最善と思われる答えを決めなければいけません．そのためには，医師・薬剤師ともにアレルギー歴をチェックする意識が重要であり，アレルギー歴が問題になった場合の代替薬など，院内の指針を明確にしておくことも重要です．

（望月敬浩）

文献
1) 青木　眞：レジデントのための感染症診療マニュアル　第3版，pp.68-75，医学書院，2015．
2) Gruchalla RS, et al: N Engl J Med, 354: 601-609, 2006.
3) Joint Task Force on Practice Parameters, Ann Allergy Asthma Immunol, 105: 259-273, 2010.
4) Pichichero ME, et al: Ann Allergy Asthma Immunol, 112: 404-412, 2014.

39 ピボキシル基含有の抗菌薬服用でカルニチン欠乏になるのはどうしてですか？

セフジトレンピボキシル，セフカペンピボキシル，セフテラムピボキシル，テビペネムピボキシルなどの抗菌薬では，腸管からの吸収をよくするためにピボキシル基を含有しています．ピボキシル基は体内でピバリン酸になり，カルニチンと結合してピバロイルカルニチンとして尿中に排泄されるため，血清中の遊離カルニチン濃度が低下します．その結果，低血糖を呈することがあります．

解説

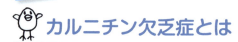 カルニチン欠乏症とは

カルニチンは遊離カルニチンと，脂肪酸と結合したアシルカルニチンに分類されます．カルニチン欠乏症とは，遊離カルニチンの血中濃度が低下した（20 μmol/L 以下）状態のことをいいます[1]．

カルニチンは体内のエネルギー産生代謝において重要であり，成人では必要量の75%は食事から摂取され，主にリジンとメチオニンから合成されて筋肉に貯蔵されています．一方，乳児ではカルニチン合成能が成人の約1/5程度であること，成人に比べて筋肉量がまだ少ないためカルニチンの貯蔵量も少ないことから，カルニチン欠乏をきたしやすくなります．

カルニチン欠乏症の報告例

医薬品医療機器総合機構（PMDA）には，ピボキシル基含有の抗菌薬（表39-1）によるカルニチン欠乏症で低血糖症状やけいれんを呈した症例が報告されています[2]．ピボキシル基は腸管からの吸収をよくするために含有されており，体内でピバリン酸になったのち，カルニチンと結合してピバロイルカルニチンとして尿中に排泄されるため，血清中の遊離カルニチン濃度が低下します[3]．したがって，ピボキシル基含有の抗菌薬を乳児に長

表39-1 ピボキシル基含有の抗菌薬一覧

成分名	略号	商品名
セフジトレン ピボキシル	CDTR-PI	メイアクト®, セフジトレンピボキシル（各社）
セフカペン ピボキシル	CFPN-PI	フロモックス®, セフカペンピボキシル（各社）
セフテラム ピボキシル	CFTM-PI	トミロン®, テラミロン®, セラテラムピボキシル（各社）
テビペネム ピボキシル	TBPM-PI	オラペネム®

期間投与した場合，低カルニチン血症に伴う低血糖，けいれんが生じ，急性脳症をきたすことがあります[4,5]．これらの抗菌薬の投与期間は14日間以上のみならず，14日間以内での低カルニチン血症をきたした症例も報告[2]されていることにも注意が必要です．

たとえば，体重10 kgの乳児のカルニチン保有量を4.2 mmol/kgとした場合，体重10 kgの乳児のカルニチン保有量は約10 mmolと推定されます．ピボキシル基含有の抗菌薬の標準投与量から計算したピバリン酸の摂取モル数は体重10 kg当たり0.18〜0.21 mmol/日となるため，ピバリン酸がすべてカルニチン抱合を受け，排泄されたと仮定すると，約25日間で体内のカルニチン保有量の約50％である5 mmolを失うことになります[6]．この推定からも，乳児にピボキシル基含有の抗菌薬を1ヵ月以上長期に投与することは，医原性の低カルニチン血症をきたす危険性があることが理解できます．

ほかの医原性低カルニチン血症では，抗てんかん薬のバルプロ酸ナトリウム投与によるカルニチン欠乏症に由来する高アンモニア血症があります．このメカニズムとしては，バルプロ酸ナトリウムは体内の遊離カルニチンと結合してバルボニルカルニチンとなり尿中へ排泄されます．このためカルニチンの枯渇による脂肪酸β酸化障害が生じ，高アンモニア血症が惹起されます．

また，乳児用特殊医療用調製粉乳，経腸栄養剤によるカルニチン欠乏症も報告されています．日本で使用されている大部分の経腸栄養剤にカルニチンは含有されていないため，経腸栄養剤を単独で長期に栄養摂取させる乳幼児の場合は，カルニチン欠乏症が必発します[1]．

目安として遊離カルニチンの血中濃度が20 μmol/L以下に低下した場合は，カルニチンの補充を行うことが推奨されます．

（片山歳也）

文献
1) 高柳正樹：小児科, 53：1271-1279, 2012.
2) 医薬品医療機器総合機構PMDAからの医薬品適正使用のお願い：No.8 2012年4月．Available at:〈http://www.pmda.go.jp/files/000143929.pdf〉
3) Holme E, et al: Lancet, 2: 469-473, 1989.
4) 日本小児科学会薬事委員会 編：日本小児科学会雑誌, 116：804-806, 2012.
5) 西山将広ほか：日本小児科学会雑誌, 118：812-818, 2014.
6) Nakajima Y, et al: Tohoku J Exp Med, 221: 309-313, 2010.

40

難易度1

Q リネゾリドによる血小板減少症について教えてください．

A リネゾリドの使用によって好中球減少症，血小板減少症などの可逆的で時間依存的な骨髄抑制を引き起こすことがあります[1]．特に血小板減少症は高い頻度で発生し[2]，リネゾリドの長期使用により血小板減少症の発生頻度が高まることが知られています[2]．

解説

2001年4月に抗VRE（vancomycin-resistant *Enterococcus*）治療薬として，2006年4月に抗MRSA薬として承認されたオキサゾリジノン系の新規合成抗菌薬であるリネゾリドは，グラム陽性球菌による肺炎や皮膚軟部組織感染症，菌血症に対して有効性が示されています．

リネゾリドは経口での生物学的利用率がほぼ100%であり，組織移行性も良好で，腎機能障害者であっても用量調節を必要としないという優れた特徴があること[3]や数少ない抗VRE薬であることなどから，耐性菌発現防止の観点からも適正使用が強く望まれている薬剤です．

リネゾリドでの血小板減少

ザイボックス®のインタビューフォームによると，重大な副作用として「可逆的な貧血（4.8%），白血球減少症（1.9%），汎血球減少症（0.8%），血小板減少症（11.9%）等の骨髄抑制，回復しうる貧血，白血球減少症，汎血球減少症，血小板減少症等の骨髄抑制があらわれることがあるので，血液検査を定期的に実施するなど観察を十分に行い，異常が認められた場合には，投与を中止するなど適切な処置を行うこと．なお，本剤の臨床試験において，14日を超えて本剤を投与した場合に血小板減少症の発現頻度が高くなる傾向が認められている」という記載があります．このように14日という投与期間が血小板減少の一つの目安になります．

しかし，14日を超えなければ血小板減少の副作用が起きないわけではなく，14日以

表40-1 リネゾリド製剤の先発品・後発品での適応の違い

適応菌種と適応症		ザイボックス® 注射液 600 mg ザイボックス® 錠 600 mg	リネゾリド点滴静注液 600 mg「明治」 リネゾリド錠 600 mg「明治」
VRE	適応菌種 ・本剤に感性のVRE	●	●
	適応症 ・各種感染症	●	●
MRSA	適応菌種 ・本剤に感性のMRSA	●	―
	適応症 ・敗血症，深在性皮膚感染症，慢性膿皮症，外傷・熱傷および手術創などの二次感染，肺炎	●	―

内に起きる例も少なくない[4]ため注意が必要です．

リネゾリド投与期間の注意事項

リネゾリドの投与期間は，患者の状態を考慮しながら短期間にとどめることが重要ですが，必要であればある程度の期間，投与を継続することになります．投与期間の目安として，添付文書を見ると「原則として本剤の投与は28日を超えないことが望ましい」という投与期間に関する一文が記載されています[5,6]．28日を超えた場合には視神経障害が現れることから注意喚起をするための記載ですが，14日以上で血小板減少，28日以上で視神経障害という形ではなく，リネゾリドを投与している以上，これらの副作用には十分注意すべきであるという認識をもって治療にあたる必要があります．

リネゾリドの先発品・後発品

比較的新しい抗菌薬という認識があるリネゾリドですが，2016年3月現在，先発品のザイボックス®だけではなく後発品も上市されています．

現在，DPC病院が増えており後発品係数の向上が薬剤部の命題となっている病院も多いと思いますが，先発品と後発品では適応症が異なっている点（**表40-1**）について正しく理解し，リネゾリドが使用できないと治療の選択肢が狭まる場合があることも考えておく必要があります．

（坂野昌志）

文献
1) Wu VC, et al: Clin Infect Dis, 42: 66-72, 2006.
2) Takahashi Y, et al: J Infect Chemother, 17: 382-387, 2011.
3) MRSA感染症の治療ガイドライン作成委員会 編：MRSA感染症の治療ガイドライン 改訂版，杏林舎，2014.
4) 小野麻里子ほか：日本化学療法学会雑誌，59：163-171，2011.
5) リネゾリド点滴静注液600 mg「明治」添付文書（第1版），2015年2月作成.
6) リネゾリド錠600 mg「明治」添付文書（第1版），2015年8月作成.

41

Q バルプロ酸Naとカルバペネム系抗菌薬の併用は禁忌ですが，バルプロ酸Na服用中のてんかん患者がカルバペネム系抗菌薬を使用したい感染症に罹ったら，どうするのですか？

A バルプロ酸Naを服用しててんかんをコントロールしている場合には，併用禁忌である以上，カルバペネム系抗菌薬を使うことはできません．カルバペネム系抗菌薬のような広域抗菌薬を使用しなければならない状況であれば，代わりに使用する抗菌薬としてはタゾバクタム・ピペラシリンが最も適していると考えられます．

解説

　カルバペネム系抗菌薬は，MRSAや*E.faecium*，*Stenotorophomonas multophilia*などには効果が乏しいものの，グラム陽性菌，グラム陰性菌から嫌気性菌に至るまで，現在市販されている抗菌薬のなかで最も広い抗菌スペクトルをもっています．また，ほとんどのβ-ラクタマーゼに安定であり，有効菌種に対して短時間で強い殺菌作用を示すので，特に重症感染症で原因菌がわからない時点での初期選択薬として活用されています．

　重症感染症に対する初期選択薬として，カルバペネム系抗菌薬のような広域スペクトルをもつ抗菌薬を選択することの重要性は，初期治療で予測される原因菌をカバーできていた場合と，できていなかった場合では，死亡率に差があること[1, 2]からも広く知られ，近年，広域抗菌薬で治療を開始し，原因菌が特定された時点で最も有効な狭域抗菌薬に変更する，de-escalation治療が行われるようになっています．

バルプロ酸Naとカルバペネムは絶対に併用できないか

このように，原因菌不明の重症感染症に活用されるカルバペネム系抗菌薬ですが，使用できない状況として特記されるのが，バルプロ酸Naを服用している場合です．

バルプロ酸Naとカルバペネム系抗菌薬の併用を行うと，バルプロ酸Naの血中濃度が急速に大きく低下し，てんかん発作が誘発されることがあるため[3]，添付文書には併用禁忌として明記されています．詳細は抗てんかん薬に関する成書[4]に譲りますが，バルプロ酸Naは全般発作に分類される全般てんかんの第1選択薬として使用され，バルプロ酸Naで症状がコントロールできていれば，基本的にほかの抗てんかん薬に途中で変更されることはありません．また，バルプロ酸Naの投与量は，症状をみながら長い時間をかけて調整されている場合も珍しくありませんし，一時的に服用を中断した場合には，改めて投与量を調整するために時間がかかる場合もある，非常に使い方の難しい薬です．そのため，「併用禁忌であることはわかっているけど，様子をみながら使ってみる」や「バルプロ酸Naを一時的に中断してカルバペネム系抗菌薬を使う」という選択肢はありません．

カルバペネム以外の選択肢

では，カルバペネム系抗菌薬を使用したい重症感染症ではどうすればよいでしょうか？同等の抗菌スペクトルや抗菌力をもっている抗菌薬としてあげられるのが，タゾバクタム・ピペラシリンです．カルバペネム系抗菌薬とタゾバクタム・ピペラシリンを比較した場合，抗菌スペクトルが完全に同じというわけではありませんが，ともに重症感染症の原因菌として頻度の高い部分をしっかりとカバーしており，有用性に関しても優劣をつけられるものではありません．ただし，ペニシリン系抗菌薬はβ-ラクタム系抗菌薬のなかで最もアナフィラキシー反応の危険性が高いため，タゾバクタム・ピペラシリンを投与する場合には，アナフィラキシー反応には注意する必要があります．

抗菌薬のなかで本問のような禁忌事例は多くありませんが，クリンダマイシンとエリスロマイシンや，リファブチンとボリコナゾールなど，いくつかの禁忌事例がありますので，採用抗菌薬については禁忌薬を十分に注意しておく必要があります．

（坂野昌志）

文献
1) Rello J, et al: Am J Respir Crit Care Med, 156: 196-200, 1997.
2) Luna CM, et al: Chest, 111: 676-685, 1997.
3) Nagai K, et al: J Antimicrob Chemother, 39: 295-296, 1997.
4) 高橋幸利ほか：病気と薬パーフェクトBOOK 2010，pp.907-926，南山堂，2010.

42

Q: ニューキノロン系抗菌薬と一緒に酸化MgやNSAIDsが処方されています．相互作用が起きませんか？

A: ニューキノロンを服用後，金属カチオン含有製剤の服用まで，2時間以上ずらすことで相互作用は回避可能です．また，使用頻度が高いNSAIDs（ロキソプロフェン，エトドラク，ジクロフェナク）とレスピラトリーキノロン（レボフロキサシン，ガレノキサシン，モキシフロキサシン）の併用によるけいれん誘発のリスクは少ないと考えられています．

解説

ニューキノロンと金属カチオンの相互作用

ニューキノロンは消化管で金属カチオン〔アルミニウム（Al），マグネシウム（Mg），鉄，カルシウムなど〕と接触することで，難溶性のキレートを生成して，ニューキノロンの消化管からの吸収が減弱するため，できるかぎり消化管での両剤の接触を避けることがポイントです．特にAl含有製剤（水酸化Mg/Al：マーロックス®など）との併用で大きな影響があります[1]．レボフロキサシンの場合，水酸化Al製剤併用時のバイオアベイラビリティは45％減少しますが，酸化Mg製剤では22％減少すると報告されています[2]．しかし，注射用ニューキノロン薬は金属カチオン製剤と消化管での接触はないため，上記の相互作用はほとんど考慮しなくてよいでしょう．また，消化管のpHが上昇すると，ニューキノロンの溶解性が低下する可能性があるため，注射用H_2受容体拮抗薬では注意が必要ですが，H_2受容体拮抗薬の経口薬併用では，ニューキノロンのバイオアベイラビリティに影響は与えないとされています[3]．したがって，ニューキノロンを金属カチオン製剤と併用する場合，特にAl含有製剤との同時服用は避けるべきであると考えられます．ほかには，リン吸着剤である炭酸ランタンとセベラマー塩酸塩は，シプロフロキサシンとの併用も避けることに注意が必要です．

表42-1 キノロン系抗菌薬単独投与およびNSAIDsとの併用によるけいれん誘発作用（ED_{50}, nmol）

薬　剤		NFLX	ENX	CPFX	LFLX	LVFX
ニューキノロン系抗菌薬単独		12.9	36.1	17.0	30.8	75.2
サリチル酸	アスピリン	9.8	24.7	29.0	22.9	83.1
アリール酢酸	ビフェニル酢酸	0.49	2.4	5.0	5.5	62.7
	インドメタシン	4.2	8.6	18.2	19.0	79.4
	ジクロフェナク	12.9	27.6	25.2	43.8	74.3
	エトドラク	11.8	37.0	18.9	30.8	60.0
プロピオン酸	フルルビプロフェン	0.19	1.2	6.9	11.3	74.9
	ケトプロフェン	3.2	4.7	6.7	8.3	75.0
	イブプロフェン	18.4	24.7	24.2	43.8	81.4
	ロキソプロフェン	6.2	32.4	23.3	25.2	97.3

NFLX：ノルフロキサシン　ENX：エノキサシン　CPFX：シプロフロキサシン　LFLX：ロメフロキサシン　LVFX：レボフロキサシン

（文献3）より引用改変）

ニューキノロンとNSAIDs併用によるけいれん

　ニューキノロンとNSAIDsを併用すると，中枢神経系の抑制性神経伝達物質のγ-アミノ酪酸（GABA）受容体への結合をニューキノロンが阻害してけいれんが発現すると考えられています．この作用はニューキノロンの濃度依存的であるとされ，作用の強さは，ガチフロキサシン＞レボフロキサシン＞モキシフロキサシン＝スパルフロキサシン＞トスフロキサシンと報告されています[4]．ニューキノロンとNSAIDsの併用によるけいれん誘発についての結果は**表42-1**に示したように，薬剤により差があります．すなわち，いわゆるオールドタイプのキノロンでは，けいれん誘発作用のリスクが高いことが認められましたが，近年に発売されているレスピラトリーキノロンではそのリスクは小さいことが示されています．また最近の報告では[5]，ニューキノロンとNSAIDsの併用によるGABA受容体への阻害の強さが示されており，プルリフロキサシン＞シプロフロキサシン＞ガチフロキサシン＞トスフロキサシン・ロメフロキサシン＞レボフロキサシン＞スパルフロキサシン＞パズフロキサシンと示されています．

　使用頻度の高い併用例では，レボフロキサシンとロキソプロフェンの併用は，けいれん誘発の危険性は低いと考えられています．たとえば，ニューキノロン（クラビット®錠500 mg）と酸化Mg（マグミット®錠250 mg），およびNSAIDs（ロキソニン®錠60 mg）が併用された場合，クラビット®錠500 mgは朝食後に服用し，マグミット®錠250 mgは朝食後2時間ずらして服用，そしてロキソニン®錠60 mg服用時は，患者に過度に不安感を与えることなく服薬指導することが望ましいと考えられます．

（片山歳也）

文献
1) 伊藤由紀ほか：医薬ジャーナル，37：3598-3603, 2001.
2) 川上純一ほか：病院薬学，18：1-21, 1992.
3) Shiba K, et al: Antimicrob Agents Chemother, 36: 2270-2274, 1992.
4) Hori S, et al: J Infect Chemother, 9: 314-320, 2003.
5) Kim J, et al: Drug Metab Pharmacokinet, 24: 167-174, 2009.

43

Q: 経口ニューキノロン系抗菌薬を不整脈患者に使用したいのですが，どのニューキノロンが安全ですか？

A: スパルフロキサシンとモキシフロキサシンの添付文書では，QT延長のある患者，クラスIa，クラスIIIの抗不整脈薬の併用は禁忌とされています．したがって，感染症の適応症にもよりますが，ガレノキサシン，シタフロキサシンおよび高用量レボフロキサシンがよいと考えられます．

解説

　ニューキノロン系抗菌薬は，広い抗菌スペクトルと強い抗菌力を有しています．近年発売されたレスピラトリーキノロンと呼ばれるニューキノロンは，従来のニューキノロンは弱いとされていた肺炎球菌を中心に，グラム陽性球菌に対する抗菌力が改善され，経口抗菌薬として汎用されています．しかし，注意すべき副作用として，けいれん，低血糖およびQT延長があります[1]．

　本問のように，洞不全症候群や房室ブロックなどの徐脈性不整脈の場合にニューキノロンを併用することは，ニューキノロン単剤においてもQT延長を引き起こし，さらにトルサード・ド・ポアント (torsades de pointes；TdP) と呼ばれる心室頻拍となり，心停止を引き起こすため大変危険です．また，スパルフロキサシンとモキシフロキサシンの添付文書では，QT延長のある患者，クラスIa（ジソピラミド，ピルメノールなど），クラスIII（ソタロール，ニフェカラント，アミオダロン）の抗不整脈薬の併用は禁忌とされています．さらに，アミオダロンとエリスロマイシン注射薬は併用禁忌となっています[2]．

　ニューキノロンによるQT延長の発現メカニズムは，心室筋のKチャネルの阻害作用によると考えられています．このKチャネルが阻害されると，心室筋の再分極の遅延が起こり，活動電位持続時間 (action potential duration；APD) が延長することでQT延長が出現すると考えられています[3, 4]．

ニューキノロン薬剤間におけるAPDの差異

QT発現はニューキノロン薬剤間で差異が報告されています（図43-1）．レスピラトリー

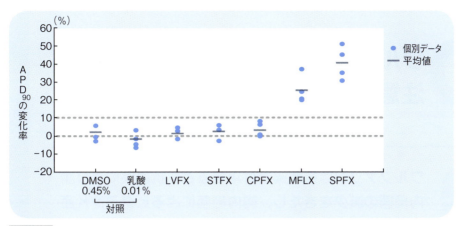

図43-1 各種ニューキノロンがAPD（心筋活動電位持続時間）に及ぼす影響（モルモット）
対象：モルモット右心室自由壁筋（$n=4〜6$）
方法：モルモットから摘出した右心室自由壁筋に各薬剤（濃度100μM）を作用させ、作用前と作用後30分における
　　　APD（活動電位持続時間）の変化率を算出した
DMSO：ジメチルスルホキシド　LVFX：レボフロキサシン　STFX：シタフロキサシン
CPFX：シプロフロキサシン　MFLX：モキシフロキサシン　SPFX：スパルフロキサシン

（文献5）より引用改変）

キノロンではスパルフロキサシン、モキシフロキサシン、ガチフロキサシンは10%以上のAPD延長がみられ、トスフロキサシン、シプロフロキサシン、シタフロキサシン、レボフロキサシンのAPDはいずれも10%以下でした[5]。そして、モキシフロキサシンは血中濃度とQT延長の弱い相関が認められています。しかし、モキシフロキサシンは海外においては結核の適応が認められており[6]、国内でも抗結核薬の2nd-line drugとして使用することがあります（適応外）。また、ガレノキサシンは血中濃度とQT延長の相関関係はないとされ、より安全なレスピラトリーキノロンとして評価されています[7]。

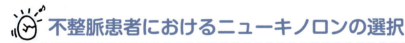 不整脈患者におけるニューキノロンの選択

経口ニューキノロン系抗菌薬を不整脈患者に使用する場合、QT延長を助長するような併用は避けなければなりません。特に徐脈性不整脈の場合は、適応症と治療成績を考慮して、市中肺炎であればガレノキサシン、トスフロキサシン、高用量レボフロキサシン、また尿路感染症であればレボフロキサシン、シタフロキサシン、シプロフロキサシンがよいと考えられます。

（片山歳也）

文献
1) 堀　誠治：化学療法の領域、23：133-140、2007.
2) アンカロン®注150インタビューフォーム（第6版）、2015年9月改訂.
3) Kurokawa J, et al: Nippon Yakurigaku Zasshi, 126: 273-279, 2005.
4) Simkó J, et al: Infection, 36: 194-206, 2008.
5) Hagiwara T, et al: Jpn J Pharmacol, 87: 231-234, 2001.
6) Démolis JL, et al: Clin Pharmacol Ther, 68: 658-666, 2000.
7) 村川祐二：臨床と微生物、35：437-441、2008.

44

Q ワルファリンと抗菌薬の併用で注意すべきことを教えてください．

A
ワルファリンは抗菌薬と併用すると，抗菌薬により腸内細菌の減少をきたし，腸内細菌によるビタミンK産生低下が主な機序でワルファリンの作用が増強されます．併用抗菌薬では，アゾール系抗真菌薬，セフェム系，ペニシリン系ST合剤，キノロン系，マクロライド系などや感染症自体が出血リスクを上昇させたりします．高齢者でも注意が必要になります．

解説

　ワルファリンは抗菌薬と併用すると，抗菌薬により腸内細菌の減少をきたし，腸内細菌によるビタミンK産生低下が主な機序でワルファリンの作用が増強されます[1]．

　ワルファリンと抗菌薬の併用における出血リスクについて**表44-1**に示します．ワルファリン服用と各種抗菌薬併用における出血リスク上昇に注意が必要です．特にラセミ体で活性の強いS-ワルファリンは，ほぼCYP2C9で代謝されます．そして，アゾール系抗真菌薬はCYP2C9を阻害するためワルファリンの血中濃度が上昇し，出血リスクが高まるというメカニズムを覚えておくとよいでしょう．セフェム系やペニシリン系も出血リスクが上昇します[2]．

　一般的にはリスク比とは疫学における指標の一つで，相対危険度（relative risk；RR）として利用されます．相対危険度（相対リスク）は，曝露群の非曝露群における疾病の頻度の比であり，主に閉じたコホート研究で累積率比（cumulative rate ratio）が用いられます．症例対照研究ではリスク比（risk ratio；RR）が計算できないため，オッズ比（odds ratio；OR）で代用します．コックス比例ハザードモデルを用いた生存分析によりハザード比（hazard ratio；HR）が計算されます．

　感染症がワルファリン服用時のPT-INR値に与える影響の後ろ向きコホート研究の検討[3]では，抗菌薬併用群，上気道感染群（抗菌薬非投与），対照群の3群比較において，PT-INR 5.0以上となったのは，抗菌薬併用群で3.2％，上気道感染群で2.6％，対照群で1.2％でした．感染症がワルファリンのPT-INR値に影響する可能性が示唆されています．

表44-1 ワルファリンと抗菌薬の相互作用

ワルファリンと抗菌薬併用15日以内の 出血リスク（症例対照研究）[2]		ワルファリンと抗菌薬併用30日以内の重篤な 出血リスクの危険率（後ろ向きコホート研究）[4]	
アゾール系抗真菌薬	OR 4.57 (95% CI：1.90-11.03)	ST合剤	HR 2.09 (95% CI：1.45-3.02)
マクロライド系	OR 1.86 (95% CI：1.08-3.21)	シプロフロキサシン	HR 1.87 (95% CI：1.42-2.50)
キノロン系	OR 1.69 (95% CI：1.09-2.62)	レボフロキサシン	HR 1.77 (95% CI：1.22-2.50)
ペニシリン系	OR 1.92 (95% CI：1.21-2.07)	アジスロマイシン	HR 1.64 (95% CI：1.16-2.33)
セフェム系	OR 2.45 (95% CI：1.52-3.95)	クラリスロマイシン	HR 2.40 (95% CI：1.16-4.94)

OR：Odds Ratio，HR：Hazard Ratio，CI：Confidence Interval

　一方，ワルファリン服用中の抗菌薬併用30日以内の重篤な出血イベント（一次診断または二次診断）のリスクは，ST合剤＞クラリスロマイシン＞シプロフロキサシン＞レボフロキサシン＞アジスロマイシンの順に高かったと報告されていますが（**表44-1**），抗菌薬併用後，3〜14日以内にPT-INR（プロトロンビン時間）を測定すると，重篤な出血リスクが約39%減少したことも報告され[4]，ワルファリンの至適用量のモニタリングにより重篤な出血リスク回避が可能と思われます．

　65歳以上の38,762例のワルファリン服用者を対象に，出血のために入院をした患者である症例対照研究では[5]，抗菌薬を投与されて15日以内の出血リスクは抗菌薬全体で約2倍のリスク上昇が報告されています．ワルファリンと抗菌薬の併用では，特に高齢者で腸内細菌が減少して，ビタミンK産生低下によるワルファリンの作用増強に基づく出血リスク増加が懸念されますので，ワルファリン服用時には定期的なPT-INRモニタリングは必要であり，高齢者かつ抗菌薬併用であれば，その必要性はさらに増します．

（片山歳也）

文献
1) ワルファリンカリウム製剤インタビューフォーム（第19版），2015年8月改訂．
2) Baillargeon J, et al：Am J Med, 125：183-189, 2012.
3) Clark NP, et al：JAMA Intern Med, 174：409-416, 2014.
4) Lane MA, et al：Am J Med, 127：657-663, 2014.
5) Baillargeon J, et al：Am J Med, 125：183-189, 2012.

45

Q: ジフルカン®静注液を点眼に使うことがあるのに，プロジフ®静注液を使えないのはなぜですか？

A: ジフルカン®静注液は点眼した場合にも抗真菌作用が期待できますが，フルコナゾールのプロドラッグであるプロジフ®静注液は，点眼しても抗真菌作用を発揮できないため，点眼薬としては使用できません．

解説

ジフルカン®静注液（フルコナゾール）は，カンジダ属，クリプトコックス属に対する適応をもっています．しかし，カンジダ属のなかで最も感染症の頻度が高い*Candida albicans*には有効ですが*C. krusei*では自然耐性が多く，*C. glabrata*では効果を得るのに大量投与が必要など感受性が低くなっており，*C. albicans*以外のカンジダ属には注意が必要です．そのためほかの抗真菌薬と比較すると，フルコナゾールは*C. albicans*およびクリプトコックス感染症の治療薬として捉えることができます．

フルコナゾールは組織移行性に優れており，髄液中では血清中濃度の80％程度，組織中では血清中濃度の50％程度と高く，眼組織への移行も良好なことから，真菌性眼内炎や角膜真菌症の治療に注射・経口で投与され，良好な治療成績を収めています[1,2]．

フルコナゾールの点眼投与

さらに，フルコナゾール静注液は注射薬でありながら点眼という形で眼局所へも投与され，角膜真菌症などに良好な治療成績を収めていることから[3]，「点眼薬としての使用法」も眼科領域ではまれな例ではありません．また，最近ではコンタクトレンズ装用者などで問題になっているアカントアメーバによる角膜炎にも，フルコナゾール点眼投与の有効性が報告されています[4]．

このような適応外使用では，有効性の確認とともに動態や副作用などにも注意しなければなりませんが，速やかに眼組織に移行すること，および前眼部に明らかな障害を及ぼさず安全に使用できることも報告されています[5]．

表45-1 抗真菌薬の点眼調製例

抗真菌薬 商品名（一般名）	調製法	注意点
ジフルカン®静注液 （フルコナゾール）	原液のまま使用	冷蔵庫保存であれば30日は保存可能
フロリード®F点滴静注用 （ミコナゾール）	生食あるいは5％ブドウ糖で0.05～0.1％に倍希釈	長期間保存ができないので基本的には用時調製
ファンギゾン®注射用 （アムホテリシンB）	5％ブドウ糖で0.05～0.2％に調製	1週間ごとに調製を行う
ファンガード®点滴用 （ミカファンギンNa）	生食で0.05％に調製	情報なし
ブイフェンド®静注用 （ボリコナゾール）	1％に調製	情報なし

（文献6）より引用改変）

フルコナゾールとホスフルコナゾールの違い

　一方，プロジフ®静注液（ホスフルコナゾール）はフルコナゾールのプロドラッグで，注射薬として投与された後に体内で主としてアルカリホスファターゼによって加水分解されてフルコナゾールになり抗真菌効果を発揮します．フルコナゾールになった後の有効性や対象菌種，注意事項はフルコナゾール静注液と同じですが，投与前段階ではフルコナゾール静注液と大きな差があり，特に製剤の水分量で比べると，ホスフルコナゾールはフルコナゾール静注液の1/40で，さらにホスフルコナゾールは希釈せずに使用できるため，水分制限がある患者はもちろんのこと，ほかの患者においても投与時の負担軽減という面で大きなメリットがあります．また，ホスフルコナゾールは添付文書上において投与初日，2日目の投与量を増やすローディングドーズ法が示されており，素早く血中濃度をあげることができるため投与法の面でもフルコナゾール静注液より優れています．このように，通常の静注投与で比較した場合には，ホスフルコナゾールがフルコナゾールに劣る部分はありません．

　しかし，点眼投与ということになると話は違います．眼内ではホスフルコナゾールを加水分解するアルカリホスファターゼの作用がなく，ホスフルコナゾールを点眼投与してもフルコナゾールになることできないために真菌に対する有効性が得られません．

　現在，ピマリシン点眼液5％「センジュ」が真菌に対する唯一の点眼薬として上市されていますが，角結膜障害などの副作用も多く，第1選択薬として使用しづらいため，抗真菌薬の注射薬が自家調製されて使用されています[6]（**表45-1**）．

（坂野昌志）

文献
1) Holgado S, et al: Ophthalmic Surg, 24: 132, 1993.
2) 中川　尚ほか：日本眼科学会誌，97：544-550，1993.
3) 畑中俊幸ほか：化学療法の領域，18：111-115，2002.
4) 渡邊瑠海ほか：群馬県臨床衛生検査技師会誌，46：8-10，2007.
5) 内山佳代：金沢大学十全医学会雑誌，110：339-347，2001.
6) 林　仁：あたらしい眼科，17（臨増）：44-45，2000.

46 骨髄炎・感染性心内膜炎・真菌性眼内炎の治療期間が長い理由を教えてください．

骨髄炎病巣部では，細菌がバイオフィルムを形成することがあり，治療期間延長の理由となります．感染性心内膜炎における疣腫内＝菌の塊（vegetation）や骨髄炎の病巣部は血行が悪く，抗菌薬が到達しにくいため，抗菌薬は高用量かつ長期投与が必要となります．真菌性眼内炎では失明を避けなければなりません．抗真菌薬の3週間～3ヵ月間全身投与が原則であり，全身的な真菌血症と眼内病変の両方が沈静化するまで投与します．

解説

骨髄炎と治療期間

　骨髄炎は病原微生物による血行性，あるいは局所の障害により生じた骨皮質から骨髄まで及ぶ感染症です．糖尿病足病変や外科手術に伴うこともあります．治癒には長期の抗菌薬投与が必要であり，起因菌同定をできる限り行います．起因菌は黄色ブドウ球菌，コアグラーゼ陰性ブドウ球菌，レンサ球菌，グラム陰性桿菌，嫌気性菌が多く，血流感染の場合は単一起因菌が多いですが，近傍の感染巣からの二次的に生じた骨髄炎の場合は複数の起因菌の関与が多いです[1]．

　治療薬としてはセファゾリンが汎用され，必要時にバンコマイシンやダプトマイシンを使用します．クリンダマイシンは骨移行がよく，吸収率が良好な内服を長期に単剤または併用で投与されます．治療期間は一般的には6～8週間とされ（最低でも4週間），開放創部の膿の培養結果が3回継続して陰性で，CRPが1～2 mg/dL前後であれば，投与を中止して経過観察することが推奨されており，抗MRSA薬が2～5ヵ月間投与されることがあります．さらに，点滴静注終了後には，ホスホマイシン，リファンピシン，ST合剤，ミノサイクリン，レボフロキサシンなどの経口抗菌薬を2～3ヵ月間継続する場合もありますが，抗MRSA薬との併用も汎用されています[2,3]．

表46-1 感染性心内膜炎の投与レジメン例

菌	抗菌薬	投与量	投与期間（週）			
			自己弁		機械弁	
			レンサ球菌	腸球菌	レンサ球菌	腸球菌
レンサ球菌（*Streptococcus viridans*, *S. bovis*），腸球菌	ペニシリンG ±	2,400万単位（1,800～3,000万単位）	2～4	—	4～6	—
	ゲンタマイシン	60 mg or 1 mg/kg×2～3/日	2～4	—	4～6	—
	アンピシリン ±	8～12 g/日	4	6	4	6～8
	ゲンタマイシン	60 mg or 1 mg/kg×2～3/日	2～4	4～6	4～6	4～6
	セフトリアキソン ±	2 g/日	4	—	4	—
	ゲンタマイシン	60 mg or 1 mg/kg×2～3/日	2～4	—	4～6	—
	バンコマイシン ±	15～20 mg/kg×2/日 or 25～30 mg/kg（ローディングドーズ）→TDMで調整（維持量）	—	4～6	—	4～6
	ゲンタマイシン	60 mg or 1 mg/kg×2～3/日	—	4～6	—	4～6
ブドウ球菌属	セファゾリン ±	6～8 g/日	4～6		6～	
	ゲンタマイシン	60 mg or 1 mg/kg×2～3/日	2		2	
MRSA	バンコマイシン ±	15～20 mg/kg×2/日 or 25～30 mg/kg（ローディングドーズ）→TDMで調整（維持量）	4～6		6～	
	ゲンタマイシン	60 mg or 1 mg/kg×2～3/日	2		2	

（文献4，6）より引用改変）

感染性心内膜炎と治療期間

　感染性心内膜炎（infective endocarditis；IE）の抗菌薬治療において，血行の乏しい疣腫内＝菌の塊（vegetation）の多量の原因微生物を死滅させるには，抗菌薬の多量かつ長期投与が必須となります．抗菌薬による副作用がない限り，ガイドラインの治療期間[4]を遵守することが必要です．IEでは心臓の弁に疣腫が付着すると，心臓は血流が豊富なため疣腫が大きくなり，心エコーで弁周囲に浮遊しているようにみえます．また，確定診断に用いる経食道エコーでは，さらに明確に確認できます．この疣腫が可動性の場合，感染性動脈瘤や脳出血をきたすこともあります．

　IEは市中感染か院内感染かにより起因菌が異なります．レンサ球菌や腸球菌の場合は，経過は緩やかなことが多いですが，ブドウ球菌の場合は急激に病態が変化しやすいので，より早期の診断と適切な抗菌薬治療，もしくは手術が必要です[5]．IEでは生体弁と機械弁で投与期間が異なり，機械弁のほうが生体弁よりも長期投与が必要です（**表46-1**）[4,6]．

真菌性眼内炎と治療期間

　真菌性眼内炎は内因性（血行性感染）と外因性（外傷や手術後）に分類されます．悪性腫瘍，免疫不全，血液疾患，移植後の免疫抑制といった免疫不全状態の患者で，真菌血

表46-2 全身投与された各種抗真菌薬のヒト眼内移行

抗真菌薬	投与量	血中濃度 (μg/mL)	前房内濃度 (μg/mL)	硝子体内濃度 (μg/mL)
AMPH-B	0.6 mg/kg	0.6〜1.5	0.1〜0.24	0.1〜0.23
5FC	1.5 g	10〜35	—	22.2
FLCZ	200 mg×2	41.08	34.96	30.25
ITCZ	100 mg	0.492	ND	0.02
VRCZ	400 mg×2	2.13	1.13	0.81
MCFG	150〜300 mg	21.02	0.08	0.10
CPFG	50 mg	3.3〜4.7	0.28	ND

ND：not detectable （文献8）より引用）

症に続発して発症することが多いです[7]．特に，中心静脈高カロリー輸液（IVH）施行が誘因となりやすいです．初期症状は飛蚊症，霧視，視力低下などの視覚障害であり，多くは両眼性です．真菌性眼内炎では起因菌がカンジダ属であることが多く，眼内移行性が良好なフルコナゾール（ジフルカン®，プロジフ®）が汎用されます（**表46-2**）．

注射用フルコナゾール製剤で治療を開始して（ジフルカン®：400 mg/日点滴，プロジフ®：初期2日間800 mg/日 → 維持量400 mg/日静注），網脈絡膜滲出斑が改善してきた段階で内服（ジフルカン®カプセル：100 mg/日）に移行して，$β$-D-グルカンが正常化し，網脈絡膜滲出斑が消失，または瘢痕化するまで投与を継続します．硝子体混濁があり抗真菌薬の全身投与で効果が認められず，また，硝子体出術が全身状態悪化のため不可能な場合，抗真菌薬の硝子体注入を行います[8]．しかし，ホスフルコナゾール（プロジフ®）は生体内のアルカリホスファターゼで加水分解されてフルコナゾール（ジフルカン®）に変換されるため，硝子体注入には使用しません[9]．したがって，長期間の抗真菌薬投与（場合によっては6ヵ月以上）が行われます．

（片山歳也）

文献
1) 青木　眞：レジデントのための感染症診療マニュアル 第3版，pp.851-873，医学書院，2015．
2) Gilbert DN, et al：日本版サンフォード感染症治療ガイド2014 第44版，pp.12-14，ライフサイエンス出版，2014．
3) JAID/JSC感染症治療ガイド・ガイドライン作成委員会 編：JAID/JSC感染症治療ガイド2014，pp.21-27，ライフサイエンス出版，2014．
4) 日本循環器学会 編：感染性心内膜炎の予防と治療に関するガイドライン 2008年改訂版．Available at: 〈http://www.j-circ.or.jp/guideline/pdf/JCS2008_miyatak_h.pdf〉
5) 光武耕太郎：循環器内科，63：323-327，2008．
6) 日本化学療法学会/日本TDM学会 編：抗菌薬TDMガイドライン改訂版，pp.35-58，杏林舎，2016．
7) 宮崎賢一：臨床眼科，57：242-246，2003．
8) 深在性真菌症のガイドライン作成委員会 編：深在性真菌症の診断・治療ガイドライン2014，pp.198-210，協和企画，2014．
9) 喜多美穂里：眼科プラクティス，23：168-170，2008．

Column

市中獲得型MRSAと院内感染型MRSA

MRSAは院内感染型hospital-associated methicillin-resistant *S.aureus*（HA-MRSA）と市中感染型community-associated methicillin-resistant *S.aureus*（CA-MRSA）に区別されます．両者の特徴を**表**に示します[1]．

一般的に，CA-MRSAは，入院歴のある患者や透析患者，カテーテル挿入患者や抗菌薬使用患者などの院内感染のリスクがない人から分離されることが多いです．その主な感染症としては，皮膚・軟部組織感染症であり予後は良好ですが，肺炎を起こすと致死率が高くなります[2]．

米国では白血球溶解毒素（Panton-Valentine leukocidin；PVL）産生するUSA300という流行株が存在します[3]．国内のCA-MRSAのPVL産生株は約3～5%であり，米国に比べると低いですが増加傾向[4]にあるため，注意が必要です．

表 HA-MRSAとCA-MRSAの比較

	HA-MRSA	CA-MRSA
薬剤感受性	多剤耐性	比較的多くの抗菌薬に感性
主なSCC*mec*の遺伝子型	主にtype II	主にtype IV
主なクローン	New York/Japan	USA300（米国が中心）
毒素	種々の毒素	PVL*が特徴的（日本ではまれ）
流行の場所	院内	学校，幼稚園，家庭
感染（保菌）者の年齢	主に高齢者	主に若年者，小児
感染部位	各種臓器	主に皮膚，軟部組織
治療経過	難治性	反応良好（ただし肺炎は重症化）

＊PVL：白血球溶解毒素（Panton-Valentine leukocidin）
（MRSA感染症の治療ガイドライン作成委員会 編：MRSA感染症の治療ガイドライン 改訂版, p.2 表1, 日本化学療法学会・日本感染症学会, 2014 より転載）

1) MRSA感染症の治療ガイドライン作成委員会 編：MRSA感染症の治療ガイドライン 改訂版, pp.1-12, 杏林舎, 2014.
2) Watkins RR, et al: J Med Microbiol, 61: 1179-1193, 2012.
3) Farr AM, et al: Infect Control Hosp Epidemiol, 33: 725-731, 2012.
4) Isobe H, et al: Biomed Res, 33: 97-109, 2012.

47

Q: 医師はどんな時に抗菌薬を変更し,その変更意図を処方から読み取ることはできますか？

A: 医師は起因菌が判明した場合や効果不十分と考えられる場合,副作用を生じた場合などに処方変更をします.臨床検査結果,検体培養結果,画像診断結果,臨床経過に基づき処方変更をしますので,これらの経過と結果を確認できると,医師の考え方が理解できます.

解説

　抗菌薬治療開始時は必ずしも起因菌が判明していないことが多く,こういった場合はエンピリックセラピーにて抗菌薬治療が開始されます.エンピリックセラピーとは,"この臓器の感染症であれば,おそらくこの菌が起因菌となる"といった具合に,起因菌を想定して抗菌薬を選択することをいいます.そのため,広域スペクトル抗菌薬が選択されます.選択基準は各種ガイドライン[1〜3]や三鴨ら[4]の推奨薬剤を参考にするとよいでしょう.

　起因菌が判明したら,抗菌薬はより適したものに変更されます（ディフィニティブセラピー：最適治療）.この時点で,培養で検出された菌が本当に起因菌であるかどうかを確認します.嫌気性菌は検出されにくい特徴をもっているので,誤嚥性肺炎や腹腔内感染症では,嫌気性菌をカバーしておくことが重要です.また,このディフィニティブセラピーで広域スペクトル抗菌薬から狭域スペクトルの抗菌薬に変更することをde-escalationと呼び,国内のガイドラインでも推奨されています[2,3].起因菌が判明した場合,各種ガイドラインにより抗菌薬が変更されますが,施設内のアンチバイオグラム（感受性データ）に基づき,より適切な抗菌薬に変更される場合もあります.

抗菌薬治療が奏効しないとき

　効果不十分と考えられるケースでは,抗菌薬を次々と変更される場合がありますが,まずは既存治療の見直しが必要です（表47-1）.抗菌薬治療が無効または効果不十分と考えられたときは,できる限り原因追究を行います.ここにあげたほかに,発熱の原因

表47-1 抗菌薬治療の効果がない場合の考え方

抗菌薬治療が効かない場合のチェックポイント
①原因病巣の推定 ②起炎菌の推定 ③抗菌薬の選択・投与方法 ④抗菌薬以外の処置（ドレナージや異物の抜去） ⑤効果判定 ①～⑤まで，すべて適切かどうかを考える その後，本当に感染なのか？ 薬剤熱か？ 腫瘍熱か？ を考慮する
感染症治療見直しのチェックポイント
●治療開始時にできる限りの細菌検査を行う ●推定病態に対して確実に効果のある抗菌薬を適切に投与する ●抗菌薬投与のみでは制御不能な感染症を知る 　・カテーテルと膿瘍が2大要因である 　・体内異物であるカテーテル表面にバイオフィルムが形成され，抗菌薬や白血球，血清タンパクによる攻撃が減弱される 　・膿瘍の内部は血流が途絶，pHや酸素飽和度の変化，壊死物質の充満などによって，白血球や抗菌薬の効果が乏しくなる ●MRSA・真菌感染・結核（肺外結核）を疑う

（文献3）より引用改変）

に血管カテーテル挿入部の末梢静脈炎もあることを覚えておきましょう．また，効果不十分の原因として，治療開始時の腎機能は低下していたのに，治療経過とともに腎機能が回復した場合に過小投与となることがありますので，腎機能の推移も常に確認しましょう．

　抗菌薬に関連する副作用（過敏症や下痢など）の場合は，もちろん投与中止もしくは処方変更となります．また，注射用抗菌薬投与を行い，感染兆候が改善したときは，改善した時点で内服が可能であれば，経口抗菌薬への処方変更がされる場合もあります．これらはSwitch Oral Therapyと呼ばれ，経口抗菌薬は注射用抗菌薬に比して安価であり，コストパフォーマンスに優れているため推奨されます[5]．特に肺炎などでは，経口レスピラトリーキノロン（ガレノキサシンやモキシフロキサシンなど）の吸収が良好であり，よく変更されます．

（片山歳也）

文献
1) 日本呼吸器学会呼吸器感染症に関するガイドライン作成委員会 編：成人市中肺炎診療ガイドライン，pp.26-30，日本呼吸器学会，2005．
2) 日本呼吸器学会呼吸器感染症に関するガイドライン作成委員会 編：成人院内肺炎診療ガイドライン，pp.32-49，日本呼吸器学会，2008．
3) 青木 眞：レジデントのための感染症診療マニュアル 第3版，pp.32-34，医学書院，2015．
4) 三鴨廣繁ほか：究極のエンピリック治療ハンドブック 第2版，ユニオンエース，2009．
5) Dellit TH, et al: Clin Infect Dis, 44: 159-177, 2007．

48

Q 第1選択薬はどうやって決められるのですか？

A
これまでに蓄積された多くの研究によって，各感染症の原因菌として頻度が高いものは，ある程度わかっています（図48-1）．そのため，入院の必要がない感染症であると診断されれば，分離菌の同定および薬剤感受性試験の結果を待たずに，予測される原因菌をカバーする抗菌薬を投与することがあります．特に分離菌の同定には時間がかかるため，同定結果を待っていては，すべての外来患者が入院しなければならなくなってしまうかもしれません．

解説

たとえば，高熱・悪寒と排尿痛・尿意促迫を訴えて外来受診された患者がいたとして急性細菌性前立腺炎と診断されれば抗菌薬の投与が開始されますが，重要なのは「どの抗菌薬が選択されるか」です．

急性単純性膀胱炎（閉経前）の原因菌は，2009年に施行された3学会合同サーベイランスによれば大腸菌が約74％でβ-ラクタマーゼ阻害薬配合ペニシリン，セフェム系薬，キノロン系薬などにいずれも90％以上の感受性を示すという報告[1]から，エンピリックセラピーでは患者さんの状態に応じてこれらの中から薬剤が選択されることになります．

つまり，「外来」での抗菌薬選択であれば，経口薬で感染組織への移行性がよいレボフロキサシン（クラビット®錠）などのフルオロキノロン系抗菌薬の経口薬が選択されます．

同様に，耳痛，耳閉塞感などを訴えて来院した小児が明らかな細菌感染を認める中耳炎と診断された場合には肺炎球菌もしくはインフルエンザ菌が主体となり，モラクセラ・カタラーリス，黄色ブドウ球菌，A群溶連菌をカバーする抗菌薬として，高用量のアモキシシリン（クラバモックス®小児用ドライシロップなど）が投与されます[2]．

感染症の原因菌を特定する必要性

本来は，感染症治療を行ううえで重要な原因菌の同定をせずに抗菌薬の投与をするこ

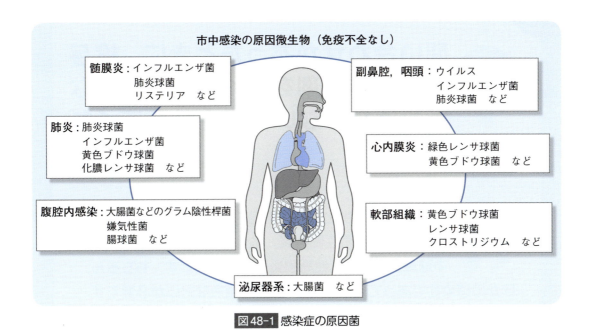

図 48-1 感染症の原因菌

とは好ましくありません．しかし，医師が外来対応で問題ないと判断する軽症から中等症の感染症では，必ずしも原因菌の同定をしていないことも現実です．

その一因として，病原菌の同定にかかる時間が，短くても1日程度は必要なことがあげられます．外来対応が可能な状態であれば，原因菌が同定できるまで1日くらい待って抗菌薬を開始してもよいと思われる方もいるかもしれませんが，頻繁に来院できる患者ばかりではありませんし，重症化させないためにも早期の抗菌薬投与が必要です．

そこで，病原菌の同定はできなくても，予測される菌のなかである程度絞り込むための方法として活用されているのがグラム染色という手法です．詳細はほかの成書に譲りますが，グラム染色は「グラム陽性菌なのか陰性菌なのか」「球菌なのか桿菌なのか」ということが15分程度の短時間で判断できるため，時間の少ない外来で「予測される菌のなかからの絞り込み作業」を行うための手段としてとても有効です．

また，早急に入院して抗菌薬投与が必要な重症感染症が疑われる場合も同様です．できるだけ早く適切な抗菌薬を投与しないと致命的な状況になってしまうこともある場合には，エンピリックセラピーとしてカルバペネム系抗菌薬などの広域抗菌薬（状況によって他系統の抗菌薬も追加）を中心に投与を開始し，原因菌が判明した時点でde-escalationをするという方法が選択されます．

このように感染症の診断がついた時点でエビデンスに基づいて原因菌を予測し，可能な限りグラム染色で絞込みを行ったうえで各感染症の原因菌として頻度の高い病原菌をカバーできる抗菌薬を第1選択薬としているのです．

（坂野昌志）

文献
1) JAID/JSC 感染症治療ガイド・ガイドライン作成委員会 編：JAID/JSC 感染症治療ガイド2014，ライフサイエンス出版，2014．
2) 日本感染症学会・日本化学療法学会 編：抗菌薬使用のガイドライン，協和企画，2005．

49

Q 問い合わせがあったときに，投与量や投与薬剤をすぐに答えられなければならない疾患を教えてください．

A 多くの感染症が比較的，緊急性を要する疾患ですが，その中でも細菌性髄膜炎，敗血症（sepsis），発熱性好中球減少症，壊死性筋膜炎は特に重要です．もちろん，ほかの感染症であっても重症例であれば，緊急な対応が必要です．

解説

　初期対応は救命救急での心肺蘇生からクレーム対応など，さまざまな分野でその重要性が知られています．感染症の分野も例外ではなく，初期治療の失敗が患者予後を左右することも明らかになっています．つまり，普段の何気ない電話対応のなかでも，「緊急性のある問い合わせをいかに落ち着いて対応できるか」は重要となります．緊急時には電話の相手が慌てている可能性もありますが，自分も一緒に慌てては，冷静な判断や的確な回答はできません．その意味でも，緊急時の対応を知っておくこと（どこをみればその資料があるのか，といった意味であり"資料の中身を丸暗記したほうがよい"という意味ではありません）は重要です．

緊急性の高い疾患に対する選択薬

　さて，話を今回の本題である感染症に戻します．そもそも感染症という疾患自体が緊急性の高い疾患ですが，ここでは，細菌性髄膜炎，敗血症（sepsis），発熱性好中球減少症，壊死性筋膜炎を取り上げます．

細菌性髄膜炎[1,2]

　細菌性髄膜炎が疑われた場合，診察・検体採取を含めて，「受診から30分以内に」抗菌薬を開始するとされています．このため，問い合わせだけでなく，部署に常備されていない抗菌薬の場合には，調剤も迅速な対応が求められます．

　表49-1に示した薬剤の投与量をみて驚かれる方もいるかもしれませんが，細菌性髄膜

表49-1 細菌性髄膜炎における初期治療薬と投与量

対　象		抗菌薬	投与量
最近の外科的手術・手技および外傷（脳室シャントも含む）の既往なし			
慢性消耗性疾患や免疫不全状態のない場合	新生児	アンピシリン＋セフォタキシム	（日齢：0〜7日） 　150 mg/kg/日＋100〜150 mg/kg/日 （日齢：8〜28日） 　200 mg/kg/日＋150〜200 mg/kg/日
	1ヵ月〜 16歳未満	パニペネム・ベタミプロン または メロペネム ＋ セフォタキシム または セフトリアキソン ± バンコマイシン	100〜160 mg/kg/日 または 120 mg/kg/日 ＋ 200〜300 mg/kg/日 または 80〜120 mg/kg/日 ± 40〜60 mg/kg/日（目標トラフ：15〜20）
	16歳〜 50歳未満	パニペネム・ベタミプロン または メロペネム ± バンコマイシン または リネゾリド	1 g 6時間ごと または 2 g 8時間ごと ± 30〜60 mg/kg/日（目標トラフ：15〜20） または 600 mg 12時間ごと
	50歳以上	セフォタキシム または セフトリアキソン ＋アンピシリン ＋バンコマイシン または リネゾリド	2 g 4〜6時間ごと または 2 g 12時間ごと ＋2 g 4時間ごと ＋30〜60 mg/kg/日（目標トラフ：15〜20） または 600 mg 12時間ごと
		（ESBL産生株を想定した場合） メロペネム ＋バンコマイシン または リネゾリド	（ESBL産生株を想定した場合） 2 g 8時間ごと ± 30〜60 mg/kg/日（目標トラフ：15〜20） または 600 mg 12時間ごと
慢性消耗性疾患や免疫不全状態のある場合	新生児	メロペネム ＋バンコマイシン または リネゾリド	120 mg/kg/日 ＋（日齢：0〜7日）20〜30 mg/kg/日 　（日齢：8〜28日）30〜45 mg/kg/日（目標トラフ：15〜20） または 30 mg/kg/日
	1ヵ月〜 16歳未満	メロペネム ＋バンコマイシン または リネゾリド	120 mg/kg/日 ＋40〜60 mg/kg/日（目標トラフ：15〜20） または 30 mg/kg/日（12歳以上 600 mg 12時間ごと）
	16歳以上	セフタジジム ＋アンピシリン ＋バンコマイシン または リネゾリド	2 g 8時間ごと ＋2 g 4時間ごと ＋30〜60 mg/kg/日（目標トラフ：15〜20） または600 mg 12時間ごと
		（ESBL産生株を想定した場合） メロペネム ＋バンコマイシン または リネゾリド	（ESBL産生株を想定した場合） 2 g 8時間ごと ＋30〜60 mg/kg/日（目標トラフ：15〜20） または600 mg 12時間ごと
最近の外科的手術・手技および外傷（脳室シャントも含む）の既往あり			
小児または免疫不全状態のない成人		メロペネム または パニペネム・ベタミプロン ＋ バンコマイシン または リネゾリド	投与量は前述の投与量を参照
慢性消耗性疾患や免疫不全状態のある成人		メロペネム または セフタジジム ＋ バンコマイシン または リネゾリド	投与量は前述の投与量を参照

小児の1日量は，成人の最大量を上限とする．

炎では高用量の抗菌薬を使用します．したがって，問い合わせを受けたときの回答のポイントは「投与量」になります．多くの薬剤では，添付文書の用量を超えることになりま

すが，この場合は，保険診療上の問題は度外視せざるを得ません．高用量を使用する理由は，血液脳関門の存在により，一般的に髄液への薬物移行性は不良であり，高用量を投与しなければ，治療可能な抗菌薬濃度を維持できないためです．また，ほかの詳細については，**Q31**（p.120）を参照してください．

🔵 敗血症（sepsis）[3]

2012年に『日本版敗血症診療ガイドライン』が発表されました．ここでは敗血症＝sepsisとし，感染によって発症した全身性炎症反応症候群（Systemic Inflammatory Response Syndrome；SIRS）と定義しています[3]．ただし，この定義は見直されてきており，sepsisは，感染症に対する制御不能な宿主反応による重篤な臓器障害とする考え方に変わってきています[4]．たとえば，ICU以外の患者ではqSOFA〔quick Sequential (Sepsis-related) Organ Failure Assessment〕スコアが2点以上の場合をsepsisの診断基準としています．qSOFAは「呼吸数22回／分以上」「意識障害」「収縮期血圧100 mmHg以下」の3項目で評価可能とされています．

これらの定義からわかるように，敗血症（sepsis）の基準に微生物の情報は含まれていないため，菌血症（血液培養で微生物が検出されたとき）＝敗血症（sepsis）ではありません．ただし，敗血症（sepsis）自体が感染症によるSIRSと定義されているため，治療初期から適切な抗菌薬を選択することが患者の予後に影響します．また，適切な抗菌薬を選択するだけでなく，適切な検査（血液培養など）を行ったうえで，「診断後，1時間以内に」抗菌薬を開始することが推奨されています．もちろん敗血症性ショックの患者には，抗菌薬だけでなく，何よりも循環動態の管理が重要な状況もあります．

🔵 発熱性好中球減少症[5, 6]

主にがん化学療法に伴う好中球減少時にみられます．実際には，非感染性のものも含む症候群ですが，体内の防御能の一翼を担っている好中球が減少した状態であることから，感染性か非感染性かの判断は困難であることが多く，原則として抗菌薬投与が行われます．**Q61**（p.198）に選択薬剤を示しましたが，ここでのポイントは，「抗緑膿菌作用のある薬剤を使用する」ことになります．このため，初期治療としては広域抗菌薬が選択されますが，どの抗菌薬を選択するかについては，もう一つ重要なポイントが存在します．「local factorを考慮する」ことです．実は，緑膿菌の薬剤感受性率は施設間で大きく異なることが知られています．つまり，施設が違えば，初期治療で選択される抗緑膿菌作用のある薬剤は異なります．**表49-2**に架空の例を示しましたが，最もはずす可能性の低い薬剤を選ぶと，A病院ではセフェピム，B病院ではピペラシリンが選択されます．このため，細菌検査室と連携し，少なくとも緑膿菌については，自施設の薬剤感受性率を把握しておくことが望ましいと考えられます．

ほかの詳細については**Q15**（p.78）を参照してください．また，近年がん化学療法における外来治療が普及しているため，自宅で発熱性好中球減少症になる患者も存在しま

表49-2 ローカルファクター（緑膿菌の薬剤感受性率）

	ピペラシリン（%）	セフェピム（%）	イミペネム（%）
A病院	81	92	78
B病院	92	85	83

す．事前に抗菌薬が処方されるケースもありますが，何より重要なのは，発熱性好中球減少症についての患者指導と医療スタッフの理解であることを知っておいてください．

壊死性筋膜炎

壊死性筋膜炎は筋肉までの軟部組織に起こる感染症で，急速に進行します．まず，一つ目の重要なポイントとして，外科的処置（デブリードマン＝壊死組織，異物などを除去し清潔な組織にする処置）が必要です．

原因菌としては，A群β溶連菌（人食いバクテリアともいわれる）や黄色ブドウ球菌などのグラム陽性菌，腸内細菌を含むグラム陰性菌，嫌気性菌が関与することから，初期治療はカルバペネムを含めた広域抗菌薬が選択されます．具体的には，メロペネム：1 g 8時間ごとまたはイミペネム／シラスタチン：1 g 6～8時間ごと，ピペラシリン／タゾバクタム：3.375 g 6時間ごとに加えて，バンコマイシン・リネゾリド・ダプトマイシンなどの併用が推奨されています[7]．カルバペネム＋クリンダマイシンの併用は，「無駄な併用例」の代表格としてよく紹介されますが，壊死性筋膜炎で中毒性ショック症候群（toxic shock syndrome）を合併している場合には，カルバペネム＋クリンダマイシンの併用が行われます（p.70 Q12参照）．

その他

以下も迅速な対応が求められます．詳細については，ほかの成書を参照してください．
- 血液曝露時の抗HIV薬の予防内服（曝露から2時間以内）[8]
- インフルエンザウイルスによる感染症（発症から48時間以内）

（望月敬浩）

文献
1) 日本神経治療学会ほか 監修・細菌性髄膜炎診療ガイドライン作成委員会 編集：細菌性髄膜炎診療ガイドライン2014，南江堂，2014.
2) Tunkel AR, et al: Clin Infect Dis, 39: 1267-1284, 2004.
3) 日本集中治療医学会Sepsis Registry委員会：日本版敗血症診療ガイドライン，日本集中治療医学会，2012.
4) Singer M, et al: JAMA, 315: 801-810, 2016.
5) Freifeld AG, et al: Clin Infect Dis, 52: e56-93, 2011.
6) 日本臨床腫瘍学会 編：発熱性好中球減少症（FN）診療ガイドライン，南江堂，2012.
7) Stevens DL, et al: Clin Infect Dis, 59: e10-52, 2014.
8) HIV感染症及びその合併症の課題を克服する研究班：抗HIV治療ガイドライン，厚生労働科学研究費補助エイズ対策研究事業，2015.

50

Q 複数の抗菌薬を併用するケースを教えてください．

A
有効な併用として知られているものでは，「腸球菌感染に対してアンピシリン＋ゲンタマイシン」「嫌気性菌の関与も疑われる複数菌感染にタゾバクタム・ピペラシリン＋クリンダマイシン」「感染性心内膜炎でグラム陽性菌にバンコマイシン＋ゲンタマイシン」など，病原微生物に対する投与や感染性疾患の原因菌をカバーする投与などの併用が行われます．しかし，「マクロライド＋クリンダマイシン」のように，併用しても意味がないものもあります．

解説

抗菌薬を併用するための考え方として，

①原因菌不明もしくは複数菌感染が疑われる場合に抗菌スペクトルを広げる目的で併用する場合
②併用療法によって相乗効果や相加効果が期待できる場合
③耐性菌の出現防止を目的とする場合
④副作用の軽減を目的とする場合

などに併用療法が行われます[1,2]．

抗菌薬併用の実例

原因菌不明・複数菌感染の場合

まず，原因菌不明もしくは複数菌感染が疑われる場合の例としては，院内肺炎でⅡ群に分類された場合の初期選択薬で，第4世代セフェム系抗菌薬のセフォゾプラン＋クリンダマイシンなどがあります．この併用では，グラム陽性菌から陰性菌まで広くカバー

するセフォゾプランと，嫌気性菌に対するスペクトルをもつクリンダマイシンの併用で，抗菌スペクトルを広げています．

併用療法の場合

　併用療法による相乗効果として最も代表的な処方が，腸球菌感染に対するアンピシリン＋ゲンタマイシンです．ゲンタマイシンは腸球菌の細胞壁を通過しにくく，単独投与では有効な投与ができないために，保険適応菌種にはなっていません．しかし，細胞壁に作用するアンピシリンなどのペニシリン系抗菌薬と併用することで，アンピシリン単独投与の場合よりも高い効果を示すようになります[3]．また，緑膿菌感染症に対して抗緑膿菌作用をもつペニシリンであるピペラシリンに，緑膿菌を含むグラム陰性菌に抗菌力を示すゲンタマイシンやアミカシンなどを併用することで，それぞれ単独で使用していた場合よりも，高い効果を示すようになることも知られています．相加効果では，カンジダ属に対してアムホテリシンBとフルコナゾールを併用した場合などが知られています．

耐性菌の出現防止目的の場合

　耐性菌の出現防止目的では，アミノグリコシドとβ-ラクタムの併用で効果が得られることが示されており[4]，前述した緑膿菌へのピペラシリン＋ゲンタマイシンでもこのような効果が期待できます．また，抗結核薬で行われるイソニアジド＋リファンピシン＋エタンブトール＋ピラジナミドなどの多剤併用療法も同様の効果があります．

副作用の軽減目的の場合

　さらに，副作用の軽減を目的にした投与としては，ホスホマイシンが腎障害軽減作用があると考えられるために，アミノグリコシドなどと併用されることがあります[5]．

　このように，何でも併用すれば何らかの効果は得られるかといえば，そうではありません．併用によって効果が軽減もしくは片方の効果が期待できなくなる場合もあります．代表的な例として知られるものに，ペニシリン系抗菌薬とテトラサイクリン系抗菌薬があります[6]．ペニシリン系抗菌薬は細胞壁合成阻害作用によって活発に分裂している菌に対して高い効果を発揮します（殺菌作用）が，テトラサイクリン系抗菌薬の作用で菌の細胞分裂が止まってしまう（静菌作用）と，ペニシリン系抗菌薬の作用が十分に発揮できなくなってしまいます．これは，先にペニシリン系抗菌薬を投与して，後でテトラサイクリン系抗菌薬を投与するという順序で投与すれば解決できますが，投与順序を誤ると有効性を損う結果となります．また，エリスロマイシンとクリンダマイシンの併用では，クリンダマイシンの効果が現れなくなるために，併用禁忌となっています．このように，併用してはいけない抗菌薬の組み合わせというものもいくつかあります．

表50-1 相乗効果が期待できる併用投与での投与順序例

併用抗菌薬	投与順序	理由
β-ラクタム系＋AGs	AGs ⇒ β-ラクタム系	AGsを先に投与して生菌数を減らしてからβ-ラクタム系を投与したほうが効果が高い β-ラクタム系の細胞壁障害作用がAGsの菌体内への移行を助ける
FOM＋β-ラクタム系	FOM ⇒ β-ラクタム系	ペプチドグリカン合成初期段階を阻害することなど，いくつかのFOMの作用によってβ-ラクタム系の効果が発揮できやすい条件になる
VCM＋β-ラクタム系	β-ラクタム系 ⇒ VCM	VCMを先に投与すると，増殖期の細菌に作用するβ-ラクタム系の効果が減弱する可能性があるため
MINO＋β-ラクタム系	β-ラクタム系 ⇒ MINO	MINOを先に投与すると，拮抗作用によってβ-ラクタム系の効果が減弱する拮抗作用が認められているため，投与順序には特に注意が必要
VCM＋AGs	データなし	相乗効果があることは広く知られているが投与順序が影響するかは不明

AGs：アミノグリコシド　　FOM：ホスホマイシン　　VCM：バンコマイシン　　MINO：ミノサイクリン

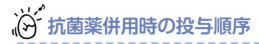 抗菌薬併用時の投与順序

では，併用で有効な場合の投与順序は影響があるのかという点ですが，表50-1のように，アミノグリコシドとβ-ラクタムの併用では，アミノグリコシド⇒β-ラクタムの順が効果が高いと考えられていますし，ホスホマイシンとβ-ラクタム系の併用では，ホスホマイシン⇒β-ラクタムの順が効果が高いと考えられます[7]．このほか，バンコマイシンとβ-ラクタムの併用では，β-ラクタム⇒バンコマイシンの順のほうが効果が高いと考えられています[7]．このように，併用で効果がある組み合わせ，効果が低下する組み合わせもありますし，有効な併用でも投与順序で効果が変わってくる場合もありますので，抗菌薬が併用される場合には，十分な確認が必要になります．

（坂野昌志）

文献
1) Hughes WT, et al: Clin Infect Dis, 34: 730-751, 2002.
2) Moellering RC, et al: Principles of anti-infective therapy. Principles and practice of infectious disease, 6th ed. Mandell GL, et al: , eds. pp.242-253, Elsevier Churchill Livingstone, 2004.
3) 青木 眞：レジデントのための感染症診療マニュアル 第2版，医学書院，2008.
4) Gender A, et al: J Infect Dis, 158: 831-847, 1988.
5) 松山賢治ほか：抗菌薬・消毒薬Q&A，じほう，2005.
6) 岩田健太郎ほか：抗菌薬の考え方，使い方 ver.2，中外医学社，2008.
7) 清水喜八郎ほか：抗菌薬投与の科学，医薬ジャーナル，2000.

Column

耐性化と退化……

　抗菌薬を使う際に注意すべき点に細菌の耐性化があります．抗菌薬耐性化機構としては，①突然変異，②水平遺伝，③誘導があります．

　一つ目の突然変異は染色体の塩基配列が変異することで，構造遺伝子の変異と調節遺伝子の変異があります．二つ目の水平遺伝とは別の菌から耐性遺伝子が流入することによって耐性化することで，形質転換，ファージによる導入，接合伝達の三種があります．三つ目の誘導による耐性化というのは，すでに耐性遺伝子をもっていても形質発現が調節遺伝子からの転写もしくは翻訳の段階で抑制されている状態で，基質としての薬剤があると調節遺伝子の転写翻訳が始まるというものです．この文章だけみると理解することが難しく感じますので，きわめて簡単にまとめると，①突然変異（突然遺伝子の変異が起こり抗菌薬が効かなくなる），②水平遺伝（抗菌薬を無効にする能力をもっている菌から耐性遺伝子をもらってほかの菌も抗菌薬が効かなくなる），③誘導（もともと抗菌薬が効かなくなる遺伝子をもっていて特定の抗菌薬と接したときのみ，その耐性遺伝子が活性化する）というものです．

　先日，大阪にある人気テーマパークで，2016年3月に完成した新規アトラクション（ジェットコースター）に乗ったときに，細菌の耐性化機構がふと頭をよぎりました．

　もともと絶叫系のアトラクションは好きで学生の頃はどれだけ乗っても平気だったので，十数年ぶりのジェットコースターでも平気だろうと思っていたのですが，発車してすぐに後悔しました．加齢によって平衡感覚が低下したことが原因なのでしょう．グルグル回っているうちに，自分がどんな向きで進んでいるのかわからなくなり，突然，後方から急落下し頭の血管が切れるかと思ったほどです．頭をよぎった内容が，①何度乗っても徐々に慣れていって最終的に平気になるようなことはないだろう（突然変異は起きない），②周りは数時間並んで乗るほど楽しみにしている人ばかりなので，ワクワク感は伝播してもジェットコースターの動きに耐えられるだけの平衡感覚は伝播してこない（水平伝播は起きない），③別のアトラクションなら大丈夫かと思い，某魔法使いの少年達がテーマの映像を見ながら動くアトラクションに乗っても気分が悪くなる（誘導が起きたわけではなかった）ということでした．

　抗菌薬は細菌と上手くつきあっていくために有効活用しないといけませんし，人間もいつまでも若いつもりでいてはいけないのかな……と思う瞬間でした．

51 経口抗菌薬にも使い分けがありますか？

経口抗菌薬も静注用抗菌薬同様，感染症診療の考え方に則って選択されます．つまり，①患者背景，②臓器，③微生物，④抗菌薬，⑤経過観察を考慮して選択されます．経口薬独特の使い分けとしては，剤形（錠剤や散剤など）の考慮，簡易懸濁法の可否などが存在します．治療のニーズと患者の希望を照らし合わせながら，患者のアドヒアランスを良好に保てる製剤を選択することは，薬剤師の重要な役割と考えられます．

解説

経口抗菌薬は，感染症の外来治療になくてはならない存在であり，基本的には軽症から中等症の感染症の場合に使用されています．しかし，静注用抗菌薬に比較して簡便に使用できることから乱用され，マクロライド耐性肺炎球菌やキノロン耐性大腸菌など，耐性菌の増加が問題視されています．このため，経口抗菌薬の適正使用は，大きな課題の一つです．

経口抗菌薬が選択されるまで

経口抗菌薬が選択されるプロセスは，静注用抗菌薬と変わりません．つまり，感染症診療の考え方の[1〜5]，①患者背景，②臓器，③微生物，④抗菌薬，⑤経過観察に則って選択されます．では，経口抗菌薬か静注用抗菌薬かを選択する分かれ目は何でしょうか？

患者背景

患者側の要因としては，まず第一に腸管機能が重要です．たとえば，イレウスがある場合は内服できないため，静注用抗菌薬を選択する必要があります．また，嚥下困難な場合もあれば，「入院したくない」「点滴したくない」など，患者の強い希望によることもあるかもしれません．

表51-1 感染臓器別の主な経口抗菌薬

臓　器	使用される経口抗菌薬
中枢神経	原則として静注用抗菌薬
呼吸器 市中型の細菌性肺炎	アモキシシリン・クラブラン酸 マクロライド，テトラサイクリン レスピラトリーキノロン
呼吸器 市中型の非定型肺炎	マクロライド，テトラサイクリン レスピラトリーキノロン
呼吸器 院内肺炎	原則として静注用抗菌薬
血液・循環器	原則として静注用抗菌薬
消化器	メトロニダゾール，バンコマイシン
皮　膚	アモキシシリン・クラブラン酸 セフェム，クリンダマイシン
泌尿器	セフェム，キノロン，ST合剤

臓器

経口抗菌薬か静注用抗菌薬かを選択するうえで，臓器は重要な要因となります．何よりも重症度の評価は重要であり，入院の必要性の有無は，経口抗菌薬か静注用抗菌薬かの決定に直結します．**表51-1**に感染臓器別の主な経口抗菌薬の例を示しました．これらは主に軽症を想定しています．また，中枢神経の感染症や血流感染のように，原則，経口抗菌薬を選択しない感染症も存在します．

微生物

微生物の違いが経口抗菌薬の選択に直結する，というより，微生物の種類によっては国内に存在する主な抗菌薬が経口抗菌薬であるため，経口抗菌薬を選択せざるを得ない場合があります．

例

- *C. difficile*とメトロニダゾール，バンコマイシン散
- *Pneumocystis jirovecii*とST合剤
   （注射薬も存在するが，内服が選択されることが多い）
- 結核と抗結核薬
- HIVと抗HIV薬
- インフルエンザウイルスとオセルタミビル

抗菌薬

抗菌薬の要因としては，吸収率が重要です．ミノマイシンやクリンダマイシン，ST

合剤のように，ほぼ100％吸収される薬剤では，静注用抗菌薬と同様の有効性を期待することができます．ほかにも吸収良好な薬剤として，セファレキシン，レボフロキサシン，メトロニダゾール，リネゾリドが存在します．

経過観察

スイッチ療法と呼ばれますが，初期治療を静注用抗菌薬で行い，状態が安定した場合の早期退院も考慮して，経口抗菌薬へ切り替えられることがあります．

> この経口抗菌薬への変更時の目安として「COMS」が知られており，以下に紹介します[4]．
>
> C：Clinical improvement observed
> 　臨床症状が軽快している
>
> O：Oral route is not compromised
> 　内服が可能である
> 　嘔気・嘔吐がないか？，吸収障害がないか？，嚥下に問題がないか？意識障害がないか？，重度の下痢がないか？胃管，胃瘻からの栄養かどうか？
>
> M：Markers showing a trend towards normal
> 　少なくとも24時間は解熱しており，①心拍数：90回／分以上，②呼吸数：20回／分以上，③血圧が不安定，④白血球数：4,000/μL以下または12,000/μL以上の4項目を満たさない，および白血球数が正常範囲内へと変化している
>
> S：Specific indication/deep-seated infection
> 　特定の感染症ではないか？
> 　（2週間以上の静注抗菌薬が必要な疾患）
> 　→肝膿瘍，骨髄炎，敗血症を伴う関節炎，膿胸，肺化膿症
> 　（静脈投与が必要な疾患）
> 　→黄色ブドウ球菌による菌血症，壊死性筋膜炎，化学療法に伴う好中球減少時の重症感染症，人工物の感染（人工関節など），髄膜炎／脳炎，頭蓋内膿瘍，縦隔炎，感染性心内膜炎，囊胞性線維症／気管支拡張症の増悪，膿瘍，膿胸で適切にドレナージができないとき

経口抗菌薬の使い分けにおいて考慮すべきポイント

抗菌薬を選択するうえで，スペクトラムは非常に重要な情報になります．この点についてはほかの成書をご確認ください[1, 4, 6]．ここでは，スペクトラムを除く考慮すべきポイントをまとめます．

剤形（錠剤や散剤など）の考慮，簡易懸濁法の可否

　嚥下困難な患者や胃瘻などが存在する患者では，剤形を考慮し，散剤または液剤を選択する必要があります．この際，散剤によっては，小児しか適応のないものもあるので注意が必要です．また，散剤または液剤が存在しても，院内では採用していない場合もあります．このような場合，簡易懸濁法は大変有用です．巻末付録の**表1**（p.232参照）に経口薬の簡易懸濁法の可否をまとめたので参考にしてください[7]．

その他

　バクタ®やフラジール®，クラビット®錠500 mg，オーグメンチン®など比較的大きい錠剤が存在します．簡易懸濁法以外の対応としては，粉砕や半割を考慮すべき場合もあるかもしれません．ただし，粉砕または半割後の安定性が問題となる場合がありますので，それらを行う前には確認が必要です．特にオーグメンチン®を粉砕した場合は，温度や吸湿性に注意する必要があります．

　また，味や服用回数なども問題になる場合があります．患者のアドヒアランスを維持するための指導も重要であり，必要に応じて抗菌薬の選択を変更せざるを得ないこともあります．

　このような製剤的特徴を把握したうえでのアプローチは，薬剤師の得意分野であり，治療のニーズと患者の希望を照らし合わせながら，患者のアドヒアランスを良好に保てる製剤を選択することは，薬剤師の重要な役割だと考えられます．

　　　　　　　　　　　　　　　　　　　　　　　　　　　　　　　　　　（望月敬浩）

文献
1) 青木　眞：レジデントのための感染症診療マニュアル　第3版，医学書院，2015.
2) 藤本卓司：感染症レジデントマニュアル　第2版，医学書院，2013.
3) 大曲貴夫 監修：がん患者の感染症診療マニュアル　改訂2版，南山堂，2012.
4) 大曲貴夫 編：抗菌薬について内心疑問に思っていることQ&A，羊土社，2009.
5) 大曲貴夫：感染症診療のロジック，南山堂，2010.
6) 坂野昌志：もう迷わない！抗菌薬Navi，三鴨廣繁 監修，南山堂，2010.
7) 倉田なおみ：内服薬　経管投与ハンドブック　第3版，藤島一郎 監修，じほう，2015.

52 抗菌薬処方に対して疑義照会するポイントはどこですか？

A 抗菌薬治療での主たる疑義照会は，抗菌薬治療のみを考慮した場合，抗菌薬選択，投与量，投与方法，副作用，投与期間といったことがあげられますが，さらに想定した起因菌，感染臓器を考慮した疑義照会が望まれます．

解説

　抗菌薬治療で疑義照会が生じるケースには，いくつかのパターンがあると思われます．抗菌薬治療のみを考慮した場合，抗菌薬選択，投与量，投与方法，副作用，投与期間といったことがあげられます．しかし，これは感染症の診断・治療が正当であることが前提ですので，そもそも感染症なのか？　想定した起因菌は正しいか？　選択した抗菌薬は妥当か？　といった感染治療の大原則を再度考えなければなりません．感染症治療が難渋した場合，感染症診療で考える感染臓器，微生物，抗菌薬の関係について再考することが最も重要であるといえます（図52-1）[1]．

　薬剤師は薬側から感染症をみている場合が多いですが，医師は感染臓器，微生物，抗菌薬を結び付けて考えています．しかしながら，すべての医師が感染症専門医のような考えをしているとは限りません．疑義照会をするには，薬剤師側がある程度の経験と知識があれば，スムーズに進みますが，経験不足と知識不足の場合は，躊躇してしまうことも多いと思います．疑義照会の内容が，医師の処方ミスなどを除いて医師側に受け入れてもらうには，普段からのコミュニケーションも重要です．

抗菌薬処方における疑義照会の着眼点

　薬剤師はもちろん抗菌薬処方に関する疑義照会を行うわけですが，その原点は"患者を治癒に導くため"または"医療事故を防止するため"だと思います．医師への抗菌薬疑義照会の着眼例を図52-2に示しますが，その疑義照会の内容が，絶対的推奨事項なのか，相対的推奨事項なのかについて，薬学的根拠を把握しておくことが大切でしょう．特にTDMに関する内容は医師の受け入れはよいと思いますが，重要なことは患者の状況をモ

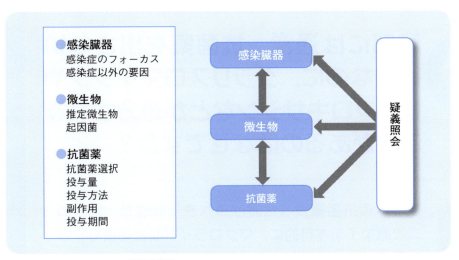

図52-1 感染臓器，微生物，抗菌薬の関係

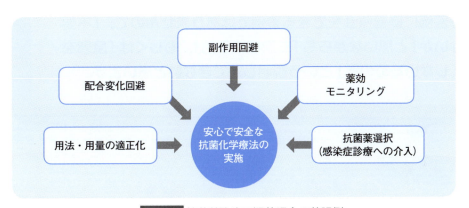

図52-2 抗菌薬治療の疑義照会の着眼例

ニタリングして，治療完結まで支援することです．そして，投与量の疑義照会でよくあるケースが，腎機能悪化により抗菌薬の減量を疑義照会したが，重症なので投与量は減量しなかったというケースです．その腎機能悪化と感染症の状況について，どこまであなたは把握していますか？ 一過性の脱水で腎機能が悪化しただけなのか？ 感染症の増悪傾向は？ など考慮すると，減量もそう簡単にはいかない場合もあります．通常，医師は抗菌薬の投与量不足による治療失敗は絶対に避けたいと考えています．したがって，このケースでもわかるように，抗菌薬治療の疑義照会も，いわゆる感染症診療そのものに関わってきます．そのため，医師とのコミュニケーションがとれていないと，感染症治療に関する本質的な疑義照会は難しくなります．

　感染症診療における感染臓器，微生物，抗菌薬の関係を知り，薬の立場から本質的な疑義照会ができることが理想です．

〈片山歳也〉

文献
1）青木　眞：レジデントのための感染症診療マニュアル　第3版，pp.1-34, 医学書院，2015.

53

難易度2

Q 風邪には通常，抗菌薬を出さないはずなのに，クラリスロマイシンやレボフロキサシンなどが処方されることがあるのはなぜですか？

A 風邪への抗菌薬投与は避けるべき[1]ですが，細菌の二次感染予防を目的に，マクロライドなどを投与する施設も少なくありません．薬剤師は患者との会話から，風邪に抗菌薬が処方されているのではないかと感じても，残念ながら医師に疑義照会をできる事例ではありませんので，「不要ではないか」と思いながらも「二次感染予防」，もしくは「風邪をひどくしないための薬」という説明しかできないと思います．

解説

「風邪（普通感冒）」はライノウイルス，コロナウイルスなどを主とするウイルスの感染によって生じ，咳，鼻汁・鼻閉，咽頭の軽度な痛み・発赤（分泌物はほとんどない）などを主症状とする感染症です[2]．

ライノウイルスが春や秋に流行することが多いように，ウイルスの種類によって流行する季節に違いがありますが，インフルエンザなどと違い，高熱や全身性の筋肉痛などはなく，比較的症状が軽いことが特徴です．

また，ライノウイルスなどで生じる風邪症状と判別しにくい症状として，咽頭や扁桃の発赤・腫脹を主とする咽頭炎がありますが，咽頭炎（分泌物あり）もウイルス感染が原因で起こる場合が少なくありません．特に夏季に大きな流行を起こして問題になることが多いアデノウイルスは，咽頭炎症状が強いうえに高熱，筋肉痛，全身倦怠感も強く生じることが知られています．

このような急性気道感染の症状を主として，「風邪」と呼ばれることが多いウイルス感染には，「犬吠様の咳」といわれ甲高い咳や呼吸困難が特徴的な「クループ」とよばれる症状を起こすパラインフルエンザウイルスや，小児特有で急性細気管支炎を起こすRSウイルスなどもあります[3]．

さらに，風邪といってもノロウイルスやロタウイルスなどに代表される，下痢や嘔吐

表53-1 風邪といわれることの多いウイルスと頻度の高い症状

ウイルス		普通感冒	咽頭炎	クループ	気管支炎	肺炎	下痢	嘔吐
ライノウイルス		◎			○			
コロナウイルス		◎						
アデノウイルス			◎		◎	○	◎（小児に多い）	
パラインフルエンザウイルス	1型	○	○	◎				
	2型	○	○	○				
	3型	○	○	○	◎	○		
RSウイルス		○	○		◎	◎		
ノーウォークウイルス								◎
ロタウイルス							◎	◎

特に頻度の高い症状は◎，起こりうる症状を○で示した

などを主症状とする胃腸風邪もあります．このように，一口に「風邪」といってもさまざまな種類のウイルスがあり，感染に伴う症状も多岐にわたります（表53-1）．

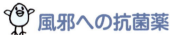 風邪への抗菌薬

　これらのウイルス感染症には，抗ウイルス薬ではない，いわゆる抗菌薬を投与しても効果はありません．しかし，咳・鼻汁・咽頭痛などの症状を伴う風邪に，細菌の二次感染予防を目的として，マクロライド系抗菌薬などを投与する施設も少なくありません．

　これまで，病院薬剤師は「軽い咳と鼻汁，微熱があるので，PL顆粒＋クラリスロマイシン」というようなカルテ記載と処方があった場合に，「抗菌薬は不必要だろう」と思っても，「なぜ抗菌薬を処方してはいけないのか」というエビデンスをきちんと示すことができないために，なかなか意見をしにくかったのではないでしょうか．しかし，2008年3月に発行された『臨床に直結する感染症診療のエビデンス』[1]に，「風邪に抗菌薬は効くか？」というテーマで，抗菌薬投与のエビデンスについて検討した結果がまとめられています．そのなかで，「抗菌薬による風邪症状の改善や治癒に関して効果を示すエビデンスはない」こと，「不適切な抗菌薬の使用は避ける必要がある」ことが示されています．このような成書の存在は，薬剤師が自信をもって医師とディスカッションするうえでの大きな後ろ盾になってくれると思います．

保険薬局からの疑義照会

　一方，保険薬局の場合は少し事情が異なります．処方と患者背景，検査結果などを調べることができないため，患者の話で「軽い咳と鼻汁，微熱」で受診し，特に検査をせずに「PL顆粒＋クラリスロマイシン」が処方されたことがわかっても，疑義の根拠になる

ものがないため,疑義照会をしにくい,もしくは,できないと思います.

　医師は抗菌薬を処方する際に,保険病名として気管支炎などの診断名をつけているでしょうし,法的な責任が発生する事例ではないので,このようなケースでの保険薬局からの疑義照会には,非常に高い壁が存在します.

　そのため,「抗菌薬は不要ではないか」と思いながらも,「二次感染予防」もしくは「風邪をひどくしないための薬」という説明しかできないと思います.

　ただし,注意しなければならない点として,理解しておいていただきたいことがあります.それは,たとえば咽頭炎・扁桃炎の症状でも,ウイルス感染のほかにＡ群β溶連菌などの細菌感染の場合があり,当然ですがこのような場合には,抗菌薬を使用するということです.

　このように,処方だけでは判断しにくいことが,特に感染症の領域ではたくさんあります.とても難しいことですが,薬剤師は「処方情報や患者の訴えだけでは情報が不足している」ということを認識しながら,処方内容への積極的な疑義照会および患者指導を行う必要があります.

（坂野昌志）

文献

1) 青木　眞ほか：臨床に直結する感染症診療のエビデンス,pp.121-122,文光堂,2008.
2) 青木　眞：レジデントのための感染症診療マニュアル 第2版,医学書院,2008.
3) 目黒英典：病気と薬パーフェクトBOOK 2010,pp.1032-1039,南山堂,2010.

Column

多剤耐性アシネトバクター・バウマニー

　特に注意しなければならない医療関連感染の原因菌に多剤耐性緑膿菌がありますが，同様の問題として，多剤耐性アシネトバクター・バウマニーにも注目が集まっています．

　わが国では，2010年9月に「多剤耐性アシネトバクター」が大々的に報道されたことを覚えておられる方も多いと思います．アシネトバクター・バウマニー（ABAU）に対する環境整備の大変さや，とるべき対策などは他書に譲りますが，多剤耐性ABAUがどのようなものか，少し知っておくとよいと思います．

　ABAUは土壌などの環境面に広く生息しており，家庭での水回りから検出されたり健常人の皮膚に常在したりする場合もあります．このように身近な菌ですから，病院内の環境面を調べれば検出される可能性は十分にあります．実際，健康な人では問題になることは少ないのですが，基礎疾患や薬物療法などによって免疫力が低下している患者では，人工呼吸器関連肺炎やカテーテル使用時の血流感染などのほか，創部感染や尿路感染などの原因菌になり，急激な経過と高い死亡率を示すことから注意が必要です．

　では，ABAUに有効な抗菌薬は何か？ ということをみてみましょう．まず大きな特徴として，ABAUはセファロスポリナーゼを産生するために，先天的にセファロスポリン系抗菌薬に耐性を示すことがあげられます．また，最近ではフルオロキノロン系抗菌薬やアミノグリコシド系抗菌薬にも耐性を示す株が多くなっているだけでなく，カルバペネム加水分解オキサシリナーゼを産生して，有効な抗菌薬がほとんどないカルバペネム非感受性株の拡散が大きな問題になっています．このように，元来抗菌薬が効きにくかった菌が，さらなる耐性を獲得しつつあるため，「感染症」を引き起こすと治療が難しくなってしまうのです．

　なお，日本での多剤耐性ABAUの基準は，①カルバペネム（イミペネム・シラスタチン，メロペネム）のいずれかが「R」，②アミノグリコシドはアミカシンが「R」，③フルオロキノロン（レボフロキサシン，シプロフロキサシン）のいずれかが「R」の3つを満たすものですが，諸外国では一定の基準がなく，2剤に耐性をもつものを多剤耐性ABAUと呼んでいますので，文献などの検索時にはご注意ください．

54

難易度1

Q 抗インフルエンザ薬の予防投与とその治療期間について教えてください．

A 診療の需要を減らし，診療の供給を減らさないためにも抗インフルエンザ薬の予防投薬が必要と考えられます．抗インフルエンザ薬による予防は保険償還されませんが，必要な症例において，タミフル®：7～10日，リレンザ®：10日間，イナビル®：2日間が予防投薬期間です．

解説

インフルエンザ患者数が大幅に増加した場合の診療継続計画

　インフルエンザ患者数が大幅に増加した場合の診療継続計画についての基本指針は，①診療の需要を減らすこと，そして②診療の供給を減らさないことの2点が中心になります．診療の需要を減らすためには，診療範囲の縮小や入院制限が必要になり，抗インフルエンザ薬の予防投薬が必要になります．各市町村や各医療機関における診療制限の指針が策定されることが推奨されています．診療の供給を減らさないという観点からも医療従事者に対する予防投薬が必要になります．いずれにしても，インフルエンザワクチン接種が勧奨されます[1]．

　発生段階は①未発生期，②海外発生期，③国内発生早期，④国内感染期，⑤小康期の5段階に分類されており，感染拡大期・まん延期・回復期に小分類されていた第3段階が国内感染期に統一され，2009年の新型インフルエンザ対応時と比較し，感染拡大防止策から被害軽減へ対策を変更するタイミングが早くなっています[2]．

インフルエンザに対する予防投薬と治療期間

　抗インフルエンザ薬の特徴との学校保健安全法における出席停止期間を表54-1に示します．日数別ウイルス残存率（2013～2014年シーズン）において，各ノイラミニダーゼ阻害薬の投薬開始4日目には，どの型・亜型でもウイルス残存がまだ20％程度みられますが，7日目以降はほとんどみられません．このことからも，抗インフルエンザ薬の

表54-1 抗インフルエンザ薬の特徴と学校保健安全法における出席停止期間

一般名	ザナミビル水和物	オセルタミビルリン酸塩	ペラミビル水和物	ラニナミビルオクタン酸エステル
商品名	リレンザ®	タミフル®	ラピアクタ®	イナビル®
投与経路	吸入	内服（プロドラッグ）	点滴静注	吸入（プロドラッグ）
用法・用量	1日2回 5日間 1回10 mg（2ブリスター）	1日2回 5日間 1回75 mg（1カプセル） 小児 ドライシロップ 1回2 mg/kg（1回75 mgまで）	単回点滴（複数回可） 300 mg 小児 10 mg/kg（600 mgまで増量可能）	単回吸入 40 mg（2容器） 10歳未満 20 mg（1容器）
予防投薬の適用（保険適用外）	（成人・小児）1日1回 10 mgを10日間	（成人・幼小児）1日1回成人は75 mgを7〜10日間，幼小児は2 mg/kg（最高75 mgまで）を10日間	未承認	（成人・10歳以上の小児）20 mg（1容器）を1日1回，2日間吸入

【学校における出席停止期間】
出席停止期間はインフルエンザを発症した後5日を経過し，かつ，解熱した後2日（幼児にあっては，3日）を経過するまで（学校保健安全法*）．ただし，病状により学校医その他の医師において伝染のおそれがないと認めたときは，この限りではない．

*学校保健安全法（平成24年4月1日）．Available at: 〈http://law.egov.go.jp/htmldata/S33/S33F03501000018.html〉

予防投薬期間は7〜10日必要と考えられます[3]．

　予防投与の適応が承認されているのはオセルタミビル（タミフル®），ザナミビル（リレンザ®），ラニナミビル（イナビル®）であり，ペラミビル（ラピアクタ®）は認可されていません．予防に用いる場合は，原則として，インフルエンザウイルス感染症を発症している患者の同居家族または共同生活者である，①高齢者（65歳以上），②慢性呼吸器疾患または慢性心不全患者，③代謝性疾患患者（糖尿病など），④腎機能障害患者を対象としています．しかし，抗インフルエンザ薬による予防は保険償還されません．投与期間はタミフル®：7〜10日，リレンザ®：10日間，イナビル®：2日間が予防投薬期間です．また，漢方薬の麻黄湯はインフルエンザの初期に適応があります．

医療機関におけるインフルエンザ感染予防対策のポイント

　曝露後予防（post-exposure prophylaxis）を行い，インフルエンザ確定患者の同室者に早急な予防投薬と同室者の移動制限を行います．経過観察して発症したら治療の用法・用量に切り替えることも必要です．病室を越える感染伝搬時には接触者を対象あるいは病棟・フロアなどユニット単位で予防投薬を行います．また，抗インフルエンザ薬の予防効果は70〜80%であるため，病棟スタッフで発症したらその接触者への予防投薬も考慮します[4]．

高齢者施設におけるインフルエンザ感染予防対策のポイント

　曝露後予防を行い，インフルエンザ確定患者の同室者に早急な予防投薬と同室者の移動制限を行います．経過観察して発症したら治療の用法・用量に切り替えますが，高齢者は発症か，潜伏期か不明瞭な場合があるため，最初から治療の用法・用量で開始を考慮します．同室者以外の確定患者発生持続（2例/72時間）の場合は，専門家に相談して，入所者全員予防投薬を考慮します．病棟スタッフで発症したらその接触者への予防投薬を考慮します[4]．

　病院や施設におけるインフルエンザ対策は，まず，手指衛生の励行，呼吸器衛生/咳エチケット，流行期における不要不急の面会や外出の制限，患者・家族への適切な説明，職員の健康状態の把握と早期対応，職員へのワクチン接種などが重要です．

（片山歳也）

文献

1) 厚生労働省：新型インフルエンザ等発生時の診療継続計画作りの手引き．Available at:〈http://www.virology.med.tohoku.ac.jp/pandemicflu/tool.html〉
2) 田辺正樹：新型インフルエンザ等発生時の医療体制および医療機関における診療継続計画の作成について（平成25年11月24日）．Available at:〈http://www.mhlw.go.jp/bunya/kenkou/kekkaku-kansenshou01/kouen-kensyuukai/pdf/h25/kouen-kensyuukai_05.pdf〉
3) 日本臨床内科医会インフルエンザ研究班 編：インフルエンザ診療マニュアル2015-2016シーズン版（第10版），日本臨床内科医会，2015.
4) 社団法人日本感染症学会提言2012～インフルエンザ病院内感染対策の考え方について～（高齢者施設を含めて）．Available at:〈http://www.kansensho.or.jp/influenza/pdf/1208_teigen.pdf〉

Column

肺結核と肺外結核の治療で使用する抗菌薬は異なりますか？

　肺外結核は肺結核が主に血行性やリンパ行性に感染し，主に結核性髄膜炎，粟粒結核，腎結核，皮膚結核，頚部リンパ節結核，肺門リンパ節結核，結核性胸膜炎，骨関節結核を発症します．肺外結核の男性は女性に比べ，結核性胸膜炎の頻度が高く，肺門リンパ節結核および肺門以外のリンパ節結核の頻度が低いです．

　肺外結核患者の初発患者率は1.1％で，喀痰塗抹陽性の肺結核例の7.2％を占めます．肺外結核患者では肺門リンパ節結核が26.3％と最も多く，結核性胸膜炎，肺門以外のリンパ節結核，骨・関節結核の順に多かったと報告されています．また，活動性肺結核の合併を認めない肺外結核患者は，基本的に非感染性です[1]．したがって，活動性の肺結核を合併しているかどうかが隔離基準を考慮する重要なポイントとなります．一般の結核，AIDS（acquired immuno deficiency syndrome）合併結核，抗TNF-α（tumor necrosis factor-α）製剤使用患者の結核の相違点を下記の**表**に示したように，肺結核と肺外結核の頻度は異なりますが，治療としてはいずれの場合も結核標準療法が用いられます[2]．

表 一般の結核，AIDS合併結核，抗TNF-α製剤使用患者の結核の相違点

	一般の結核	AIDS合併結核	抗TNF-α製剤使用患者の結核
発症背景	加齢，糖尿病，胃切除，腎疾患，珪肺	CD4細胞減少とマクロファージ減少	TNF-α抑制と一部のマクロファージ減少
病型	90％以上は肺内結核	AIDSが進行すると肺外結核（胸膜炎・粟粒結核・結核性リンパ節炎など）増加	約半数が肺外結核（胸膜炎・粟粒結核・結核性リンパ節炎など）
肺内病変の局在部位	肺尖部やS6に多い	下肺野に多い（初感染が多い）	上肺野に多い（内因性再燃が多い）
空洞形成	多い	少ない	少ない
治療	標準療法	標準療法	標準療法

1）井上武夫ほか：結核，86：493-498，2011．
2）渡辺　彰：リウマチ科，37：356-364，2007．

55

小児における抗菌薬投与量の監査について教えてください．

小児に抗菌薬が投与される場合，一般的には飲みやすさや用量調節のしやすさからドライシロップや小児用細粒が選択されます．これらの「粉薬」は体重換算で投与量が決められますが，医師の処方をみると主薬量で記載されているのか，製品の重量で記載されているのかわかりにくい場合があります．そのため，疑問がある場合には必ずカルテで確認するか，疑義照会をして不適切な調剤をしないように気を付けましょう．

解　説

ドライシロップや小児用細粒は基本的に倍散が異なっているため，すべてが10倍散＝10％＝100 mg/gのように統一されているわけではありません．抗菌薬では100 mg/gの製品が多いですが，同時に処方されることの多い去痰薬では500 mg/gの製品などもあります．そのため，処方せんの記載によって医師がどれだけの量を投与したいのかわかりにくい場合があります．

紛らわしい処方

たとえばケフラール®（セファクロル）細粒小児用100 mgを例に考えてみます．ケフラール®細粒は，通常，幼小児は体重1 kgあたり1日0.2〜0.4 g〔主成分として20〜40 mg（力価）/kg〕を3回に分けて服用します[1]．この場合の医師の処方せんの記載が1回0.1 g，1日3回，朝・昼・夕食後という処方だった場合，主薬量での記載で，おそらく体重が15 kg程度の小児に対する処方ではないかと考えることができます．しかし，単位がmgの表記ではないため，調剤する薬剤師が間違えて製品の重量として1日量を0.3 gで調剤する可能性も否定はできません．製品の重量として0.3 gであれば主薬量では1日あたり30 mgの投与量になってしまい，本来の治療に必要な量に足りないということになってしまいます．

また，医師が倍散量を誤って認識している場合もありますので，必ず体重の確認などを行い，少しでも疑わしい処方の場合は疑義照会をする必要があります．

過剰な投与量

　また，体重換算で処方されるドライシロップ，細粒ならではの問題もあります．上記と同様にケフラール®細粒では少々大きめの子どもで体重が40 kgあった場合を考えてみましょう．体重1 kgあたり1日0.2～0.4 g〔主成分として20～40 mg（力価）/kg〕を3回に分けて服用するため，体重が40 kgの場合，主薬量として800 mg～1,600 mgになります．

　では，成人で使用するケフラール®カプセルでの用量はどうなっているでしょうか？ケフラール®カプセル250 mgの添付文書を見ると「通常，成人及び体重20 kg以上の小児にはセファクロルとして1日750 mg（力価）を3回に分割して経口投与する．重症の場合や分離菌の感受性が比較的低い症例には1日1,500 mg（力価）を3回に分割して経口投与する」[2]となっており，小児だからといって体重が重い子どもの場合には適切な量をオーバーしてしまう可能性もあります．基本的に小児用製剤を使いなれている医師，薬剤師であればこれらの問題はありませんが，病院の場合，耳鼻科の二次救急で数ヵ月に一度，小児が来院するときなどには間違いやすいので十分に注意が必要です．

（坂野昌志）

文献
1) ケフラール®細粒小児用100 mg 添付文書（第10版），2009年6月改訂．
2) ケフラール®カプセル250 mg 添付文書（第8版），2009年6月改訂．

56 抗菌薬の後発医薬品は先発医薬品と適応症が異なる場合があるのですか？

平成26年4月の段階で全一般病床の55％がDPC/PDPS参加病院であるように，急性期病院では多くの病院がDPC対象病院になっています．DPC対象病院では後発品係数の向上が重要な要素になるため，多くの医薬品において後発医薬品への切り替えが進んでいます．後発医薬品の採用で問題になる点が「適応症の違い」で，用法特許の関係で先発医薬品がもっている適応が後発医薬品にはないことも珍しくありません．

Q.40で紹介した先発品のザイボックス®注射液・ザイボックス®錠と後発品のリネゾリド点滴静注液・リネゾリド錠の適応症の違いは用法特許に関連するもので，ザイボックス®はMRSAへの適応がありますが[1]後発品ではMRSAへの適応はありません[2]．また，公知申請によって先発品が適応症を取得していても後発品では適応症がない場合もあります．

解説

「後発医薬品」とは，先発医薬品の特許権の期限（特許期間）が切れた後に発売される医薬品のことをいいます．医薬品に関する特許には，① 医薬品の成分などの一定の使用目的をもった化学物質に対する特許である「物質特許」，② 化学物質の製造法に対する「製法特許」，③ 医薬品の製剤上の工夫に対する「製剤特許」，④ 効能・効果などに対する「用途特許」の4つがあり，特許の期限は特許を出願した日から20年間と決められています[3]．

通常，医薬品に関わる最初の特許申請は，新規化学物質に対する「物質特許」になります．医薬品は物質特許を出願してから非臨床試験・臨床試験を経なければならないので，一般的に新規化学物質を発見してから製造承認を受けて上市されるまでには9〜17年かかるため，市場で使用されるようになってからの特許期間は，3〜11年程度しか維持できないことになってしまいます[4]．

そこで特許の権利を守るために適用されるのが特許期間延長制度です．この制度は，医薬品にも5年を限度に適用されるため，医薬品の特許期間は最初の特許を出願してから最大で25年となります．また，効能・効果の追加によって新たに発生する特許として「用途特許」がありますが，「用途特許」の期間は最長で5年になります．

特許の違い

医薬品に関わる特許のなかで，「物質特許」がもっとも早く特許期間が切れるため，最初の特許申請から最大でも25年後には後発医薬品の製造・販売が可能になるわけですが，これまでは後発医薬品発売のためには「物質特許」のほかに，効能・効果に関する「用途特許」の期間も満了している必要がありました．そのため，基本的に先発医薬品と後発医薬品の間で効能・効果に違いはなかったのですが，厚生労働省が「医療用後発医薬品の薬事法上の承認審査及び薬価収載に係る医薬品特許の取扱いについて」を各都道府県衛生主管部（局）長宛に通知したことで，先発医薬品の適応症の一部に特許期限が残っていても，特許が切れている適応症についてのみ適応をもった後発医薬品を発売することができるようになりました．

その結果，「先発医薬品と適応症が一致しない後発医薬品」が生まれることになり，弊害としてヒヤリハット事例の報告もあります[5]．

公知申請

また，適応特許のほかに公知申請による違いもあります．先発品において公知申請により効能・効果の追加申請が行われた場合，後発品製薬会社の選択肢としては，①先発品と同時期に公知申請する，②先発品が公知申請して承認を得た後に，一部変更承認申請を行う，の2つの方法があります．しかし，後発品が標準先発品と同時期に公知申請を行ったとしても保険適用は先発品より約半年遅れになりますし，一部変更承認申請の場合では約1年程度の遅れが生じます．本来，先発品と後発品での適応の差をなくすために先発品で公知申請が行われた場合には後発品でも速やかな対応が望まれますが，現実的には申請資料，審査費用の負担が大きく異なるため，必ずしも公知申請が行われていないのが現状です．

（坂野昌志）

文献
1) ザイボックス®注射液600 mg添付文書（第18版），2014年8月改訂．
2) リネゾリド点滴静注液600 mg「明治」添付文書（第1版），2015年2月作成．
3) 特許庁ホームページ．Available at: 〈https://www.jpo.go.jp/indexj.htm〉
4) 存続期間延長制度う改正案－医薬品産業全体の発展に寄与するために－．Available at: 〈http://www.jpo.go.jp/shiryou/toushin/shingikai/pdf/entyou-wg03_shiryou/entyou-wg_shiryou03.pdf〉
5) 堀 里子ほか：医薬品情報学，9：205-209，2007．

57

Q 抗菌薬がダラダラと続いているような気がします．抗菌薬の投与中止の判断要素を教えてください．

A 抗菌薬の標準的な治療期間を逸脱していないか？ 免疫抑制状態や人工物挿入ではないか？ CRP・白血球数・熱型のみでなく，標的臓器の感染兆候は改善しているか？ この患者の抗菌薬治療のゴールは？ といったことを考え，判断することが必要です．

解説

　抗菌薬がダラダラ使用されている根拠はどこにあるのか？ という命題に答える必要性があるかと思います．まず，対象症例の処方医の治療方針と患者の臨床経過を把握し，もし抗菌薬を中止したら，どういう経過をたどるかを想定する必要があります．必ずしも抗菌薬治療でその感染症が完全に治癒しない場合もあり，その感染症患者の抗菌薬治療のゴールはどうか？ ということも確認します．抗菌薬を長期に投与することのデメリットとしては，耐性菌の出現，医療コストの増大，副作用の発現が主たるものですので，不必要な抗菌薬治療の延長を避けることは，感染対策の観点からも重要です．

　抗菌薬の長期投与で遭遇するケースを考えてみましょう．①重症感染症，②難治性感染症，③手術適応であるが手術できない感染症，④膿瘍からのドレナージがうまくいかない場合，⑤耐性菌による感染症，⑥繰り返す誤嚥性肺炎，⑦抗菌薬が効かない，⑧非定型好酸菌感染症，⑨結核，⑩がん化学療法に伴う発熱性好中球減少症，⑪HIVに伴う感染症などが考えられます．いずれも感染症の診断・治療が正当であることが前提ですので，そもそも感染症なのか？ 想定した起因菌は正しいか？ 選択した抗菌薬は妥当か？ といった感染治療の大原則を再度考えなければなりません[1,2]．特に注意したいのは，抗菌薬の過小投与の長期例であり，耐性菌出現の温床になりかねません．

　感染症治療が難渋した場合，感染症診療で考える感染臓器，微生物，抗菌薬の各項目について再考することが最も重要です．すべての薬剤師が抗菌薬に精通しているわけではなく，すべての医師が感染症診療をマスターしているわけではないことも考慮すべきです．

表57-1 標準的な抗菌薬治療期間例

診断名	起因菌	治療期間	診断名	起因菌	治療期間
髄膜炎	髄膜炎菌	7〜10日	膀胱炎	大腸菌	3日
	肺炎球菌 インフルエンザ菌	10〜14日	急性腎盂腎炎	大腸菌	14日
			再発腎盂腎炎	大腸菌,緑膿菌など	最低28日
咽頭炎	化膿性連鎖球菌	10日	慢性前立腺炎	大腸菌,緑膿菌など	最低28日
肺炎	肺炎球菌	5日	菌血症	表皮ブドウ球菌	7日
	マイコプラズマ	14日		黄色ブドウ球菌	最低14日
	緑膿菌	21日		グラム陰性桿菌	10〜14日
腹膜炎	グラム陰性桿菌 ± 嫌気性菌	10〜14日		カンジダ属	14日
			化膿性関節炎	黄色ブドウ球菌	28日
偽膜性腸炎	C. difficile	10〜14日	急性骨髄炎	黄色ブドウ球菌	6週間

抗菌薬投与中止の目安

　抗菌薬の投与中止の目安として,市中肺炎では解熱（37℃以下）,白血球数増加の改善（正常化）,CRPの改善（最高値の30％以下への低下）,胸部X線陰影の明らかな改善が推奨されていますが[3],一般的に抗菌薬の投与期間は一様には決められません.**表57-1**に示した標準的な投与期間を参照に,患者の自覚症状,感染巣の局所症状,バイタルサインといった感染臓器特異的なパラメータの改善を重視すべきとも考えられています.また,最近では『日本版敗血症診療ガイドライン』においても抗菌薬中止にはプロカルシトニンを考慮してもよいと報告があります[4].

　感染性心内膜炎,細菌性肝膿瘍,再発性腎盂腎炎,骨髄炎,ブドウ球菌血症では,抗菌薬が長期投与になることが示されており[5],標準的な治療期間を加味して,抗菌薬の治療期間の妥当性を検討しなければなりません.

　同じ疾患名の感染症患者でも,抗菌薬の治療期間が異なる場合があります.これは,抗菌薬を受ける患者の状況（宿主）によっても影響を受けるということを覚えておきましょう.たとえば,免疫抑制状態や人工物（カテーテルなど）挿入患者などでは,抗菌薬が効きにくいことがあり,長期に抗菌薬が投与されることもあります.

（片山歳也）

文献
1) 日本感染症学会・日本化学療法学会 編:抗菌薬使用のガイドライン,pp.1-9,協和企画,2005.
2) 青木 眞:レジデントのための感染症診療マニュアル 第3版,pp.1-34,医学書院,2015.
3) 日本呼吸器学会呼吸器感染症に関するガイドライン作成委員会 編:成人市中肺炎診療ガイドライン,pp.38-39,日本呼吸器学会,2005.
4) 日本集中治療医学会Sepsis Registry委員会 編:日本版敗血症診療ガイドライン,日本集中治療医学会雑誌,20:124-173,2013.
5) 荒岡秀樹:抗菌薬について内心疑問に思っていることQ&A,大曲貴夫 編,pp.210-216,羊土社,2009.

58 抗菌薬選択の理由を医師に聞きたいのですが，どのように聞けばよいでしょうか？

A 漠然と「どうしてこの抗菌薬なのですか？」ではなく，聞くべきポイントを明確にすることが望ましいです．「どの（臓器の）感染症で」，「どんな微生物に対して」使用しているか，など具体的な質問をするといいかもしれません．また，聞くタイミングも重要です！

解　説

　単純に「処方意図を知りたい！」という場合，処方医に「この抗菌薬を選んだ理由を教えてほしい」と素直に聞いてみるのが一番いいかもしれませんし，そこで得られた知識は大きな財産になるはずです．

　ここではせっかくなので，医師の選択した抗菌薬に疑問があり，疑義照会という形で医師の処方意図を確認しつつ，代替薬を提案することを想定してまとめます．

疑義照会は具体的に

　疑義照会は，薬剤師法第24条「薬剤師は，処方せん中に疑わしい点があるときは，その処方せんを交付した医師，歯科医師又は獣医師に問い合わせて，その疑わしい点を確かめた後でなければ，これによって調剤してはならない」において薬剤師に認められた「権利」であるとともに，医師の処方内容に疑問を感じた場合に薬剤師がすべき「義務」でもあります．

　多くの場合，疑義照会は「電話を介して」のコミュニケーションのため，質問の仕方には十分な配慮が求められます．たとえば，2009年に起こったサクシン®（現在はスキサメトニウムに名称変更）とサクシゾン®の誤投与に伴う医療事故を契機に，日本病院薬剤師会から出された通達[1]においても，「処方意図を確認するなど，具体的な疑義内容を示して照会を行うことが重要」と記載されています．この"具体的な"が重要なポイントです．つまり，この通達では単に「サクシン®でいいでしょうか？」と医師に確認する

のではなく，「"筋弛緩剤であるサクシン®"でいいでしょうか？」と，より具体的な質問をすることを注意喚起しています．

　抗菌薬選択の理由を聞くうえでも"具体的な"質問をする姿勢が重要になります．漠然と聞いても，こちらが知りたい答えを得られるとは限りません．「どの(臓器の)感染症」で，「どんな微生物に対して」使用しているか，など具体的な質問をするといいかもしれません．もちろん，患者背景やカルテの記載情報から答えが推測できることもあるはずですが，医師の真意まではなかなか読み切れないのが現実です．以下に，筆者が遭遇した事例を2つ例示します．

🎧 事例1：抗菌薬の選択について

　アミカシン使用中に，血液培養からはコアグラーゼ陰性ブドウ球菌（coagulase-negative Staphylococci；CNS，グラム陽性菌で基本的にアミノグリコシドは無効）が検出されていた患者の例です．

　この例での疑問は「アミカシンは血液培養から検出されたCNSをターゲットにしているのか？ それとも，ほかの感染を疑って使用しているのか？」となるかと思います．もちろん，その答えはとても興味深いのですが，この場合，ただ聞いて終わりというわけにはいきません．むしろアミカシンが選択された理由以上に適切な抗菌薬（この場合は，カテーテル感染の症例であり，バンコマイシンを提案するつもりでした）に変更することが重要です．以下，その時のやり取りです（脚色あり）．

薬剤師　「A先生，今よろしいでしょうか？」
医師A　「はい」
薬剤師　「Ⅰ病棟の▲▲さんのアミカシンの件で教えていただきたいことがあるのですが」
医師A　「何でしょう？」
薬剤師　「△月×日からアミカシンが開始され，血液培養でCNSが検出されています．アミカシンはこのCNSを狙っているのでしょうか？ それとも，ほかの感染を考えてのことでしょうか？」
医師A　「CNSを考えてますが」
薬剤師　「アミカシンはグラム"陰性菌"に有効な薬で，CNSのようなグラム"陽性菌"には無効とされています．どうして選ばれたのか教えていただくことは可能でしょうか？ 場合によっては，他剤への変更を考慮したほうがいいかもしれません」
医師A　「感受性試験で，"S"になってる薬で一番上にあったから……」

　これは明らかに不適切な抗菌薬使用の1例ですが，医師は感受性試験の結果を「きちんと確認したうえで」処方しています．このため，不適切ではありますが，安易に否定

しにくい部分があります．

薬剤師　「確かに，感受性試験では，アミカシンは"S"になっています．ただ，臨床的には，アミカシンが効く可能性は低いので，グラム陽性菌に有効なバンコマイシンへの切り替えを検討していただけないでしょうか？」
医師A　「わかりました，検討します」

この症例の結果としては，その担当医は感染症科にコンサルトし，アミカシンはバンコマイシンに変更されました．

事例2：抗菌薬の投与量について

カテーテル感染が疑われ，バンコマイシンがエンピリックに開始された63歳の患者の例です．血清クレアチニンは1.07 mg/dL，Cockcroft-Gaultの式で計算されるクレアチニンクリアランスは57 mL/分と，やや腎機能が低下している症例ですが，初期投与量は500 mg 6時間ごとでした．

バンコマイシンは腎排泄型の薬剤であり，腎機能に応じた投与をしなければいけません．過量投与のリスクがあるため，即日，処方医に問い合わせました．

薬剤師　「B先生，今よろしいでしょうか？」
医師B　「いいですよ」
薬剤師　「Ⅱ病棟の△△さんのバンコマイシンの件で教えていただきたいことがあるのですが」
医師B　「はい」
薬剤師　「今日からバンコマイシン投与が開始されていますが，この方の腎機能を考えると，投与量が多すぎる可能性があります．どうしてこの投与量にされたのですか？」
医師B　「え？どうしてって，能書（添付文書）には500 mg 6時間ごとって書いてあるよね？」

実は電話をする時点で，ほかの投与計画に変更してもらうことを考えていたのですが，この言葉を聞いて，医師の設定した初期投与量を否定できなくなってしまいました．結果的には「不適切な投与量」かもしれませんが，添付文書を確認して処方した医師の行動は，「適切な」対応だと思います．

薬剤師　「そうですよね．確かに添付文書にはそう書いてありますよね．ただ，繰り返しになりますが，この患者の腎機能では，添付文書どおりに投与すると多すぎるかもしれません．バンコマイシンは血中濃度を測定できる

	薬ですので，明日，血中濃度を測定していただくことは可能でしょうか？」
医師B	「まあ，そういうなら，了解です」
薬剤師	「ありがとうございます．それでは，明日の測定結果を確認したうえで，改めてご連絡しますので，また相談させてください」

翌日の測定結果はピーク値：24.0 μg/mL，トラフ値：17.6 μg/mL でした．解析の結果，まだ非定常状態であることもわかり，さらに血中濃度が上昇することが予想されたため，1,000 mg 12時間ごとの投与を推奨し，投与法が変更となりました．

疑義照会からできる抗菌薬適正使用

2例目に提示したバンコマイシンのTDMの事例では，「どうしてこの投与量にされたのですか？」と質問しており，具体化した問い合わせの仕方という観点では，あまりよい例ではありませんが，あえて紹介させていただきました．いずれも，結果的には「不適切な抗菌薬の使用例」ですが，医師Aは「感受性結果を確認」し，医師Bは「添付文書を確認」しています．この行動を否定することはできず，2例とも「あなたは間違っているから，抗菌薬または投与法を変えてください」ということはできません．このようなシチュエーションでは，会話の流れで結論が変わることが多々ありますが，処方医の行動を否定しないように配慮しつつも，「患者に最適な治療をしたい！」という気持ちが活路になると思います．1例目のアミカシンの例では，薬剤師の疑義照会がきっかけではありましたが，最終的な抗菌薬変更の決断は，感染症専門医の助言が決め手となっていました．このように，1人で抱え込まず，困ったときは誰かに相談することも重要です．

いずれにしても，不適切な抗菌薬の使用は患者の予後に影響することが知られているため[2,3]，処方内容に疑問を感じた場合に医師への疑義照会を行うことは，薬剤師として果たすべき役割と考えられます．

最後になりますが，疑義照会において，薬剤師は明確な回答を求める傾向があると思います．しかし，エンピリックセラピーの段階では医師も明確な回答はできないことがあることを理解しておくことも重要です．また「今よろしいでしょうか？」と確認し，聞くタイミングを間違えないことも大切です．迅速な対応でなくても構わない場合には，電話をかけ直したほうがいいこともあると思います．そのような判断も含め，医師の意図を聞くためには，日ごろの積み重ねも重要[4]ですよね．

（望月敬浩）

文献
1) 日本病院薬剤師会：疑義照会の徹底及び医薬品安全管理手順書等の緊急点検について，2008.
2) Micek ST, et al: Antimicrob Agents Chemother, 49: 1306-1311, 2005.
3) Lodise TP Jr, et al: Antimicrob Agents Chemother, 51: 3510-3515, 2007.
4) 大曲貴夫ほか：感染症チーム医療のアプローチ，南江堂，2009.

59 TDMや血中濃度解析をせずに抗MRSA薬を使う医師を、どう説得したらよいでしょうか？

A まずはTDMを実施することで得られるメリットを示すことが大切です。最大のメリットは、TDM＋血中濃度解析を行うことで、治療期間を短縮できる可能性があることです。さらに、TDMには保険点数の算定が認められているために、診療科の収益があがるということも伝えるとよいでしょう。

解説

抗MRSA薬にはバンコマイシン、テイコプラニン、アルベカシン、リネゾリド、ダプトマイシンがありますが、バンコマイシン、テイコプラニン、アルベカシンはTDMを実施することで保険点数の算定が認められています。リネゾリドはTDMの必要がないと考えられている薬剤であるために通常はTDMを実施しませんし、保険点数の算定も認められていません。

保険点数は「特定薬剤治療管理料」として「薬物血中濃度を測定して計画的な治療管理を行った場合」に算定できますが、現在のところ「計画的な治療管理」に必要なシミュレーション（解析）は算定要件に入っていません。

解析が算定要件に入っていないことが理由かどうかは不明ですが、なかにはTDMを実施しても解析をしない医師や、そもそもTDMのオーダーをしない医師も存在します。

このような場合、TDM解析の重要性を理解し科学的な解析を得意分野とする薬剤師は、積極的なアプローチをする必要があります。しかし、単純に「TDMを出してください」といっても、なかには「必要ない」として聞き入れてくれない医師もいると思います。

医師へのアプローチ

では、どのようにアプローチすればよいかというと、第一にTDM＋解析で得られるメリットを示すことです。最大のメリットとしては、TDM＋解析を実施した場合には、実施しなかった場合に比べて抗MRSA薬の投与期間が短くなることがあげられます。こ

のような治療成績にもつながる具体的な情報は，これまでTDMおよび解析の依頼を出さなかった医師がオーダーを出すようになるよい契機となります．また，耐性菌出現の防止や副作用抑制の面でも，投与された抗MRSA薬が至適血中濃度域にコントロールされていることの重要性[1]を示すとよいでしょう．

また，TDMの実施に保険点数がついていることを知らない医師もいますので，算定できる保険点数についても情報提供をするとよいと考えられます．

このように，①有効な治療が行える，②副作用防止・耐性菌出現防止の効果ももっている，③保険点数がついている，といったことを示したうえでアプローチしたにもかかわらず，「TDM＋解析のオーダーをしない」医師がいたら，それはエビデンスに基づいた治療ではなく，自己流の治療を行っているといえます．抗菌薬は耐性菌を出現させると周辺の環境に大きな影響を及ぼしますので，PK/PDに基づく投与法のようにエビデンスに基づく投与が必要です．特に抗MRSA薬では，不適切な投与による感受性の低下は避けなければなりません．ですから，TDM＋解析によってエビデンスに基づく投与が可能なのに，あえて自己流での投与を行う医師については，感染防止委員会やInfection Control Team（ICT）の医師（ICD）に対策をとってもらうのも有効な手段です．

TDM目標値の新たな基準

また，TDMを行う際の指標や採血ポイントなどは日本化学療法学会と日本TDM学会が共同で発行している『抗菌薬TDMガイドライン』[2]にわかりやすく明記されていますし，このようなガイドラインはTDMに対して理解を示さない医師に対して必要性を説明する際の重要な資料になりますので，各施設に1冊は常備しておくことが重要です．

（坂野昌志）

文献
1) 鈴木仁志ほか：環境感染誌，19：365-372，2004．
2) 日本化学療法学会/日本TDM学会抗菌薬TDMガイドライン作成委員会 編：抗菌薬TDMガイドライン 改訂版，2016．

60 グラム陽性菌への効果を期待してバンコマイシンの併用を提案すべき場面は、どんな時ですか？

ペニシリン耐性腸球菌，ペニシリン耐性肺炎球菌による敗血症，化膿性髄膜炎，表皮ブドウ球菌やコアグラーゼ陰性ブドウ球菌による脳室内シャント感染，感染性心内膜炎，カテーテル関連血流感染などでは，バンコマイシン投与が必要です．

解説

　注射用バンコマイシンが第1選択薬となるのは，バンコマイシンに感性のMRSAによる敗血症，感染性心内膜炎，外傷・熱傷および手術創などの2次感染，骨髄炎，関節炎，肺炎，肺膿瘍，膿胸，腹膜炎，化膿性髄膜炎です（表60-1）．また，腸球菌による尿路感染症，血流感染症，感染性心内膜炎，腹腔内感染症においては，ペニシリン系抗菌薬のアンピシリンが第1選択薬ですが，ペニシリン耐性腸球菌の場合はバンコマイシンが使用され，静菌的作用を示します（表60-1）．腸球菌による菌血症にはアミノグリコシド系薬の併用が必要です[1〜3]．そして，グラム陽性菌（黄色ブドウ球菌，腸球菌による菌血症の場合は，より殺菌的なダプトマイシンを選択することがあります[4]．グラム陽性菌への効果を期待してバンコマイシンの併用のほかに確実に覚えておきたいケースは，バンコマイシンに感性のペニシリン耐性肺炎球菌（penicillin-resistant *Streptococcus pneumoniae*；PRSP）による敗血症，肺炎，化膿性髄膜炎においてもバンコマイシン投与を選択します．PRSPによる髄膜炎が疑われるケースでは，エンピリックセラピーとしてセフォタキシム，またはセフトリアキソンにバンコマイシンを併用します．そして，感受性検査にて肺炎球菌に対するセフォタキシム，またはセフトリアキソンのMICが1μg/mL以上の場合は，バンコマイシンの併用療法を継続することが推奨されています．

　表皮ブドウ球菌などによる脳室内シャント感染の場合もバンコマイシンが使用されます．この場合，バンコマイシンの経静脈的な投与に加え，脳室内へのバンコマイシン局所投与（1日5〜20 mg）が行われることがあり，髄液中のバンコマイシン濃度測定が推奨されています[2]．

　表皮ブドウ球菌の代表格は，コアグラーゼ陰性ブドウ球菌（coagulase-negative

表60-1 黄色ブドウ球菌と腸球菌感染症の比較

	黄色ブドウ球菌	腸球菌
感染の種類	市中感染，院内感染ともに多い	院内感染が多い
感染の特徴	単一感染が多い	ほかの菌（主に腸内細菌）との混合感染が多い
頻度の高い感染症	軟部組織感染症 骨髄炎 血流感染症 感染性心内膜炎	尿路感染症 血流感染症 感染性心内膜炎 腹腔内感染症
菌体の産生するトキシンによる感染症	ブドウ球菌性熱傷様皮膚症候群（SSSS） トキシンショック症候群 食中毒	なし
治療	MSSA 第1選択薬：セファゾリン MRSA 第1選択薬：ダプトマイシン，バンコマイシン，テイコプラニン	ペニシリン感受性菌 第1選択薬：アンピシリン ペニシリン耐性菌 第1選択薬：ダプトマイシン，バンコマイシン，テイコプラニン VRE 第1選択薬：リネゾリド，キヌプリスチン・ダルホプリスチン

（文献1）表1と文献4）より引用改変）

staphylococci；CNS）であることも覚えておくとよいでしょう．CNSの多くは皮膚などの常在菌であるため，血液培養から比較的多く検出され，コンタミネーションの除外が必要です．CNSによるカテーテル関連の血流感染が疑われる例では，血液培養とカテ先培養の両方からCNSが培養されることが必要です．したがって，CNSによるカテーテル関連血流感染例にも，バンコマイシンが投与されることがあります[3]．ほかには，CNSによる感染性心内膜炎や前述で紹介したケースで，アンピシリンにアレルギー歴があれば，バンコマイシンを使用します．また，過去にMRSA感染症に既往がある再感染例では，初期治療でバンコマイシンを使用する場合もあります．

ここで紹介したように，いわゆるMRSA確定感染例以外でも，バンコマイシン投与を推奨するケースを把握しておかなければなりません．"バンコマイシンはMRSAしか使ったらダメ"と思い込んでいると，処方医の治療指針を誤解することにもつながりかねません．

（片山歳也）

文献
1) 大曲貴夫：Infection control，14：798-802，2005．
2) 日本化学療法学会・抗菌化学療法認定医認定制度審議委員会 編：抗菌薬適正使用生涯教育テキスト，pp.155-165，日本化学療法学会，2008．
3) 平潟洋一：化学療法の領域，25：1717-1720，2009．
4) MRSA感染症の治療ガイドライン作成委員会 編：MRSA感染症の治療ガイドライン 改訂版，pp.24-28，杏林舎，2014．

61

Q. グラム陰性菌への効果を期待してアミノグリコシドの併用を提案すべき場面は，どんな時ですか？

A. 原則，アミノグリコシドの併用は推奨されません．ただし，耐性菌を考慮して，①（耐性菌のリスクは低くても）重症患者で抗菌薬をはずしたくない場合，②患者背景や施設の状況から，薬剤耐性菌のリスクが高い場合などでは，併用を考慮してもいいかもしれません．

解 説

　アミノグリコシド系抗菌薬はグラム陰性菌（主に緑膿菌などの好気性グラム陰性桿菌）に有効な薬剤です．しかし，グラム陰性菌には他系統の薬剤（第3・4世代セフェム，カルバペネム，キノロンなど）が第1選択薬になることが多く，アミノグリコシドが単剤で使用されるケースはあまりありません．

　では，本問のような「グラム陰性菌への効果を期待してアミノグリコシドの併用を提案すべき場面」とは，どんな時でしょうか？

　原因菌が同定された場合のディフィニティブセラピーでは，その微生物に合わせた抗菌薬を選択する必要があります．たとえば，アミノグリコシドのみに感受性のある耐性緑膿菌が検出された場合です．このため，微生物が明確なディフィニティブセラピーではなく，微生物を「推定」している段階であるエンピリックセラピーにおけるアミノグリコシド併用の意義をここでは考察します．

β-ラクタムとアミノグリコシドの併用療法のエビデンス

　表61-1に敗血症（sepsis）と発熱性好中球減少症において，β-ラクタムにアミノグリコシドを併用した場合の有効性・安全性に関するデータをまとめました[1,2]．

　簡潔にまとめると，有効性の上乗せなく，有害事象のリスクだけが高くなることになります．なお，表61-1には示していませんが，微生物の耐性化に関するアミノグリコシド併用の影響は明確ではありません．

表61-1 β-ラクタムとアミノグリコシドの併用に関するエビデンス

	死亡率	腎障害
敗血症（sepsis）	0.97 (0.73〜1.30)	0.30 (0.23〜0.39)
発熱性好中球減少症	0.87 (0.75〜1.02)	0.45 (0.35〜0.57)

データはリスク比（95％信頼区間）
1未満：β-ラクタム単剤群が良好，1を超える：併用群が良好
ただし，95％信頼区間が1をまたいでいるときは有意差なし
　　　　　　　　　　　　　　　　　　　　　　　　　　（文献1，2）より作成

このため，かつては発熱性好中球減少症においてはβ-ラクタムとアミノグリコシドの併用療法が推奨されていましたが，現状ではアミノグリコシドの併用は敗血症性ショックや緑膿菌感染症など，症例を限定して行うことが推奨されています[3,4]．

アミノグリコシドの併用を提案すべき場面とは

アミノグリコシドに限らず，抗菌薬を併用する意義として，①耐性菌対策（防止または遅延），②抗菌スペクトラムの拡大，③相加または相乗作用，④異なる成長段階に作用する抗菌薬の併用，⑤異なる作用機序（例：細胞壁合成阻害薬＋タンパク合成阻害薬）で微生物の毒素放出を防ぐ，という理由が考えられています[5]．

今回のアミノグリコシドの併用は，主に「②抗菌スペクトラムの拡大」を考慮した作戦となりますが，前述のようにその有用性は高くありません．しかし，ショックまたは血圧低下が起きた重症患者では，微生物の感受性が判明するまで，アミノグリコシドの併用を推奨する報告も存在します[6]．また，アミノグリコシドは，その使用量の少なさのためか比較的感受性が保たれていることも多く（この点は施設ごとに異なるため，自施設のデータを確認してください），他剤に耐性の微生物をカバーすることが可能な場合があります．

以上より，①（耐性菌のリスクは低くても）重症患者で抗菌薬をはずしたくない場合，②患者背景や施設の状況から薬剤耐性菌のリスクが高い場合には，患者の救命を最優先し，アミノグリコシドの併用を考慮すべきと思われます．もし，その後，病原微生物が判明した，または患者の状態が安定したなどの変化があれば，de-escalation（抗菌薬の変更やアミノグリコシドの中止）を考慮すればよいと考えられます．

（望月敬浩）

文献
1) Paul M, et al: Cochrane Database Syst Rev, 1: CD003344, 2014.
2) Paul M, et al: Cochrane Database Syst Rev, 6: CD003038, 2013.
3) Freifeld AG, et al: Clin Infect Dis, 52: e56-93, 2011.
4) 日本臨床腫瘍学会 編：発熱性好中球減少症（FN）診療ガイドライン，南江堂，2012.
5) 岩田健太郎：感染症のコントラバーシー——臨床上のリアルな問題の多くは即答できない，医学書院，2011.
6) Craig WA: Crit Care Clin, 27: 107-121, 2011.

62

Q 抗菌薬を服用してから赤い湿疹が出たと夜間に薬局に連絡がきました．どう対応すればよいのですか？

A 早急に病歴と薬歴を確認し，さらに患者から症状の時間的経過を確認します．重篤であれば早急な病院受診を，そうでなければ主治医に疑義照会を行い対応します．

解説

この場合，抗菌薬による過敏反応をまず考慮して，患者から詳細な聞き取りをし，症状が急性で重篤かどうかの判断を行います．この時，患者はかなりの不安感と不信感をもって連絡してきている場合もあるため，相手の立場を考慮し，医療スタッフ側の問診における言葉遣いに注意が必要です．

❶ First Step

早急に患者のカルテもしくは病歴と薬歴を把握します．そして症状に関する時間的前後関係を聞き取ります[1]．

> 例："最初に症状に気がついたのはいつですか？" "赤い湿疹はどんどんひどくなっていますか？" "その抗菌薬はいつから服用を始めましたか？" "抗菌薬は指示どおりに服用されてましたか？" "過去に抗菌薬でアレルギーといわれたことはありましたか？" "何かほかに薬や健康食品を摂取されましたか？" など

❷ Second Step

●症状が明らかに進行していると考えられた場合

重篤な薬疹，アナフィラキシーショック，皮膚粘膜眼症候群，中毒性皮膚壊死症候群（表62-1）の可能性があるのかどうかを判断し，早急に病院を受診推奨すべきか判断しなければなりません．ここでは重篤な症状の有無について聞き取ります．

> 例："38℃以上の熱はありますか？" "目の充血はありますか？" "唇のただれはありますか？" "皮膚の広い範囲が赤くなっていますか？" など[2]

通常，ここまで情報収集できた時点で，早急に主治医に判断を仰ぎます．主治医に連絡が取れない場合は，救急搬送にて対応します．

表62-1 皮膚粘膜眼症候群と中毒性皮膚壊死症候群の特徴

	皮膚粘膜眼症候群 Stevens-Johnson syndrome (SJS)	中毒性皮膚壊死症候群 Toxic epidermal necrolysis (TEN)
発生頻度	1〜6人/100万人/年	0.4〜1.2人/100万人/年
自覚症状*	発熱（38度以上），眼の充血・眼脂，唇のびらん・疼痛，外陰部のびらん，咽頭痛，排尿排便時痛，呼吸苦，皮疹	左記に同じ
好発時期*	被疑薬投与2週間以内が多いが，数日以内あるいは1ヵ月以上のこともある	左記に同じ
主要所見* （必須）	皮膚粘膜移行部の重篤な粘膜病変（出血性あるいは充血性）	体表面積の10％を超える水疱，表皮剥離，びらん
	しばしば認められるびらんもしくは水疱は，体表面積の10％未満	ブドウ球菌性熱傷様皮膚症候群（SSSS）を除外できる
	発熱	左記に同じ
報告があった 抗菌薬	クラリスロマイシン，セフカペンピボキシル塩酸塩，テイコプラニン，レボフロキサシン，ミノサイクリン塩酸塩	レボフロキサシン，アモキシシリン，ピペラシリンナトリウム，バンコマイシン塩酸塩

＊夜間電話対応時に必要な情報　　　　　　　　　　　　　　　　　　　　（文献2）より引用）

●**症状が明らかに進行していない，もしくは判断できない場合**

　主治医に被疑薬の中止について判断を仰ぎます．一般的に，投与を中止してすぐに病院を受診，投与を中止して症状の改善がなければ病院を受診，そのまま投与を継続して症状の経過観察，といった対応が多いかと思います．

　ここで注意が必要なのは，抗菌薬を服用している原疾患によっては，簡単に服用中止ができないケースがあるということです．そういった場合には，病院に受診し，抗アレルギー薬やステロイド剤が追加投与され，抗菌薬は服用継続となります．すなわち，患者が訴える症状は，原疾患の悪化によるものなのか，もしくは投与薬剤による副作用なのかの両側面を薬剤師は常に考えなければなりません．

❸ Third Step

　患者の今後の対応について，迅速かつ丁寧，正確に伝えます．伝達内容によっては患者はパニックになりますので，シンプルに不安を増大させないよう伝えましょう．

　抗菌薬に関連するほかの副作用としては，ミノサイクリンで薬剤性過敏症症候群（drug-induced hypersensitivity syndrome；DIHS）の報告があります．このDIHSは対象医薬品を中止しても症状が改善しないのが特徴です．原因医薬品の服用後2〜6週間以内に発症することが多いですが，数年間服用後に発症することもあります．原因としては，ヒトヘルペスウイルス-6（HHV-6）の再活性化が考えられています[3]．

〔片山歳也〕

文献
1）土井朝子ほか：抗菌薬について内心疑問に思っていることQ&A，大曲貴夫 編，pp.193-197，羊土社，2009．
2）日本医薬情報センター：重篤副作用疾患別対応マニュアル第1集，pp.5-49，日本医薬情報センター，2007．
3）厚生労働省 編：重篤副作用疾患別対応マニュアル　薬剤性過敏症症候群．Available at:〈http://www.info.pmda.go.jp/juutoku/file/jfm0706001.pdf〉

63 検査結果に基づき抗菌薬が変更され，患者は不安に感じています．どのような説明が適切でしょうか？

抗菌薬の変更については，主治医から患者に説明することが一般的ですが，患者はその状況をよく理解できていない場合が多く，不安に感じることも多いようです．したがって，より適した抗菌薬が投与される意義について，丁寧に説明する必要があります．

解　説

　抗菌薬が処方変更される状況には，①起因菌が判明してより適した抗菌薬に変更する場合，②想定した起因菌は正しかったが，抗菌薬メニューを変更する場合，③感染症のフォーカスが変わり，抗菌薬メニューを変更する場合，④抗菌薬の副作用が発現した場合，⑤注射用抗菌薬を経口抗菌薬に変更する場合などが考えられます（表63-1）．いずれにしても，患者にとって抗菌薬の種類が変更されることは不安です．また，抗菌薬を変更することについての説明不足は，治療への不信感につながりますので注意が必要です．

　すべての症例ではありませんが，医師は患者に対して「明日からもっと効く抗菌薬に変えますね」と説明することがあります．その後，薬剤師は患者への服薬指導時に患者から，「もっと効く抗菌薬ってどういうことですか？　最初から効く薬ではなかったのですか？」「どうして薬を変えないといけないのですか？」や，さらに神経質な患者では「今の薬は自分に合わなかったのでしょ？」「全然，治ってないのでは？」などといわれるかもしれません．ほかの疾患の治療薬と比較すると，降圧薬などでは薬剤をコロコロと変えることはあまりないですし，抗がん薬も同様かと思います．しかし，抗菌薬の処方変更が多いのは，その診療の特徴を理解すればわかることですが，患者にとっては簡単なことではありません．また，患者は採血結果や検査結果（X線やCT）も気にしており，医師からの説明内容をしっかりと理解していないことも少なくありません．

表63-1 抗菌薬が処方変更されるケース例

① 起因菌が判明してより適した抗菌薬に変更する場合
- 緑膿菌を想定してエンピリックセラピーを開始したが，起因菌が肺炎桿菌と判明
  メロペネム → セフトリアキソン
- MRSA を想定してエンピリックセラピーを開始したが，起因菌が MSSA と判明
  バンコマイシン → セファゾリン

② 想定した起因菌は正しかったが，抗菌薬メニューを変更する場合
- 大腸菌を想定してエンピリックセラピーを開始したが，起因菌が ESBL 大腸菌と判明
  アンピシリン → メロペネム
- 腸内細菌属と嫌気性菌を想定してエンピリック治療を開始したが，嫌気性菌が関与する重症腹膜炎が判明
  フロモキセフ → メロペネム ＋ メトロニダゾール

③ 感染症のフォーカスが変わり，抗菌薬メニューを変更する場合
- 肺炎球菌による肺炎および尿路感染を想定してエンピリックセラピーを開始したが，レボフロキサシン耐性大腸菌による尿路感染のみと判明
  レボフロキサシン → メロペネム

④ 抗菌薬の副作用が発現した場合
- 重症院内肺炎にてメロペネムを投与したら，薬疹が出た
  メロペネム → タゾバクタム・ピペラシリン

⑤ 注射用抗菌薬を経口抗菌薬に変更する場合
- カンジダ属による肺炎にてミカファンギン注射薬を投与し，症状が改善して内服へ移行する場合
  ミカファンギン注射薬 → イトラコナゾール内用液
- 誤嚥性肺炎にて絶飲食のため，スルバクタム・アンピシリン注射薬で治療開始したが，起因菌は肺炎球菌と判明し，内服に移行する場合
  スルバクタム・アンピシリン注射薬 → ガレノキサシン内服

抗菌薬治療の変更をより適切に説明するには

感染症治療では，すべての症例で起因菌や感染臓器が判明していないため，近年はエンピリックセラピーとして広域スペクトル抗菌薬を初期治療として使用し，起因菌が判明したら，より適切な抗菌薬に変更します（de-escalation；広域 → 狭域スペクトル抗菌薬）[1,2]．

感染症診療においては，初期に想定した起因菌と後に判明する起因菌が異なる場合もあるため，抗菌薬メニューが変更されることがしばしばあります．さらに異なるケースでは，不明熱で感染症を疑い精査した結果，膠原病やがんと診断されるケースもあり，こういった場合は抗菌薬が中止されます．この場合においても，患者は症状が改善していないのに抗菌薬治療が中止され，不安に思うものです．主治医の治療方針を確認し，患者の不安を増大させないような服薬指導が望まれます．

（片山歳也）

文献
1) JAID/JSC 感染症治療ガイド・ガイドライン作成委員会 編：JAID/JSC 感染症治療ガイドライン―呼吸器感染症―，日本化学療法学会雑誌，62：1-109，2014．
2) 三鴨廣繁ほか：究極のエンピリック治療ハンドブック 第2版，ユニオンエース，2009．

64

難易度1

Q お昼ごろに朝・夕食後の指示のタミフル®の処方せんを患者がもってきました．どのような服薬指導を行えばよいですか？

A 直ちに1カプセル服用してもらい，次回服用は夕食後という指導を行ってください．また，吸入薬のリレンザ®（ザナミビル）の場合も同様で，直ちに2ブリスター吸入をしてもらい，次回吸入は1日2回，朝・夕食後吸入であれば，夕食後からの吸入を指導してください．イナビル®（ラニナミビル）は1回の吸入（成人であれば4吸入）で完了するため投与間隔の問題は生じません．

解説

タミフル®カプセル・ドライシロップ（オセルタミビル）は，インフルエンザ発症後48時間以内に服用を開始することで，インフルエンザ症状が持続する期間を1.5日程度短縮させて，呼吸器合併症や入院症例を減らす効果が知られています[1]が，発症48時間以上経過している場合には，服用の有無が症状緩和までにかかる時間に影響を与えないという報告もあります．そのため，インフルエンザ症状が発症したら，可能な限り早く服用を開始する必要がありますが，いつも指示どおりの服用法がスムーズに実施できるタイミングで処方されるわけではありません．

投与方法の考え方の実例

たとえば，PM0：00に外来受診した患者が保険薬局にPM1：00に処方せんをもってきた場合はどうでしょうか？「可能な限り早く服用を開始」という原則を守れば，PM1：00に1回目の服用をすることになりますが，その次の服用は，夕食後でよいのでしょうか？もしくは，12時間間隔での服用指示に変更したほうがよいのでしょうか？

インフルエンザ感染小児を対象に行われた検討では，初回投与がPM5：00よりも前の場合には，当日の夕食後に2回目の服用を行い，初回投与がPM5：00以降であった場合には，2回目の服用は翌朝にする方法が示されています．この報告の夕食の時間設

表64-1 抗インフルエンザ薬使用時間の目安

食事時間	受診時間	初回服用(吸入)時間	2回目服用	備考
AM7:00（朝食）	AM4:00以前	薬を受け取ったら直ちに服用（吸入）	朝食後	—
	AM4:00以降		夕食後	初回服用から3時間以上経過して食事をした場合は、2回目の服用（吸入）は朝食後でも可
PM8:00（夕食）	PM5:00以前		夕食後	—
	PM5:00以降		朝食後	初回服用から3時間以上経過して食事をした場合は、2回目の服用（吸入）は夕食後でも可

イナビル®は薬を渡したらすぐに吸入させる．成人は1回4吸入，小児は1回2吸入のみ．

定から投与間隔を考えると，3時間以上空けて投与することが基準として設定できる可能性が考えられます[2]．

そのため，**表64-1**に示す方法が考えられますが，基礎疾患のない成人の場合はあえて夕食後の時間を遅くして（食事の有無にこだわる必要はありませんが），初回に3時間間隔で2回服用し，3回目から指示どおりという方法をとっても問題はないと考えられます．

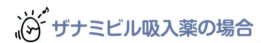ザナミビル吸入薬の場合

吸入薬のザナミビルはインフルエンザ発症48時間以内に投与することで，インフルエンザ症状が2.5日間短くなり[3] 抗菌薬投与が必要な合併症も低下できることが知られています．吸入薬という製剤上の特性から，インフルエンザウイルスの感染部位である気道粘膜上で高濃度になり，吸入後，10秒程度で抗ウイルス効果を発揮するため，オセルタミビルよりも耐性が出現しにくいと考えられています．

ザナミビルは吸入薬であるため食事は関係ありませんが，わかりやすさのために朝夕食後に吸入とされることが多いようです．そのため，オセルタミビルと同じ問題が生じますが，こちらも3時間程度の間隔を空けて，初回・2回目の吸入を行うよう指導することが現実的な対応であると考えられます．

抗インフルエンザ薬の基本は「薬が出たら，その場で服用（使用）すること」です．そして，2回目以降の服用（使用）については，3時間を目安に患者のライフスタイルを考慮した指導になりますので，薬剤師は十分理解したうえで患者指導を行う必要があります．

（坂野昌志）

文献
1) 鈴木 宏ほか：インフルエンザの最新知識Q&A2009，医薬ジャーナル社，2009．
2) 西村康人ほか：薬局，58：57-60，2007．
3) リレンザ®インタビューフォーム（第13版），2015年9月改訂．

65 自然耐性について教えてください.

微生物がもともと持っている能力による耐性を自然耐性と呼びます．薬剤耐性であることに変わりありませんが，抗菌薬の曝露によって耐性化した獲得耐性とは区別されます．原則として，自然耐性とされている抗菌薬は，感受性試験の結果に関係なく選択されることはありません．

解説

抗菌薬を選択する場合，エンピリックセラピーではアンチバイオグラムを，ディフィニティブセラピーでは感受性結果を確認すると思います．有効な抗菌薬を選択するためには，アンチバイオグラムを確認して，外す確率の低い抗菌薬を選択したり，感受性結果を確認して，「S：感性」の抗菌薬を選択したりすることが必要になります．もちろんこれらの条件をクリアしつつ，より狭域で教科書的・エビデンス的にも推奨される抗菌薬を最終的には選択します．その過程の中で押さえておきたい情報の一つが自然耐性です．

自然耐性と獲得耐性

イメージ図を図65-1に示しました．自然耐性は微生物がもともと持っている能力（たとえば，β-ラクタマーゼ産生や細胞内に抗菌薬が取り込まれにくい，など）による耐性であり，抗菌薬の曝露に関係ありません．一方で，獲得耐性は抗菌薬の曝露により，も

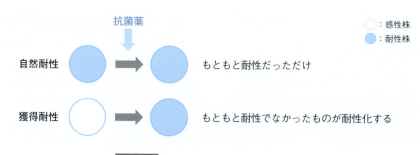

図65-1 自然耐性と獲得耐性の違い

表65-1 自然耐性の一覧表

微生物		自然耐性の薬剤
グラム陰性菌	腸内細菌共通	ベンジルペニシリン，グリコペプチド，マクロライド（例外あり），リンコサミド，ストレプトグラミン，リファンピシン，ダプトマイシン，リネゾリド 上記に加えて下記が追加
	C. freundii	アンピシリン，アモキシシリン・クラブラン酸，セファゾリン
	E. cloacae	アンピシリン，アモキシシリン・クラブラン酸，セファゾリン
	Klebsiella	アンピシリン
	S. marcescens	アンピシリン，アモキシシリン・クラブラン酸，セファゾリン，ポリミキシンB
	ブドウ糖非発酵グラム陰性桿菌共通	ベンジルペニシリン，グリコペプチド，マクロライド，リンコサミド，ストレプトグラミン，リファンピシン，ダプトマイシン，リネゾリド 上記に加えて下記が追加
	A. baumannii	アンピシリン，アモキシシリン・クラブラン酸，セファゾリン，セフトリアキソン，ホスホマイシン
	P. aeruginosa	アンピシリン，アモキシシリン・クラブラン酸，セファゾリン，セフトリアキソン，ST合剤，チゲサイクリン
	S. maltophilia	アンピシリン，アモキシシリン・クラブラン酸，ピペラシリン，ピペラシリン・タゾバクタム，セファゾリン，セフトリアキソン，セフタジジム，イミペネム，メロペネム，アミノグリコシド，ホスホマイシン
グラム陽性菌	共通	アズトレオナム，ポリミキシンB，ナリジクス酸 上記に加えて下記が追加
	S. saprophyticus	セフタジジム，ホスホマイシン
	E. faecalis	セファロスポリン，アミノグリコシド*，エリスロマイシン，クリンダマイシン，キヌプリスチン・ダルホプリスチン
	E. faecium	セファロスポリン，アミノグリコシド*，エリスロマイシン

＊アミノグリコシド：高度耐性でない場合はペニシリンやグリコペプチドと相乗作用を示す

　ともと耐性でなかった薬剤に対して，耐性化する場合となります．ただし，中には一定の割合で存在していた耐性傾向の強い微生物が，抗菌薬の存在で感受性菌が淘汰されたことにより表面化してくることもあります．

　薬剤耐性という意味では自然耐性と獲得耐性はまったく同じで，結果として，耐性となっている抗菌薬を選択することはありません．しかし，抗菌薬を選択する過程においてその意味合いは異なります．つまり，自然耐性の場合は感受性試験の結果に関係なく，その抗菌薬を選択することはなく，迷う余地はありません．逆に獲得耐性の場合には，感受性試験の結果次第で，同じ抗菌薬でも使用できる場合とできない場合が分かれてきます．

意外と多い自然耐性

　自然耐性とされている微生物と抗菌薬の関係を**表65-1**に示しました[1]．有名なところではアンピシリンが無効なクレブシエラ，セフェムが無効な腸球菌になるかと思います．エンピリックセラピーでこれらの微生物を推定した抗菌薬を選択する場合には，自然耐性となる抗菌薬を避けるようにしてください．

（望月敬浩）

文献
1) Leclercq R, et al: Clin Microbiol Infect, 19: 141-160, 2013.

耐性菌といわれているものと抗菌薬の関係を教えてください．

表66-1に主な耐性菌の略称，表66-2に耐性菌の特徴をまとめましたので，参照してください．

解説

1940年代のペニシリン実用化以降，抗菌薬と微生物はいたちごっこを繰り返してきました．つまり，微生物は抗菌薬に耐性化する → その耐性菌に有効な抗菌薬を開発する → またその新薬に対する耐性菌が出現する，といった感じです．そのため，かつては耐性菌対策＝新薬の開発という時代がありましたが，いつの間にか抗菌薬の開発は減り，現在は耐性菌対策＝新薬の開発ではなく，今ある抗菌薬を有効利用しながら耐性菌と戦っていくべき時代になっていると考えられます．抗菌薬適正使用の推進には耐性菌の理解は欠かせません．表66-1に主な耐性菌の略称，表66-2に耐性菌の特徴をまとめました．

耐性菌と抗菌薬の関係

たとえば，MRSA（メチシリン耐性黄色ブドウ球菌）の場合，名前のとおり，メチシリン（わが国ではすでに発売中止）に耐性の黄色ブドウ球菌です．しかし，メチシリンだけに耐性を示すわけではなく，ほかのペニシリンやセフェムにも耐性となります．つまり，使用できる抗菌薬が限定されることになります．結果として，わが国では抗MRSA薬として存在するバンコマイシンなどが治療薬として選択されます．このように，耐性菌の場合，使用できる抗菌薬が限定されることが問題となります．

また，耐性菌を理解するうえで押さえておきたいことは，自然耐性（その微生物自体にもともと存在している耐性機構，p.206 Q65参照）です．たとえば，セフェムが無効な腸球菌（p.42 Q3参照），ペニシリンが無効なクレブシエラ，β-ラクタマーゼを産生するバクテロイデス属などは有名です．

ここでは，抗菌薬治療における耐性菌について記載しました．しかし，医療現場では抗

表66-1 主な耐性菌の略称一覧

略称	日本語名
PRSP (Penicillin-resistant *Streptococcus pneumoniae*)	ペニシリン耐性肺炎球菌
MRSA (Methicillin-Resistant *Staphylococcus aureus*)	メチシリン耐性黄色ブドウ球菌
VRSA (Vancomycin-Resistant *Staphylococcus aureus*)	バンコマイシン耐性黄色ブドウ球菌
VRE (Vancomycin resistant *enterococcus*)	バンコマイシン耐性腸球菌
MDRP (Multidrug-resistant *Pseudomonas aeruginosa*)	多剤耐性緑膿菌
MDRA (Multidrug-resistant *Acinetobacter*)	多剤耐性アシネトバクター属
BLPAR Haemophilus influenzae (β-lactamase producing ABPC-resistant *Haemophilus influenzae*)	β-ラクタマーゼ産生アンピシリン耐性インフルエンザ菌
BLNAR Haemophilus influenzae (β-lactamase-nonproducing ABPC-resistant *Haemophilus influenzae*)	β-ラクタマーゼ非産生アンピシリン耐性インフルエンザ菌
ESBL (extended-spectrum β-lactamase)	基質特異性拡張型 β-ラクタマーゼ
MBL (Metallo-β-Lactamase)	メタロ β-ラクタマーゼ産生菌
KPC (*Klebsiella pneumoniae* Carbapenemase)	クレブシエラ・ニューモニエカルバペネマーゼ
NDM (New Delhi metallo β-lactamase)	ニューデリー・メタロベータラクタマーゼ
CRE (Carbapenem-resistant enterobacteriaceae)	カルバペネム耐性腸内細菌

表66-2 主な耐性菌の特徴と選択薬

微生物	定義	耐性機序	疫学[1]	選択薬
PRSP	(髄膜炎) PCGのMIC≧0.12μg/mL (髄膜炎以外) PCGのMIC≧8μg/mL (経口投与) PCGのMIC≧2μg/mL	ペニシリン結合タンパクの変異 (作用点の変化)	12.2%	バンコマイシン
MRSA	MPIPCのMIC≧4μg/mL	ペニシリン結合タンパクの変異 (作用点の変化)	51%	バンコマイシン テイコプラニン アルベカシン リネゾリド ダプトマイシン
VRE	VCMのMIC≧16μg/mL	ペプチドグリカンの変異 (作用点の変化)	0.7%	リネゾリド キヌプリスチン・ダルホプリスチン
MDRP	IPMのMIC≧16μg/mL, AMKのMIC≧32μg/mL, CPFXのMIC≧4μg/mL	抗菌薬の排出機構	3.1%以下*	コリスチン チェッカーボード法を用いた併用療法

*AMK耐性株が3.1%のため，3.1%以下と記載した
PCG：ベンジルペニシリン　MPIPC：オキサシリン　DMPPC：メチシリン　VCM：バンコマイシン　IPM：イミペネム
AMK：アミカシン　CPFX：シプロフロキサシン

菌薬治療の面だけで対応しているだけでは不十分です．実際には，耐性菌を拡散させないための「感染制御」も重要になります．この点については，ほかの成書をご確認ください．

(望月敬浩)

文献
1) 厚生労働省：院内感染対策サーベイランス事業 (JANIS) 2013年1〜12月分年報．
Available at: 〈http://www.nih-janis.jp/report/open_report/2013/3/1/ken_Open_Report_201300.pdf〉

67 CNSについて教えてください.

CNSとは, coagulase-negative staphylococci(コアグラーゼ陰性ブドウ球菌)の略で, 血漿凝固作用のあるコアグラーゼを産生しないブドウ球菌です. コアグラーゼの有無は病原性の強さと関連しているようで, コアグラーゼ陽性ブドウ球菌である黄色ブドウ球菌と比較して, CNSの病原性は低いとされています. 病原性とは対照的に耐性傾向は強く, 約80％がメチシリン耐性です.

解説

CNS（コアグラーゼ陰性ブドウ球菌；coagulase-negative staphylococci）はいろんなジレンマを与えてくれる微生物だと感じています. コンタミネーションの可能性が高く, 抗菌薬使用の必要性に関するジレンマ, 病原性が強くない割に耐性傾向は強いため, 広域抗菌薬が必要となることが多いといったジレンマがあります.

CNSとは

ブドウ球菌は, コアグラーゼを産生する黄色ブドウ球菌とコアグラーゼを産生しないCNSに分類されます. コアグラーゼは血漿凝固作用を持つタンパクで, 病原性の強さに関係しています. このため, 一般的に病原性は黄色ブドウ球菌（MSSAかMRSAにかかわらず）＞CNSとなります. **表67-1**にこれまでヒトでの感染が報告されているCNSについて示しました[1]. また, 皮膚・粘膜などの常在菌であり, 主な微生物についての体内分布を**表67-2**に示しました[1].

CNSが問題を起こす感染症

主に血流感染, 感染性心内膜炎, 人工物（カテーテル, ペースメーカー, シャントなど）の感染, 手術部位感染症が問題となります[2]. *S. saprophyticus*については, 若い女性

表67-1 これまでにヒトでの感染が報告されているCNS18種

微生物	報告症例数	初めて報告された年
S. auricularis	症例報告のみ	1983
S. capitisa	多数の報告例あり	1975
S. caprae	多数の報告例あり	1983
S. carnosusa	症例報告のみ	1982
S. cohniia	症例報告のみ	1975
S. epidermidis	多数の報告例あり	1908
S. haemolyticus	多数の報告例あり	1975
S. hominisa	多数の報告例あり	1975
S. lugdunensis	多数の報告例あり	1988
S. pasteuri	症例報告のみ	1993
S. pettenkoferi	症例報告のみ	2002
S. saccharolyticus	症例報告のみ	1948
S. saprophyticusa	症例報告のみ	1940
S. schleiferia	症例報告のみ	1976
S. sciuria	症例報告のみ	1988
S. simulans	症例報告のみ	1975
S. warneri	多数の報告例あり	1975
S. xylosus	症例報告のみ	1975

(文献1) より引用)

表67-2 主なCNSの常在部位

名　称	常在部位
S. hominis, S. haemolyticus	アポクリン腺（腋窩，鼠径部，会陰部）
S. auricularis	外耳道
S. capitis subspecies capitis	頭部
S. epidermidis, S. lugdunensis	全身
S. saprophyticus	会陰部

(文献1) より引用)

の尿路感染症の原因微生物としても知られています．

　これらの感染症では，血液培養陽性という情報が重要になることがあります．ただし，CNSは皮膚の常在菌であるため，一定の割合でコンタミネーション（血液中の微生物でなく，皮膚に常在していたCNSを検出してしまうこと）のリスクがあります．血液培養では約80％がコンタミネーションだったとする報告も存在します[3]．培養で検出された＝原因微生物とは限りませんので，患者の状況や培養結果の状況（血液培養であれば複数セット中何セットが陽性か）なども考慮しながら抗菌薬を使用するか悩むことがあります．特に2セット中1セットのみ陽性の場合には，コンタミネーションの可能性も念頭に置く必要があります．

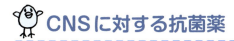
CNSに対する抗菌薬

　院内感染対策サーベイランス事業（JANIS）による2013年年報では，メチシリン耐性のCNSは約80％となっています[4]．CNSが問題となりやすい感染症に対してエンピリッ

表67-3 黄色ブドウ球菌とCNSのオキサシリンに対するブレイクポイント

微生物	S	I	R
S. aureus S. lugdunensis	2 μg/mL以下	—	4 μg/mL以上
S. lugdunensis以外のCNS	0.25 μg/mL以下	—	0.5 μg/mL以上

クセラピーで抗菌薬を選択する場合はバンコマイシンなど耐性菌をカバーすることが可能な抗菌薬を選択する必要があります．

通常は感受性結果で「S：感性」であれば，その抗菌薬が有効と考えられますが，**表67-3**に示すように，CNSのオキサシリンに対するブレイクポイントは黄色ブドウ球菌に比較して低値に設定されています．これは，CNSが感受性の異なるものが混在しているヘテロな集団（感受性が良好のものもいればそうでないものもいる）であることが知られており，「真の」メチシリン感性であることを確認するためには，mecA遺伝子検査やセフォキシチンディスク拡散法の追加確認が必要と考えられています．また，β-ラクタムの有用性に関する臨床データは限られていることもあり，原則，バンコマイシンなどの薬剤を用いるのが現実的と考えられます[5]．

S. lugdunensis

S. lugdunensisはCNSの仲間ですが，感染性心内膜炎の原因となる頻度も高く，黄色ブドウ球菌と同程度の病原性を持つため，CNSの中では異端な存在です．むしろ，抗菌薬治療の面では黄色ブドウ球菌同様に扱う必要があると考えられています．このため，血液培養で2セット中1セットのみしか検出されていない場合も治療対象とすることが望ましいです．幸い，抗菌薬に感受性は良好で，β-ラクタムへの耐性はあまり一般的でないとされています[2]．

臨床面では，黄色ブドウ球菌以外のブドウ球菌はCNSとひとくくりにされることが多いですが，S. lugdunensisについては特別対応を行う必要があるため，頭の片隅に入れておいてもらいたい情報です．

最後に，2014年3月に公知申請により，わが国でもバンコマイシンをCNSに使用することが可能となりました（※後発品は2014年9月）．

（望月敬浩）

文献
1) Widerström M, et al: Eur J Clin Microbiol Infect Dis, 31: 7-20, 2012.
2) Rogers KL, et al: Infect Dis Clin North Am, 23: 73-98, 2009.
3) Weinstein MP, et al: Clin Infect Dis, 24: 584-602, 1997.
4) 厚生労働省：院内感染対策サーベイランス事業（JANIS）2013年1～12月分年報．
5) 大城雄亮ほか：内科，111：737-744，2013．

Column

バンコマイシンの腎障害はどんなとき？

　バンコマイシンの有害事象といえば，腎障害が有名です．かつては「ミシシッピの泥」と言われるように不純物が多く含まれ，腎障害の発現頻度は50％でした（1960年代の純度は75％程度と考えられています）が，精製法の進歩とともに腎障害の発現頻度は低下し，現在では5〜7％程度とされています[1]．

　今回 **Q28** で触れたように，バンコマイシンの目標血中濃度は上昇しています．それに伴い，より高用量が必要とされる機会が増加していることから，安全性については十分な検証が求められています．

　しかし，腎障害と一言でいっても，その定義がまちまちでは，他施設の報告をそのまま自施設に当てはめることが困難になります．では，バンコマイシンの腎障害はどのように定義すればよいでしょうか？　実は，この点については本書でも取り上げている，バンコマイシンのガイドライン[1]で提案されています．

●ガイドラインにおける腎障害の定義

　以下の3点を満たす場合．

---

①バンコマイシン投与開始から数日経過している
②ほかの明確な原因がない
③少なくとも，2，3回連続で血清クレアチニンが上昇している（ベースラインと比較して0.5 mg/dL以上または50％以上）

　バンコマイシン関連の報告においても，この定義が利用されているものが多くみられ，国際的にも通用する基準になりつつあると思われます．しかし，この定義を突き詰めると，明確にバンコマイシンに「よる」腎障害というより，バンコマイシン「使用中の」腎障害とも理解でき，バンコマイシンの腎障害の過大評価につながる可能性は否定できません．この点には注意が必要で，上記の基準に当てはまる場合でも中止が必須というわけではなく，バンコマイシンの有用性とのバランスをみながら継続の可否を医師と相談していくことが重要です．

1) Rybak M, et al: Am J Health Syst Pharm, 66: 82-98, 2009.

68 β-ラクタマーゼ阻害薬なのにスルバクタムはアシネトバクターに効くのですか？

β-ラクタマーゼ阻害薬であるスルバクタムは通常，抗菌活性を持ちませんが，*Acinetobacter baumannii* に対してはペニシリン結合タンパクに結合することにより，抗菌活性を示すと考えられています．

解説

β-ラクタマーゼ阻害薬であるスルバクタムは単独では商品化されていません．配合されているアンピシリンやセフォペラゾンをβ-ラクタマーゼから守り，抗菌活性という点では主役を引き立てる名脇役となります．ただし，*Acinetobacter baumannii* に対しては主役に抜擢されることがあります．

A. baumannii に対する作用機序

スルバクタムはβ-ラクタマーゼ（主にペニシリナーゼやセファロスポリナーゼ）と結合することでβ-ラクタマーゼの働きを阻害します．通常はこの作用を目的として，アンピシリンまたはセフォペラゾンに配合されていますが，*A. baumannii* に対しては，ペニシリン結合タンパク（penicillin-binding protein 2）に結合し，抗菌作用を示すとされています[1]．また，この作用はほかのβ-ラクタマーゼ阻害薬であるタゾバクタムやクラブラン酸にはみられないようです[1]．

これまでに報告されたスルバクタムの実績

限られた臨床データですが，*A. baumannii* に対するスルバクタムの有用性を示す報告が散見されています[2〜6]．これまでの報告を表68-1にまとめました．後ろ向きの報告が多いですが，カルバペネムやコリスチンともほぼ同等の成績が報告されています．これらの報告から，スルバクタムは *A. baumannii* の治療薬の選択肢となりうることが考えられます．

表68-1 アシネトバクターに対するスルバクタムの有効性

研究報告	試験デザイン	対象感染症	スルバクタム投与量	スルバクタムの配合薬	対照薬	n数（スルバクタム群，対照薬群）	有効率（スルバクタム群 vs 対照薬群）
Betrosian AP, et al[4]	ランダム化前向きコホート	人工呼吸器関連肺炎	3g 8時間ごと	アンピシリン	コリスチン	13, 15	76.8% vs 73.3%
Lee CM, et al[2]	後ろ向きコホート	医療関連感染症	記載なし	イミペネムまたはメロペネム	第2, 3世代セフェム 抗緑膿菌作用のあるペニシリン キノロン（いずれもアミノグリコシド併用）	59, 30	59% vs 60%
Chan JD, et al[5]	後ろ向きコホート	人工呼吸器関連肺炎	1g 6時間ごと	アンピシリン	ミノサイクリン ドキシサイクリン アミノグリコシド チゲサイクリン ポリミキシン（併用含む）	5, 50	60% vs 79.1%
Choi JY, et al[3]	後ろ向きコホート	菌血症	記載なし	セフォペラゾン	イミペネム・シラスタチン	35, 12	77.1% vs 75%

 ## 推奨投与量

推奨投与量はこれまで明確にされていません．当然のことながら，感染臓器や重症度などで変動することはあると思います．重症例では，スルバクタムとして，6g/日（アンピシリン・スルバクタムの場合は18g/日）が目安になりそうです[7]．ただし，アンピシリン・スルバクタムのわが国の添付文書の上限量は12g/日（先発品のみ）となっていますし，アシネトバクター自体が適応菌種でない点も注意が必要です．

（望月敬浩）

文献
1) Peleg AY, et al: Clin Microbiol Rev, 21: 538-582, 2008.
2) Lee CM, et al: Scand J Infect Dis, 37: 195–199, 2005.
3) Choi JY, et al: Yonsei Med J, 47: 63–69, 2006.
4) Betrosian AP, et al: J Infect, 56: 432–436, 2008.
5) Chan JD, et al: J Intensive Care Med, 25: 343–348, 2010.
6) Chu H, et al: Braz J Infect Dis, 17: 389-394, 2013.
7) Fishbain J, et al: Clin Infect Dis, 51: 79-84, 2010.

69 薬剤による感染症予防について教えてください.

感染症予防の主な薬剤としてはインフルエンザ予防薬，周術期予防抗菌薬，好中球減少患者に対する予防投薬，感染性心内膜炎の予防抗菌薬，ニューモシスチス肺炎の予防抗菌薬，針刺し・切創による感染予防などがあげられます．

解説

インフルエンザ予防薬については Q54（p.180）を参照してください．

周術期予防抗菌薬

　周術期予防抗菌薬は，組織を無菌的にするためのものではなく，手術中の微生物負荷を宿主の防御機能がコントロールできるレベルまで低下させること，そして手術後の汚染による手術部位感染を防止するためのものではありません．

　周術期予防抗菌薬の選択と投与期間において，上部消化器手術，乳腺手術などでは第1世代セファロスポリン系セファゾリンを第1選択薬として，手術日のみ投与します．下部消化管手術では嫌気性菌に活性を有する第2世代セファマイシンまたはオキサセフェム系（フロモキセフ）を選択して，手術直前に投与し，3時間を超える長時間手術では再投与を行います．投与期間は術後48時間以内（第1病日まで）が推奨されます．投与量，投与間隔（3回/日）は治療抗菌薬と同様に行い，ハイリスク患者やハイリスク手術でも原則特別としません．投与量では，たとえば体重が標準の場合セファゾリン1g，セフメタゾール1g，体重80kg以上の場合はセファゾリン2g，セファマイシン2g，フロモキセフ2gと体重が標準の場合の2倍量が推奨されています．投与タイミングでは，皮切時に十分な血中・組織濃度になるよう手術開始直前の投与を推奨されており，セファゾリンの場合は皮切前30分以内に投与，バンコマイシンの場合は皮切前60〜120分前に投与が推奨されます．術前のMRSA除菌にはグリコペプチド系薬予防投与に加え，鼻腔内保菌者は術前における鼻腔へのムピロシン軟膏塗布による除菌を1日2回5日間行われ，さらにクロルヘキシジン石けんによる清拭を併用することで深部感染率低下が認め

られています[1,2].

好中球減少患者に対する予防投薬

好中球数減少に伴い感染症発症リスクは高くなりますが，顆粒球コロニー刺激因子（granulocyte-colony stimulating factor；G-CSF）予防的投与の効果としてはメタ分析の結果より，発熱性好中球減少症（febrile neutropenia；FN）を46％減少させ，さらに感染症関連死亡率を45％減少させることが報告されています[3]．しかしながら，国内では主に悪性リンパ腫と白血病しか好中球減少予防におけるG-CSFの予防投与における適応がありません．FN発症率が20％以上のレジメンを使用するとき，FNを予防するために，G-CSFの一次予防的投与（抗がん剤治療の1コース目から）が推奨されています[4]．

抗菌薬予防的投与の効果としては，メタ分析の結果より，抗菌薬予防投与による死亡率の33％低下，さらにキノロン予防投与による死亡率の48％低下が報告されています[5]．

感染性心内膜炎の予防抗菌薬

感染性心内膜炎の予防投薬基準に関する事項を以下に示します．歯科口腔外科手技に際して抗菌薬予防投与が必要な病態や抗菌薬の予防投与を必要とする手技を考慮して，成人の場合はアモキシシリン2,000 mgを処置1時間前に内服することが推奨されています[6]．

❶ 歯科口腔外科手技に際して抗菌薬予防投与が必要な病態[6]

【Class1】特に重篤な感染性心内膜炎を引き起こす可能性が高い疾患で，予防すべき患者：生体弁，同種弁を含む人工弁置換患者，感染性心内膜炎の既往を有する患者，複雑性チアノーゼ性先天性心疾患（単心室，完全大血管転位，ファロー四徴症），体循環系と肺循環系の短絡造設術を実施した患者．

【Class2】感染性心内膜炎を引き起こす可能性が高く予防したほうがよいと考えられる患者：ほとんどの先天性心疾患，後天性弁膜症，閉塞性肥大型心筋症，弁逆流を伴う僧帽弁逸脱．

❷ 抗菌薬の予防投与を必要とする手技[6]

● 感染性心内膜炎の予防として抗菌薬投与をしなくてはならないもの：歯口科（出血を伴ったり，根尖を越えるような大きな深襲を伴う歯科手技），心臓手術（人工弁，人工物を植え込むような開心手術），耳鼻科（扁桃摘出術，アデノイド摘出術）．

ニューモシスチス肺炎の予防抗菌薬

真菌の一種である*Pneumocystis jirovecii*（ニューモシスチス・イロヴェチ）は経気道的に体内に侵入し，免疫不全者においてニューモシスチス肺炎（*Pneumocystis* pneumonia；PCP）を引き起こすと考えられています．P. jirovecii自身は組織障害性をほとんど有しておらず，本菌に対する宿主の過剰な免疫反応，つまりCD4陽性リンパ球，マクロファージ，好中球およびサイトカインの相互作用により重篤な肺障害を生じます[7]．

近年，関節リウマチの治療に頻用されるようになったTNF-α阻害薬はPCP発症要因の一つです．TNF-αはマクロファージの集積・貪食能の強化で大きな役割を果たしているため，TNF-α阻害薬投与下では，このマクロファージによるP. jiroveciiのクリアランスの低下を引き起こし，PCPを発症すると考えられています[8]．

膠原病やリウマチ領域におけるわが国のメトトレキサートならびに生物学的製剤使用ガイドラインでは，PCPのハイリスク患者にはST合剤の予防投与（1錠または1g連日，もしくは2錠または2g/週）が推奨されています．インフルエンザワクチンの接種，65歳以上の高齢者には，さらに肺炎球菌ワクチン接種や結核再燃のリスクのある患者ではイソニアジト300 mg/日の予防投与が推奨されています[9]．急性リンパ球白血病，免疫抑制作用の強い特定の抗がん剤，副腎皮質ステロイド使用中（プレドニゾロン換算で20 mg 1ヵ月以上）などでもST合剤の予防投与が行われます[10]．

職業媒介感染における予防投薬

針刺しは医療職場で発生している労働災害であり，血液媒介病原体（C型肝炎ウイルス，B型肝炎ウイルス，HIVなど）への職業感染を生じます．血液媒介病原体への新規の感染の1/3は医療関連感染（院内感染）として発生しています．この主な病原体の感染率はB型肝炎で約20〜40％，C型肝炎で約1.2〜10％，HIVで約0.1〜0.4％であり，B型肝炎ウイルスの感染力の高さがわかります．医療従事者が針刺し・切創した場合のB型肝炎ウイルスによる感染が疑われる場合，HBs（Hepatitis B Surface）抗原またはHBs抗体の陽性・陰性で対処方法が異なります．医療従事者がHBs抗原陰性かつHBs抗体陽性の場合は特に処置は不要ですが，HBs抗原，HBs抗体がともに陰性の場合は，状態によりB型肝炎ワクチンや高力価抗HBsヒト免疫グロブリン（HBIG）1,000単位の投与が行われます．B型肝炎ワクチンは常時，院内在庫があることが多いですが，高力価抗HBsヒト免疫グロブリン（HBIG）1,000単位は投与の際，規格間違いのないよう注意が必要です．

次に，医療従事者が針刺し・切創した場合のHIV曝露後において曝露源患者のHIV抗体不明や曝露源患者が不明の場合は，HIVの予防内服は通常，不要です．しかし，ケースによってはHIV基本レジメン治療や拡大レジメンによる治療が必要になる場合がありますので，必ず専門医への受診が必要です．

最近，リツキシマブなど強力な免疫抑制剤の使用により，B型肝炎の既往感染例からもHBV再活性化により重症肝炎が発症することが報告され，de novo B型肝炎と呼ばれています．このde novo B型肝炎は，通常のB型肝炎に比して劇症化する頻度が高率で，死亡率も高いことが明らかになっています[11]．そのため，『B型肝炎治療ガイドライン』[12]

にある免疫抑制・化学療法により発症するB型肝炎対策指針例のような，スクリーニングと対処法を遵守すべきです．

結核発症予防

　潜在性結核感染症（latent tuberculosis infection；LTBI）とは，結核感染を受けていると思われ，発病の危険性が大きくなっている状態を意味します．結核医療の必要のある潜在性結核感染症と診断した場合は，保健所への届出を行うとともに，イソニアジド感受性であればイソニアジド単独療法［5 mg/kg/日（1日最大投与量 300 mg/日）］を6ヵ月間行い，必要に応じてさらに3ヵ月間行います．また，イソニアジド耐性などの場合はリファンピシン［10 mg/kg/日（1日最大投与量 600 mg/日）］を使用します[13]．

（片山歳也）

文献
1) 日本化学療法学会/日本外科感染症学会術後感染予防抗菌薬適正使用に関するガイドライン作成委員会 編：日本外科感染症学会雑誌，13：79-158，2016．
2) Lonneke GM, et al: N Engl J Med, 362: 9-17, 2010.
3) Kuderer NM, et al: J Clin Oncol, 25: 3158-3167, 2007.
4) 日本癌治療学会 編：G-CSF適正使用診療ガイドライン2013年版 ver.2, pp.14-25，金原出版，2013．
5) Gafter-Gvili A, et al: Ann Intern Med, 142: 979-995, 2005.
6) 日本循環器学会ほか監修：感染性心内膜炎の予防と治療に関するガイドライン（2008年改訂版）．Available at:〈http://www.j-circ.or.jp/guideline/pdf/JCS2008_miyatake_h.pdf〉
7) 五野貴久：医学のあゆみ，237：171-175，2011．
8) 駒野有希子ほか：医学のあゆみ，221：410-414，2007．
9) 関節リウマチ治療におけるメトトレキサート（MTX）診療ガイドライン．Available at:〈http://www.ryumachi-jp.com/info/guideline_MTX.pdf〉
10) Segal BH, et al: J Natl Compr Canc Netw, 6: 122-174, 2008.
11) 楠本　茂ほか：血液・腫瘍科，54：737-748，2007．
12) 日本肝臓学会 編：B型肝炎治療ガイドライン（第2.1版），2015．Available at:〈http://www.jsh.or.jp/medical/guidelines/jsh_guidlines/hepatitis_b〉
13) 鈴木公典：日本公衛誌，56：125-128，2009．

70 G-CSFについて教えてください．

granulocyte-colony stimulating factor（G-CSF）製剤は顆粒球系前駆細胞に作用して，好中球を増加させる薬剤です．好中球減少は細菌感染や長期では真菌感染のリスクを高めるため，必要に応じてG-CSF製剤が使用されることがあります．

解説

G-CSF製剤自体は好中球を増加させる薬剤のため（図70-1），微生物に対する直接的な作用はなく，抗菌薬治療という観点では補助的な使用になります．わが国では，ヒト免疫不全ウイルス（HIV）感染症の治療に支障をきたす好中球減少症，骨髄異形成症候群や再生不良性貧血に伴う好中球減少症などに使用可能ですが，ここではがん化学療法による好中球減少症に対する1次予防，2次予防，治療投与について記載します[1, 2]．

1次予防

1次予防は，がん化学療法の1コース目から，発熱性好中球減少症（febrile neutropenia；FN）を予防する目的で，好中球減少や発熱を確認することなくG-CSFを投与することとされています[2]．FN発症率が20％以上のレジメンで1次予防が推奨され，10％未満のレジメンでは推奨されません．10〜20％の場合は，FN発症または重症化のリスク因子〔65歳以上，Performance Status（PS）不良，先行化学療法におけるFNの既往など〕を持つ患者で考慮します．

2次予防

2次予防は，がん化学療法において前コースでFNを生じたり，遷延性の好中球減少症で投与スケジュールの延期が必要となったりした場合に，次コースで予防的にG-CSFを投与することとされています[2]．ただし，すべての化学療法で推奨されるわけではなく，

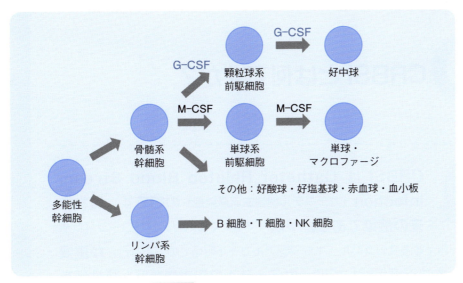

図70-1 G-CSF製剤の作用機序

悪性リンパ腫，胚細胞腫瘍のような治癒を目指した化学療法を行う場合に限定して2次予防を考慮します．一方で，延命などを目的とした化学療法を行っている患者では，2次予防ではなく，抗がん剤の減量を優先します．

治療投与

好中球減少（500/mm³未満）を確認後に使用します．好中球減少があっても熱がなければルーチンでの投与は推奨されていません．FN患者でもルーチンに投与する必要はありませんが，予防投与していた患者の継続使用や高リスクの場合でG-CSFを考慮します．

G-CSFを避けたい状況

下記のような場合にはG-CSF製剤の使用を控えることが望ましいです．
①抗がん剤投与後24時間以内：骨髄抑制の増強が懸念されるため．
②放射線同時併用化学療法施行時，縦隔領域が照射内に含まれる場合：血小板減少や肺毒性のリスクが高くなるため．

このように，がん化学療法による好中球減少症に対しては，その目的や患者の状態（好中球数含む）を考慮しながらG-CSF製剤の使用を判断していきます．

（望月敬浩）

文献
1) 日本臨床腫瘍学会 編：発熱性好中球減少症（FN）診療ガイドライン，南江堂，2012．
2) 日本癌治療学会：G-CSF適正使用ガイドライン（2013年版）．

71

Q CRBSIとは何ですか？

A CRBSIはCatheter Related Blood Stream Infection（カテーテル関連血流感染症）の略です．異物由来の感染であり，予防（マキシマルバリアプリコーションや0.5%を超える濃度のクロルヘキシジンアルコール製剤での消毒など）が重要です．また治療に関しては，カテーテルの抜去やグラム陽性菌をカバーすることが可能な抗菌薬を中心に選択します．

解説

カテーテルは医療行為を行ううえで重要なアイテムの一つですが，CRBSI（カテーテル関連血流感染症；Catheter Related Blood Stream Infection）という問題を起こすことがあり，その予防や治療を適切に行っていかなければいけません．ここでは中心静脈カテーテルについて記載します．

CRBSIの原因

図71-1にCRBSIの原因をまとめました．一つ目は挿入部位の皮膚に存在する微生物が皮下のカテーテル経路に侵入したり，カテーテルの表面に沿って入り込んだりします．これは短期カテーテルでは最も一般的な感染経路とされています．二つ目は，手指や汚染された輸液または器具の接触によるカテーテルやハブの直接的な汚染があげられます．三つ目は，ほかの感染巣からカテーテルへ血行性の感染が起こることもあると考えられています．CRBSIの治療でロック療法が行われることがありますが，理論的には二つ目のカテーテル内腔の汚染に有効な手法であることも理解しておくといいかもしれません．

CRBSIの予防

1996年にCDC（Centers for Disease Control and Prevention）によりCRBSI予防のガイドラインが作成され，2002年の改訂版を経て，2011年に最新版に更新されて

感染予防

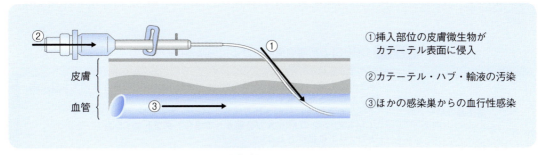

図71-1 CRBSIの原因

①挿入部位の皮膚微生物がカテーテル表面に侵入
②カテーテル・ハブ・輸液の汚染
③ほかの感染巣からの血行性感染

います[1,2]．CRBSIの予防は複数の対策を組み合わせながら継続していく必要があり，主な要点を下記に示します．

① カテーテルの適応や挿入・管理の手順，CRBSIを予防するための適切な感染対策に関して教育を行う．
② 不要なカテーテルは速やかに抜去する．
③ 中心静脈カテーテルの挿入時には，マキシマル・バリアプリコーション（キャップ，マスク，滅菌ガウン，滅菌手袋，全身用の滅菌ドレープの使用）を行う．
④ カテーテル挿入前とドレッシング交換時に0.5％を超える濃度のクロルヘキシジンアルコール製剤で皮膚を前処置する．クロルヘキシジン禁忌の場合，代替消毒薬としてヨードチンキ，ヨードフォア，70％アルコールのいずれかを使用する．
⑤ カテーテル挿入部位を覆うために，滅菌ガーゼか滅菌透明ドレッシングのいずれかを使用する．
⑥ クロルヘキシジン含浸スポンジドレッシングは，基本的な予防策（教育・訓練，皮膚消毒のためのクロルヘキシジンの使用，マキシマル・バリアプリコーションを含む）の徹底にもかかわらずCRBSIの割合が低下しない場合において，生後2ヵ月を超える患者での一時的短期カテーテルに使用する．
⑦ CRBSIを減らすために2％クロルヘキシジンで毎日皮膚清拭を行う．
⑧ CRBSIを予防するためにルーチンにカテーテルを交換しない．

治療

中心静脈カテーテルが挿入されている場合は，常にCRBSIを想定しておく必要があります．下記の診断基準[3,4]を参考に，見落とさないようにしてほしいと思います．この基準は適切な培養検体があれば，薬剤師でも判断しやすいものになっていると思われます．

① 以下のすべてを満たす．
- 末梢血の培養で陽性化
- 臨床症状あり（発熱，悪寒，低血圧）
- カテーテル以外の明らかなフォーカスがない

表71-1 CRBSIの初期治療における抗菌薬選択の考え方

グラム陽性菌カバー	・頻度の最も高い Coagulase-negative staphylococci の多くはメチシリン耐性であることを考慮する ・MRSA が高頻度に分離される場合：バンコマイシン ・VCM MIC ＞ 2 の MRSA が分離される場合：ダプトマイシン ・リネゾリドは推奨されない
グラム陰性菌カバー	・患者の重症度と各施設のアンチバイオグラムに基づいて個別に判断する
真菌（カンジダ）カバー	・以下のリスクファクターがある場合 　TPN（Total Parenteral Nutrition）管理中 　広域抗菌薬の長期使用例 　造血器腫瘍，造血幹細胞移植，臓器移植 　大腿静脈から CVC が挿入されている 　複数部位からカンジダ属が検出されている
その他	・大腿静脈から CVC が挿入されている重症患者では，グラム陽性菌だけでなくグラム陰性菌・真菌をカバーする

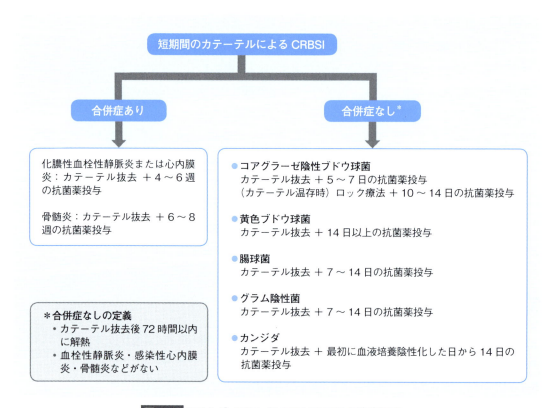

図71-2 IDSAガイドラインでのCRBSIの治療フロー

②上記に加え，以下のいずれかを満たす．
- カテーテルの定量・半定量で有意な菌量あり
- カテーテル血・末梢血の培養陽性化に有意な時間差（2時間以上）がある
- カテーテル血・末梢血の定量培養でコロニー数比が3：1より大きい

実際の治療にあたっては，エンピリックセラピーでの考え方を**表71-1**に，ディフィニティブセラピーでの治療期間とカテーテル抜去の必要性を**図71-2**にまとめています．カテーテルの抜去だけでは治療としては不十分で，抗菌薬の全身投与が必要なこと，カテーテルの温存はガイドライン的にはコアグラーゼ陰性ブドウ球菌に限定されることをおさえてもらいたいと思います．

ここでは中心静脈カテーテルを中心に記載しました．中心静脈カテーテルに限りませんが，この本を読まれている方の周りにも何らかのカテーテルを挿入された患者はいると思います．そのカテーテルの管理や発熱時の治療など，カテーテル挿入患者のことをいろいろ気にしてみてください．

（望月敬浩）

文献
1) O'Grady NP, et al: Healthcare Infection Control Practices Advisory Committee: Am J Infect Control, 39 (4 Suppl 1): S1-34, 2011.
2) 矢野邦夫 監訳：血管内留置カテーテル由来感染の予防のためのCDCガイドライン2011，メディコン，2011.
3) Mermel LA, et al: Infectious Diseases Society of America; American College of Critical Care Medicine; Society for Healthcare Epidemiology of America: Clin Infect Dis, 32: 1249-1272, 2001.
4) Mermel LA, et al: Clin Infect Dis, 49: 1-45, 2009.

72

Q SSIと予防抗菌薬について教えてください．

A
SSI（手術部位感染症；Surgical Site Infection）の予防方法の一つに抗菌薬の使用が含まれます．ただし，効率的に予防するためには，抗菌薬の選択，投与開始のタイミング，投与量，術中の追加投与，投与期間などを考慮することが重要です．

解説

SSIについて

SSI（手術部位感染症；Surgical Site Infection）は術後30日以内（人工物を挿入した場合は1年以内）に手術部位に生じた感染症[1,2]と定義されています．感染部位の深さの違いにより切開部表層のSSI，切開部深層のSSI，臓器・腔のSSIの3つに分類されます（図72-1）[1,2]．切開部表層のSSIでは術後4～7日以内，切開部深層のSSIおよび臓器・腔のSSIでは術後7日以降に多いとされています[3]．

SSIは患者の予後だけでなく，入院期間の延長，医療コストの増大などの悪影響を伴うため，予防には最善の努力を積み重ねる必要があります．

予防的抗菌薬の適正使用のために

SSIの予防的抗菌薬の適正使用にあたって重要な抗菌薬の選択，投与開始のタイミング，投与量，術中の追加投与，投与期間についてまとめます．ただし，あくまで予防の対象はSSIのみという点を割り切る必要があります．手術部位以外の遠隔部における感染症（呼吸器感染，尿路感染，カテーテル感染を含め手術補助療法によって発症する感染症など）まで予防しようと，広域抗菌薬を使用してはいけません．

❶ 抗菌薬の選択

抗菌薬使用のコンセプトとして，創の清浄度分類[1,4]において（表72-1），クラス1～3では予防的に抗菌薬を使用し，クラス4では治療目的の抗菌薬を継続します．

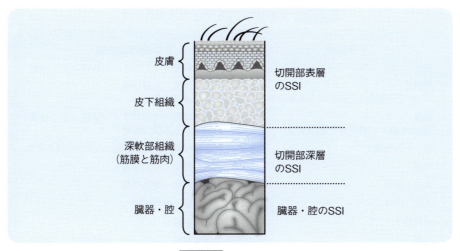

図72-1 SSIの分類

(文献1) より引用改変)

表72-1 創の清浄度分類とSSIの頻度

分類	定義	例
クラス1：清潔手術 (clean)	内腔に病原体が存在していない臓器が対象の手術（感染巣・壊死巣があるものを除く）	開頭，心臓，乳腺，ヘルニア，骨関節
クラス2：準清潔手術 (clean-contaminated)	内腔に病原体が存在している臓器が対象の手術で，術野の汚染が軽度（感染巣・壊死巣があるものを除く）	胃，胆のう，虫垂切除，子宮
クラス3：汚染手術 (contaminated)	内腔に病原体が存在している臓器が対象の手術で，術野の汚染が高度（感染巣・壊死巣があるものを除く）新鮮外傷	大腸，イレウスで腸管切除，開放性骨折
クラス4：不潔手術 (dirty)	感染巣・壊死巣が対象の手術	穿孔性腹膜炎，膿瘍の手術

※ 内腔に病原体が存在している臓器：呼吸，消化器，会陰部，尿路系

(文献4) p.80 より引用)

　大原則として，手術ごとに異なるSSIの原因微生物（**表72-2**）をカバーすることが可能な抗菌薬を選択します．具体的には以下の抗菌薬を中心に選択します[3]．

① 脳，胸部，胃・十二指腸，胆道，子宮・卵巣，泌尿器，血管，整形外科，あらゆる人工物の設置　➡ セファゾリン

② 頭頸部（口腔咽頭粘膜の切開を伴う大きな手技）　➡ アンピシリン・スルバクタム，クリンダマイシン

③ 大腸・直腸　➡ セフメタゾール，フロモキセフ

　β-ラクタムアレルギーの既往がある場合，β-ラクタムの代替薬としてはクリンダマ

表72-2 手術部位とSSIの主な原因微生物

手術部位	主な原因微生物
脳	黄色ブドウ球菌，コアグラーゼ陰性ブドウ球菌
頭頸部（口腔咽頭粘膜の切開を伴う大きな手技）	黄色ブドウ球菌，連鎖球菌，口腔咽頭の嫌気性菌
胸部（肺の手術，心臓以外の縦隔手技）	黄色ブドウ球菌，コアグラーゼ陰性ブドウ球菌，肺炎球菌，グラム陰性桿菌
胃・十二指腸	グラム陰性桿菌，レンサ球菌，口腔内の嫌気性菌
胆道	グラム陰性桿菌，嫌気性菌
大腸・直腸	グラム陰性桿菌，嫌気性菌
子宮・卵巣	B群連鎖球菌，嫌気性菌
泌尿器	グラム陰性桿菌
血管	黄色ブドウ球菌，コアグラーゼ陰性ブドウ球菌
整形外科（関節置換術，閉鎖骨折など）	黄色ブドウ球菌，コアグラーゼ陰性ブドウ球菌
あらゆる人工物の設置	黄色ブドウ球菌，コアグラーゼ陰性ブドウ球菌

(文献1) より引用改変)

イシンまたはバンコマイシンを選択します．また，当然のことながら，予防目的であることから，安全性が高く，安価な抗菌薬を選択することが望ましいことになります．

❷ 投与開始のタイミング

SSIの原因の一つとして，皮膚切開時に微生物が創部へ混入することが考えられています．このため，皮膚切開時に抗菌薬の血中濃度および組織濃度を高く保ち，抗菌活性が最大限に期待できるタイミングで予防的抗菌薬を使用する必要があります．具体的には，皮膚切開前30～60分以内に開始することで，SSIの頻度が低くなることが報告されています[5, 6]．β-ラクタムは前述の皮膚切開前30～60分以内に開始し，バンコマイシン，キノロンは皮膚切開前120分以内に開始し，1時間かけて投与します．

❸ 投与量

原則として，1回当たりの投与量は治療量に準じてください．さらに体の大きい患者（具体的には80 kg以上）では増量することが推奨されています[7, 8]．

❹ 術中の追加投与

長時間の手術では術中の追加投与が推奨され，追加投与によりSSIの低下が期待できます[9]．この場合の追加投与のタイミングの目安は半減期の2倍とされていて，**表72-3**に腎機能別の投与間隔の目安をまとめました[7, 8]．また，手術時間以外の要因としては，1,500 mLを超える出血があった場合には，追加投与が必要です．

❺ 投与期間

心臓手術を除き，術後24時間以内に予防的抗菌薬を終了することが推奨されています[2, 10]．短期間の投与が望ましい理由は，コスト削減，有害事象の発現リスク削減，耐性菌の防止です．

必ずしもガイドラインの推奨を遵守できているわけではなく，現実問題として24時間

表72-3 腎機能別抗菌薬の推奨投与間隔

抗菌薬	eGFR（mL/分）		
	50 を超える	20〜50	20 未満
セファゾリン	3〜4 hr	8 hr	16 hr
アンピシリン・スルバクタム	2〜3 hr	6 hr	12 hr
クリンダマイシン	6 hr	6 hr	6 hr
バンコマイシン	8 hr	16 hr	投与しない
シプロフロキサシン	8 hr	12 hr	投与しない
ゲンタマイシン	5 hr	薬剤師に相談	投与しない

（文献8）より引用改変）

以上使用されることもあるかもしれません．投与期間については1〜2日の短期間を原則としながらも，最終的には症例ごとに検討することが必要です．

予防的抗菌薬がすべてじゃない

　SSIの予防には下記に示すさまざまな対策を総合的に行っていく必要があり，予防的抗菌薬の使用が唯一の予防方法ではありません．

❶ 患者側の要因

- 血糖値：目標は術前のHbA1c 7％未満．
- 肥満：抗菌薬の増量で対応．
- 禁煙：手術前30日以内の禁煙．
- 免疫抑制：可能であれば，術前は免疫抑制療法を避けることが望ましい．

❷ 術前の準備に伴う要因

- 術前の感染の治療．
- 術者の術前手洗い．
- 患者の手術部位における皮膚消毒．

（望月敬浩）

文献
1) Mangram AJ, et al: Infect Control Hosp Epidemiol, 20: 250-278, 1999.
2) Anderson DJ, et al: Infect Control Hosp Epidemiol, 29 (Suppl 1): S51-61, 2008.
3) 大曲貴夫 監修：がん患者の感染症診療マニュアル 改訂2版，南山堂，2012.
4) 神谷　晃ほか編：薬剤師のための感染制御標準テキスト，p.80，じほう，2008.
5) Classen DC, et al: N Engl J Med, 326: 281-286, 1992.
6) Steinberg JP, et al: Trial to Reduce Antimicrobial Prophylaxis Errors（TRAPE）Study Group: Ann Surg, 250: 10-16, 2009.
7) Alexander JW, et al: Ann Surg, 253: 1082-1093, 2011.
8) 日本化学療法学会／日本外科感染症学会術後感染予防抗菌薬適正使用に関するガイドライン作成委員会 編：術後感染予防抗菌薬適正使用のための実践ガイドライン，日本化学療法学会雑誌，64：153-232，2016.
9) Scher KS: Am Surg, 63: 59-62, 1997.
10) Bratzler DW, et al: for the Surgical Infection Prevention Guidelines Writers Workgroup: Clin Infect Dis, 38: 1706–1715, 2004.

付 録

おまけの一覧表

表1 経口薬の簡易懸濁法の可否

系統	一般名		略号
ペニシリン Penicillins	アモキシシリン		AMPC
	アモキシシリン・クラブラン酸		AMPC/CVA
	アンピシリン・スルバクタム（スルタミシリン）		SBTPC
セフェム Cephalosporins	第1世代	セファレキシン	CEX
		セファクロル	CCL
	第2世代	セフォチアム・ヘキセチル	CTM-HE
	第3世代	セフジニル	CFDN
		セフカペンピボキシル	CFPN-PI
		セフジトレンピボキシル	CDTR-PI
カルバペネム Carbapenems	テビペネムピボキシル		TBPM-PI
ペネム Penems	ファロペネム		FRPM
テトラサイクリン Tetracyclines	ミノサイクリン		MINO
マクロライド Macrolides	エリスロマイシン		EM
	クラリスロマイシン		CAM
	アジスロマイシン		AZM
リンコマイシン Lincomycin	クリンダマイシン		CLDM
ニューキノロン New quinolones	シプロフロキサシン		CPFX
	レボフロキサシン		LVFX
	ノルフロキサシン		NFLX
	モキシフロキサシン		MFLX
	ガレノキサシン		GRNX
	シタフロキサシン		STFX
グリコペプチド Glycopeptides	バンコマイシン		VCM
ポリペプチド Polypeptide	硫酸ポリミキシンB		PL-B
ホスホマイシン Fosfomycin	ホスホマイシン		FOM
その他 Others	スルファメトキサゾール／トリメトプリム		ST
	メトロニダゾール		
	リネゾリド		LZD
抗結核薬	イソニアジド		INH
	エタンブトール		EB
	ピラジナミド		PZA
	リファンピシン		RFP

適1：10分以内に崩壊・懸濁
適2：コーティング破壊，または脱カプセルすれば崩壊・懸濁

おまけの一覧表

主な商品名	簡易懸濁可否	備考
サワシリン®カプセル，細粒	適1	
オーグメンチン®配合錠	×	
ユナシン®錠	適1	
ユナシン®細粒小児用	×	
ケフレックス®	適1	
ケフラール®カプセル，細粒小児用	適1	
パンスポリン®T錠	×	
セフゾン®カプセル，細粒	適1	
フロモックス®錠，小児用細粒	適1	100 mg錠：10分で懸濁
メイアクト®MS錠，小児用細粒	適1	
オラペネム®小児用細粒	データなし	
ファロム®錠	×	
ミノマイシン®カプセル，顆粒	適1	
ミノマイシン®錠	適2	破壊後，5分で懸濁
エリスロシン®錠	適2	破壊後，5〜10分で懸濁，酸で失活する
クラリス®錠	適1	
ジスロマック®錠，細粒小児用	適1	
ダラシン®カプセル	適1	10分で懸濁
シプロキサン®錠	適1	
クラビット®細粒10％	適1	再分散性は悪い
バクシダール®錠 100 mg	適2	200 mgは×
アベロックス®錠	適1	
ジェニナック®錠	データなし	粉砕可能[1]
グレースビット®錠，細粒	データなし	錠剤：粉砕可能[1]
塩酸バンコマイシン散	適1	
硫酸ポリミキシンB錠	×	
ホスミシン®錠	適1	
バクタ®錠，顆粒	適1	錠：10分で懸濁
フラジール®内服錠	×	
ザイボックス®錠	適1	
イスコチン®錠	適1	
エブトール®錠	×	
ピラマイド®原末	適1	
リファンピシンカプセル	適1	

[1] 製薬会社提供資料を参考に作成　1）以外は，倉田なおみ：内服薬　経管投与ハンドブック　第3版，じほう，2015. より転載

表2 注射用抗菌薬ATCコード・DDD値

薬物群	ATCコード	略号	一般名	DDD(g)	備考
テトラサイクリン Tetracyclines	J01AA08	MINO	ミノサイクリン	0.2	
	J01AA12	TGC	チゲサイクリン	0.05	
アンフェニコール Amphenicols	J01BA01	CP	クロラムフェニコール	3	
ペニシリン Penicillins	J01CA01	ABPC	アンピシリン	2	
	J01CA12	PIPC	ピペラシリン	14	
	J01CA19	ASPC	アスポキシシリン	4	
	J01CE01	PCG	ベンジルペニシリン	3.6	0.6g＝100万単位
	J01CR01	ABPC/SBT	アンピシリン・スルバクタム*	2	アンピシリンとして集計
	J01CR05	PIPC/TAZ	ピペラシリン・タゾバクタム	14	ピペラシリンとして集計
	J01CR50	ABPC/MCIPC	アンピシリン・クロキサシリン	2	アンピシリン＋クロキサシリンとして集計
第1世代セフェム First-generation cephalosporins	J01DB03	CET	セファロチン	4	
	J01DB04	CEZ	セファゾリン	3	
第2世代セフェム Second-generation cephalosporins	J01DC07	CTM	セフォチアム	4	
	J01DC09	CMZ	セフメタゾール	4	
	J01DC12	CMNX	セフミノクス	4	
	J01DC14	FMOX	フロモキセフ	2	
第3世代セフェム Third-generation cephalosporins	J01DD01	CTX	セフォタキシム	4	
	J01DD02	CAZ	セフタジジム	4	
	J01DD04	CTRX	セフトリアキソン	2	
	J01DD05	CMX	セフメノキシム	2	
	J01DD06	LMOX	ラタモキセフ	4	
	J01DD09	CDZM	セフォジジム	2	
	J01DD12	CPZ	セフォペラゾン	4	
	J01DD62	SBT/CPZ	スルバクタム・セフォペラゾン	4	セフォペラゾンとして集計
第4世代セフェム Fourth-generation cephalosporins	J01DE01	CFPM	セフェピム	2	
	J01DE02	CPR	セフピロム	4	
	J01DE03	CZOP	セフォゾプラン	4	
モノバクタム Monobactams	J01DF01	AZT	アズトレオナム	4	
カルバペネム Carbapenems	J01DH02	MEPM	メロペネム	2	
	J01DH04	DRPM	ドリペネム	1.5	
	J01DH05	BIPM	ビアペネム	1.2	
	J01DH51	IPM/CS	イミペネム・シラスタチン	2	イミペネムとして集計
	J01DH55	PAPM/BP	パニペネム・ベタミプロン	2	パニペネムとして集計
ST合剤 Sulfonamides and trimethoprim	J01EE01	ST	スルファメトキサゾール・トリメトプリム	1.92	スルファメトキサゾール＋トリメトプリムとして集計

（次ページへ続く）

おまけの一覧表

薬物群	ATCコード	略号	一般名	DDD(g)	備考
マクロライド Macrolides	J01FA01	EM	エリスロマイシン	1	
	J01FA10	AZM	アジスロマイシン	0.5	
リンコサマイド Lincosamides	J01FF01	CLDM	クリンダマイシン	1.8	
	J01FF02	LCM	リンコマイシン	1.8	
	J01FG02	QPR/DPR	キヌプリスチン・ダルホプリスチン	1.5	キヌプリスチン＋ダルホプリスチンとして集計
アミノグリコシド Aminoglycosides	J01GA01	SM	ストレプトマイシン	1	
	J01GB01	TOB	トブラマイシン	0.24	
	J01GB03	GM	ゲンタマイシン	0.24	
	J01GB04	KM	カナマイシン	1	
	J01GB06	AMK	アミカシン	1	
	J01GB09	DKB	ジベカシン	0.14	
	J01GB10	RSM	リボスタマイシン	1	
	J01GB11	ISP	イセパマイシン	0.4	
	J01GB12	ABK	アルベカシン	0.2	
キノロン Quinolones	J01MA02	CPFX	シプロフロキサシン	0.5	
	J01MA12	LVFX	レボフロキサシン	0.5	
	J01MA18	PZFX	パズフロキサシン	1	
グリコペプチド Glycopeptides	J01XA01	VCM	バンコマイシン	2	
	J01XA02	TEIC	テイコプラニン	0.4	
その他 Others	J01XB01	CL	コリスチン	0.1	0.1 g ＝ 300万単位
	J01XD01	MNZ	メトロニダゾール	1.5	
	J01XX01	FOM	ホスホマイシン	8	
	J01XX04	SPCM	スペクチノマイシン	3	
	J01XX08	LZD	リネゾリド	1.2	
	J01XX09	DAP	ダプトマイシン	0.28	
抗真菌薬	J02AA01	AMPH-B	アムホテリシンB	0.035	
		L-AMB	アムホテリシンB リポソーム製剤	0.035	
	J02AB01	MCZ	ミコナゾール	1	
	J02AC01	FLCZ	フルコナゾール	0.2	
		F-FLCZ	ホスフルコナゾール	0.2	
	J02AC02	ITCZ	イトラコナゾール	0.2	
	J02AC03	VRCZ	ボリコナゾール	0.4	
	J02AX04	CPFG	カスポファンギン	0.05	
	J02AX05	MCFG	ミカファンギン	0.1	

＊アンピシリン・スルバクタムは，ATC/DDD index 2017 で見直される可能性があります　　　（ATC/DDD index 2016 より）

表3 経口用抗菌薬ATCコード・DDD値

薬物群	ATCコード	略号	一般名	DDD(g)	備考
テトラサイクリン Tetracyclines	J01AA02	DOXY	ドキシサイクリン	0.1	
	J01AA07	TC	テトラサイクリン	1	
	J01AA08	MINO	ミノサイクリン	0.2	
	未決定	DMCTC	デメチルクロルテトラサイクリン	未決定	
アンフェニコール Amphenicols	J01BA01	CP	クロラムフェニコール	3	
ペニシリン Penicillins	J01CA01	ABPC	アンピシリン	2	
	J01CA04	AMPC	アモキシシリン	1	
	J01CA06	BAPC	バカンピシリン	1.2	
	J01CA08	PMPC	ピブメシリナム	0.6	
	J01CE08		ベンジルペニシリンベンザチン	未決定	
	J01CR02	AMPC/CVA	アモキシシリン・クラブラン酸	1	アモキシシリンとして集計
	J01CR04	SBTPC	スルタミシリン	1.5	
	J01CR50	ABPC/MCIPC	アンピシリン・クロキサシリン	2	アンピシリン＋クロキサシリンとして集計
第1世代セフェム First-generation cephalosporins	J01DB01	CEX	セファレキシン	2	
	J01DB11	CXD	セフロキサジン	未決定	
第2世代セフェム Second-generation cephalosporins	J01DC02	CXM	セフロキシム	0.5	
	J01DC04	CCL	セファクロル	1	
	J01DC07	CTM	セフォチアム	1.2	
第3世代セフェム Third-generation cephalosporins	J01DD08	CFIX	セフィキシム	0.4	
	J01DD13	CPDX	セフポドキシム	0.4	
	J01DD14	CETB	セフチブテン	0.4	
	J01DD15	CFDN	セフジニル	0.6	
	J01DD16	CDTR	セフジトレン	0.4	
	J01DD17	CFPN	セフカペン	0.45	
	未決定	CFTM	セフテラム	未決定	
カルバペネム Carbapenems	未決定	TBPM	テビペネム	未決定	
その他のβ-ラクタム Other β-lactam	J01DI03	FRPM	ファロペネム	未決定	
ST合剤 Sulfonamides and trimethoprim	J01ED01	SDM	スルファジメトキシン	0.5	
	J01EE01	ST	スルファメトキサゾール・トリメトプリム	1.92	スルファメトキサゾール＋トリメトプリムとして集計
マクロライド Macrolides	J01FA01	EM	エリスロマイシン	1	
	J01FA02	SPM	スピラマイシン	3	
	J01FA06	RXM	ロキシスロマイシン	0.3	
	J01FA07	JM	ジョサマイシン	2	
	J01FA09	CAM	クラリスロマイシン	0.5	
	J01FA10	AZM	アジスロマイシン	0.3	

（次ページへ続く）

おまけの一覧表

薬物群	ATCコード	略号	一般名	DDD(g)	備考
マクロライド Macrolides	J01FA12	RKM	ロキタマイシン	0.8	
リンコサマイド Lincosamides	J01FF01	CLDM	クリンダマイシン	1.2	
	J01FF02	LCM	リンコマイシン	1.8	
キノロン Quinolones	J01MA01	OFLX	オフロキサシン	0.4	
	J01MA02	CPFX	シプロフロキサシン	1	
	J01MA06	NFLX	ノルフロキサシン	0.8	
	J01MA07	LFLX	ロメフロキサシン	未決定	
	J01MA12	LVFX	レボフロキサシン	0.5	
	J01MA14	MFLX	モキシフロキサシン	0.4	
	J01MA17	PUFX	プルリフロキサシン	0.6	
	J01MA19	GRNX	ガレノキサシン	未決定	
	J01MA21	STFX	シタフロキサシン	0.1	
	未決定	TFLX	トスフロキサシン	未決定	
	J01MB02	NA	ナリジクス酸	4	
	J01MB04	PPA	ピペミド酸	0.8	
その他 Others	J01XX01	FOM	ホスホマイシン	3	
	J01XX08	LZD	リネゾリド	1.2	
J01群以外	A07AA05	PL-B	ポリミキシンB	300 MU	
	A07AA08	KM	カナマイシン	未決定	
	A07AA09	VCM	バンコマイシン	2	
	A07AA10	CL	コリスチン	未決定	
	P01AB01	−	メトロニダゾール	2	
抗真菌薬	J02AC01	FLCZ	フルコナゾール	0.2	
	J02AC02	ITCZ	イトラコナゾール	0.2	
	J02AC03	VRCZ	ボリコナゾール	0.4	
	J02AX01	5-FC	フルシトシン	10	
	A07AA02	NYS	ナイスタチン	1.5 MU	
	A07AA07	AMPH-B	アムホテリシンB	0.4	
	D01BA02	−	テルビナフィン	0.25	

(ATC/DDD index 2016より)

表4 注射用抗菌薬のワンショット静注可否

薬物群	略号	一般名	主な商品名
テトラサイクリン Tetracyclines	MINO	ミノサイクリン	ミノマイシン®点滴静注用
グリシルサイクリン Glycylcyclines	TGC	チゲサイクリン	タイガシル®点滴静注用
ペニシリン Penicillins	ABPC	アンピシリン	ビクシリン®注射用
	PIPC	ピペラシリン	ペントシリン®注射用
	PCG	ベンジルペニシリン	注射用ペニシリンGカリウム
	SBT/ABPC	スルバクタム・アンピシリン	ユナシン®-S静注用
	TAZ/PIPC	タゾバクタム・ピペラシリン	ゾシン®静注用
第1世代セフェム First-generation cephalosporins	CEZ	セファゾリン	セファメジン®α注射用
第2世代セフェム Second-generation cephalosporins	CTM	セフォチアム	パンスポリン®静注用
	CMZ	セフメタゾール	セフメタゾン®静注用
	FMOX	フロモキセフ	フルマリン®静注用
第3世代セフェム Third-generation cephalosporins	CTX	セフォタキシム	セフォタックス®注射用／クラフォラン®注射用
	CAZ	セフタジジム	モダシン®静注用
	CTRX	セフトリアキソン	ロセフィン®静注用
	LMOX	ラタモキセフ	シオマリン®静注用
	SBT/CPZ	スルバクタム・セフォペラゾン	スルペラゾン®静注用
第4世代セフェム Fourth-generation cephalosporins	CFPM	セフェピム	注射用マキシピーム®
	CPR	セフピロム	セフピロム硫酸塩静注用
	CZOP	セフォゾプラン	ファーストシン®静注用
モノバクタム Monobactams	AZT	アズトレオナム	アザクタム®注射用
カルバペネム Carbapenems	MEPM	メロペネム	メロペン®点滴用
	DRPM	ドリペネム	フィニバックス®点滴用
	BIPM	ビアペネム	オメガシン®点滴用
	IPM/CS	イミペネム・シラスタチン	チエナム®点滴静注用

おまけの一覧表

ワンショット静注可否[1]	投与時間	備考
×	30分～2時間かけて点滴静脈内注射する	溶解後のpHが低い（100 mg/100 mL生食でpH 3.1）ため，ワンショット静注は推奨されない
×	30～60分かけて点滴静脈内投与する	
○	記載なし（点滴静注の場合は，1～2時間かける） →記載はないが，スルバクタム・アンピシリン製剤を参考に，「緩徐に」：3分以上かけてが無難	
○	「緩徐に」：3分以上かけて（点滴静注の場合は，1～2時間かける）	
×	適応は筋注または点滴静注のみ	
○	「緩徐に」：3分以上かけて	
○	「緩徐に」：3分以上かけて	
○	「緩徐に」：3分以上かけて	
○	記載なし（点滴静注の場合は，30分～2時間かける）	
○	「緩徐に」：3分以上かけて	
○	記載なし	
○	「緩徐に」：3分以上かけて（点滴静注の場合は，30分～2時間かける）	
○	「緩徐に」：3分以上かけて（点滴静注の場合は，30分～2時間かける）	
○	「緩徐に」：3分以上かけて（点滴静注の場合は，30分以上かける）	
○	記載なし	
○	「緩徐に」：3分以上かけて	
○	「緩徐に」：3分以上かけて（点滴静注の場合は，30分～1時間かける）	
○	「緩徐に」：3分以上かけて（点滴静注の場合は，30分～1時間かける）	
○	「緩徐に」：3分以上かけて（点滴静注の場合は，30分～1時間かける）	
○	記載なし	
×	30分以上かけて点滴静脈内注射する	アメリカ，イギリス，イタリアではワンショット静注の適応あり，この場合は0.5 g当たり10 mLの注射用水で溶解し，3～5分以上かけて投与する
×	30～1時間かけて点滴静脈内注射する	
×	30～1時間かけて点滴静脈内注射する	
×	30分以上かけて点滴静脈内注射する	

（次ページへ続く）

表4 注射用抗菌薬のワンショット静注可否（続き）

薬物群	略号	一般名	主な商品名
カルバペネム Carbapenems	PAPM/BP	パニペネム・ベタミプロン	カルベニン®点滴用
ST合剤 Sulfonamides and trimethoprim	ST	スルファメトキサゾール・トリメトプリム	バクトラミン®注
マクロライド Macrolides	EM	エリスロマイシン	エリスロシン®点滴静注用
	AZM	アジスロマイシン	ジスロマック®点滴静注用
リンコサマイド Lincosamides	CLDM	クリンダマイシン	ダラシン®S注射液
ストレプトグラミン Streptogramin	QPR/DPR	キヌプリスチン・ダルホプリスチン	注射用シナシッド®
アミノグリコシド Aminoglycosides	SM	ストレプトマイシン	硫酸ストレプトマイシン注射用
	TOB	トブラマイシン	トブラシン®注
	GM	ゲンタマイシン	ゲンタシン®注
	KM	カナマイシン	硫酸カナマイシン注射液
	AMK	アミカシン	アミカシン硫酸塩注射液「サワイ」
	ABK	アルベカシン	ハベカシン®注射液
キノロン Quinolones	CPFX	シプロフロキサシン	シプロキサン®注
	PZFX	パズフロキサシン	パシル®点滴静注液/パズクロス®注
グリコペプチド Glycopeptides	VCM	バンコマイシン	塩酸バンコマイシン点滴静注用
	TEIC	テイコプラニン	注射用タゴシッド®
その他 Others	CL	コリスチン	オルドレブ®点滴静注用
	MNZ	メトロニダゾール	アネメトロ点滴静注液
	FOM	ホスホマイシン	ホスミシン®S静注用
	LZD	リネゾリド	ザイボックス®注射液
	DAP	ダプトマイシン	キュビシン®静注用

おまけの一覧表

ワンショット静注可否[1]	投与時間	備考
×	30分以上かけて点滴静脈内注射する	
×	1〜2時間かけて点滴静注する	原液の浸透圧比は30のため，投与前に希釈が必要．希釈に伴い液量が多くなるため，ワンショット静注は困難
×	必ず1回2時間以上かけて点滴静注する	・急速な静注によって心室頻拍（Torsades de pointesを含む）が発現したとの報告があるので，患者の状態に十分注意しながら，必ず1回2時間以上かけて点滴静注すること ・血管痛，血栓，静脈炎を起こすことがあるので，注意すること
×	2時間かけて点滴静注する	注射部位疼痛の発現頻度が上昇するため，1.0 mg/mLを超える投与は原則として行わない
×	30分〜1時間かけて点滴静注する	直接急速な静注を行うと心停止を起こす危険性がある
×	1時間かけて点滴静注する	
×	適応は筋注または局所投与のみ	
×	30分〜2時間かけて点滴静注する．1回90 mg投与の場合には，1時間以上かけて注入することが望ましい	
×	30分〜2時間かけて点滴静注する	
×	適応は筋注または局所投与のみ	
×	30分〜1時間かけて点滴静注する	
×	30分〜2時間かけて点滴静注する	
×	生食，ブドウ糖注射液または補液など100 mLで希釈して，1時間かけて点滴静注する（30分以内の点滴静注は避ける）	静脈内急速投与により，血管痛，静脈炎を起こすことがあるので，これらを予防するために注射部位，注射方法などについて十分注意し，30分以内の点滴静注は避けること
×	30分〜1時間かけて点滴静注する	
×	1時間以上かけて点滴静注する	レッドマン症候群を防ぐため，500 mg/30分以上かける
×	30分以上かけて点滴静注する	レッドマン症候群を防ぐため
×	30分以上かけて点滴静注する	
×	20分以上かけて点滴静注する	
○	5分以上かけてゆっくり静脈内に注射する（点滴静注の場合は，1〜2時間かける）	
×	30分〜2時間かけて点滴静注する	
○	「緩徐に」：3分以上かけて	

1) 各種添付文書から判断（2016年5月20日時点）

表5　注射用抗菌薬に含まれる電解質

薬物群	略号	一般名	対象製品名	Na含有量	K含有量
テトラサイクリン Tetracyclines	MINO	ミノサイクリン	ミノマイシン®点滴静注用	なし	なし
グリシルサイクリン Glycylcyclines	TGC	チゲサイクリン	タイガシル®点滴静注用	なし	なし
ペニシリン Penicillins	ABPC	アンピシリン	ビクシリン®注射用	2.86 mEq/1gバイアル	なし
	PIPC	ピペラシリン	ペントシリン®注射用	1.93 mEq/1gバイアル	なし
	PCG	ベンジルペニシリン	注射用ペニシリンGカリウム	なし	1.53 mEq/100万単位バイアル
	SBT/ABPC	スルバクタム・アンピシリン	ユナシン®-S静注用	5.02 mEq/1.5gバイアル	なし
	TAZ/PIPC	タゾバクタム・ピペラシリン	ゾシン®静注用	9.39 mEq/1.5gバイアル	なし
第1世代セフェム First-generation cephalosporins	CEZ	セファゾリン	セファメジン®α注射用	2.20 mEq/1gバイアル	なし
第2世代セフェム Second-generation cephalosporins	CTM	セフォチアム	パンスポリン®静注用	1.53 mEq/1gバイアル	なし
	CMZ	セフメタゾール	セフメタゾン®静注用	2.16 mEq/1gバイアル	なし
	FMOX	フロモキセフ	フルマリン®静注用	2.0 mEq/1gバイアル	なし
第3世代セフェム Third-generation cephalosporins	CTX	セフォタキシム	セフォタックス®注射用 クラフォラン®注射用	2.09 mEq/1gバイアル	なし
	CAZ	セフタジジム	モダシン®静注用	なし	なし
	CTRX	セフトリアキソン	ロセフィン®静注用	3.61 mEq/1gバイアル	なし
	LMOX	ラタモキセフ	シオマリン®静注用	3.8 mEq/1gバイアル	なし
	SBT/CPZ	スルバクタム・セフォペラゾン	スルペラゾン®静注用	2.93 mEq/1gバイアル	なし
第4世代セフェム Fourth-generation cephalosporins	CFPM	セフェピム	注射用マキシピーム®	なし	なし
	CPR	セフピロム	セフピロム硫酸塩静注用	4.6 mEq/1gバイアル	なし
	CZOP	セフォゾプラン	ファーストシン®静注用	5.9 mEq/1gバイアル	なし
モノバクタム Monobactams	AZT	アズトレオナム	アザクタム®注射用	なし	なし
カルバペネム Carbapenems	MEPM	メロペネム	メロペン®点滴用	なし	なし
	DRPM	ドリペネム	フィニバックス®点滴用	なし	なし
	BIPM	ビアペネム	オメガシン®点滴用	なし	なし
	IPM/CS	イミペネム・シラスタチン	チエナム®点滴静注用	1.63 mEq/0.5gバイアル	なし

（次ページへ続く）

おまけの一覧表

薬物群	略号	一般名	対象製品名	Na 含有量	K 含有量
カルバペネム Carbapenems	PAPM/BP	パニペネム・ベタミプロン	カルベニン®点滴用	4.47 mEq/0.5 g バイアル	なし
ST合剤 Sulfonamides and trimethoprim	ST	スルファメトキサゾール・トリメトプリム	バクトラミン®注	なし	なし
マクロライド Macrolides	EM	エリスロマイシン	エリスロシン®点滴静注用	なし	なし
	AZM	アジスロマイシン	ジスロマック®点滴静注用	4.96 mEq/500 mg バイアル	なし
リンコサマイド Lincosamides	CLDM	クリンダマイシン	ダラシン®S注射液	なし	なし
ストレプトグラミン Streptogramin	QPR/DPR	キヌプリスチン・ダルホプリスチン	注射用シナシッド®	なし	なし
アミノグリコシド Aminoglycosides	SM	ストレプトマイシン	硫酸ストレプトマイシン注射用	なし	なし
	TOB	トブラマイシン	トブラシン®注	0.17 mEq/90 mg アンプル	なし
	GM	ゲンタマイシン	ゲンタシン®注	0.036 mEq/60 mg アンプル	なし
	KM	カナマイシン	硫酸カナマイシン注射液	なし	なし
	AMK	アミカシン	アミカシン硫酸塩注射液 200 mg「サワイ」	0.02 mEq/200 mg アンプル	なし
	ABK	アルベカシン	ハベカシン®注射液	なし	なし
キノロン Quinolones	CPFX	シプロフロキサシン	シプロキサン®注	154 mEq/L	なし
	PZFX	パズフロキサシン	パシル®点滴静注液/パズクロス®注	154 mEq/L	なし
グリコペプチド Glycopeptides	VCM	バンコマイシン	塩酸バンコマイシン点滴静注用	なし	なし
	TEIC	テイコプラニン	注射用タゴシッド®	0.45 mEq/200 mg バイアル	なし
その他 Others	MNZ	メトロニダゾール	アネメトロ®点滴静注液 500 mg	13.5 mEq/100 mL バイアル	なし
	FOM	ホスホマイシン	ホスミシン®S静注用	14.5 mEq/1 g バイアル	なし
	LZD	リネゾリド	ザイボックス®注射液	なし	なし
	DAP	ダプトマイシン	キュビシン®静注用	なし	なし

他製品では，添加物の影響で電解質量が異なる可能性がありますので，各製品の情報をご確認ください．
各種インタビューフォームより引用（2016 年 5 月 20 日時点）

表6 注射用抗菌薬の溶解後の安定性

薬物群	略号	一般名	主な商品名（濃度）
テトラサイクリン Tetracyclines	MINO	ミノサイクリン	ミノマイシン®点滴静注用 （100 mg/500 mL）
グリシルサイクリン Glycylcyclines	TGC	チゲサイクリン	タイガシル®点滴静注用
ペニシリン Penicillins	ABPC	アンピシリン	ビクシリン®注射用（2 g/100 mL）
	PIPC	ピペラシリン	ペントシリン®注射用（1 g/10 mL）
	PCG	ベンジルペニシリン	注射用ペニシリンGカリウム （2万単位/mL）
	SBT/ABPC	スルバクタム・アンピシリン	ユナシン®-S静注用（1.5 g/100 mL）
	TAZ/PIPC	タゾバクタム・ピペラシリン	ゾシン®静注用（4.5 g/100 mL）
第1世代セフェム First-generation cephalosporins	CEZ	セファゾリン	セファメジン®α注射用 （2.5 mg/mL）
第2世代セフェム Second-generation cephalosporins	CTM	セフォチアム	パンスポリン®静注用（1 g/100 mL）
	CMZ	セフメタゾール	セフメタゾン®静注用（100 mg/mL）
	FMOX	フロモキセフ	フルマリン®静注用（1 g/100 mL）
第3世代セフェム Third-generation cephalosporins	CTX	セフォタキシム	セフォタックス®注射用 （10 mg/mL，100 mg/mL）
	CAZ	セフタジジム	モダシン®静注用（1 g/5 mL）
	CTRX	セフトリアキソン	ロセフィン®静注用 （2 g/250 mL，遮光下のデータ）
	LMOX	ラタモキセフ	シオマリン®静注用（1 g/100 mL）
	SBT/CPZ	スルバクタム・セフォペラゾン	スルペラゾン®静注用（10 mg/mL）
第4世代セフェム Fourth-generation cephalosporins	CFPM	セフェピム	注射用マキシピーム® （10 mg/mL，遮光下のデータ）
	CPR	セフピロム	セフピロム硫酸塩静注用 （1 g/100 mL）
	CZOP	セフォゾプラン	ファーストシン®静注用 （1 g/500 mL）
モノバクタム Monobactams	AZT	アズトレオナム	アザクタム®注射用
カルバペネム Carbapenems	MEPM	メロペネム	メロペン®点滴用（0.5 g/100 mL）
	DRPM	ドリペネム	フィニバックス®点滴用 （0.25 g/100 mL）
	BIPM	ビアペネム	オメガシン®点滴用 （室温：0.3 g/100 mL， 　冷所：0.15 g/100 mL）
	IPM/CS	イミペネム・シラスタチン	チエナム®点滴静注用（0.5 g/100 mL）

おまけの一覧表

生食		5%ブドウ糖液	
室 温	冷 所	室 温	冷 所
2日後　　：91.7%	3日後　　：95.2%	2日後　　：94.4%	3日後　　：96.7%
6時間安定	データなし	6時間安定	データなし
3時間後　：95% 6時間後　：92%	データなし	1時間後　：97% 3時間後　：85%	データなし
6時間後　：99.4% 24時間後：90.8%	6時間後　：100.4% 24時間後：100.3%	6時間後　：100.3% 24時間後：93.1%	6時間後　：98.7% 24時間後：100.5%
6時間後　：97.4% 24時間後：42.5%	6時間後　：100.2% 24時間後：99.4%	6時間後　：95.9% 24時間後：44.1%	6時間後　：99.6% 24時間後：98.8%
6時間後　：99.1/96.5% 24時間後：99.6/90.2%	6時間後　：100.8/99.1% 24時間後：102.1/96.0%	データなし	データなし
24時間後：99.0/98.6%	72時間後：98.8/98.4%	24時間後：100.4/99.8%	72時間後：97.6/97.5%
6時間後　：99.5% 24時間後：98.6%	6時間後　：100.4% 24時間後：99.9%	6時間後　：99.9% 24時間後：99.6%	6時間後　：100.2% 24時間後：100.2%
4時間後　：95.2% 8時間後　：91.6%	データなし	4時間後　：95.8% 8時間後　：92.9%	データなし
24時間後：97.6%	24時間後：99.9%	24時間後：97.9%	24時間後：99.8%
3時間後　：97% 6時間後　：92%	24時間後：101	3時間後　：104% 6時間後　：99%	24時間後：95%
8時間安定	データなし	8時間安定	データなし
6時間後　：95.1% 12時間後：92.3%	24時間後：100.8%	6時間後　：95.9% 12時間後：93.9%	24時間後：98.2%
6時間後　：100.7% 24時間後：95.9%	24時間後：102.0%	6時間後　：98.9% 24時間後：101.3%	24時間後：101.7%
6時間後　：96.7% 24時間後：92.2%	24時間後：98.7%	6時間後　：99.4% 24時間後：95.6%	24時間後：100.2%
6時間後　：100.6/99.2% 24時間後：98.2/95.1%	6時間後　：98.2/98.3% 24時間後：99.2/101.1%	6時間後　：100.6/98.6% 24時間後：98.1/99.8%	6時間後　：99.0/99.4% 24時間後：99.4/101.0%
8時間後　：99.4% 24時間後：96.5%	7日後　　：97.9%	8時間後　：98.9% 24時間後：96.2%	7日後　　：96.9%
6時間後　：98.5% 24時間後：95.4%	24時間後：98.0% 72時間後：95.2%	6時間後　：98.4% 24時間後：95.3%	24時間後：98.6% 72時間後：96.2%
6時間後　：96.9% 12時間後：96.0%	データなし	6時間後　：94.5% 8時間後　：91.9%	データなし
詳細不明 24時間以内に使用	詳細不明 48時間以内に使用	詳細不明 24時間以内に使用	詳細不明 48時間以内に使用
6時間後　：98.2% 24時間後：92.4%	データなし	3時間後　：91.5% 6時間後　：84.9%	6時間後　：95.5% 24時間後：82.5%
8時間後　：99.6% 24時間後：93.3%	8時間後　：99.5% 24時間後：99.4%	データなし	データなし
6時間後　：98.3% 24時間後：90.0%	6時間後　：99.3% 24時間後：98.0%	データなし	データなし
6時間後　：95.2/101.7% 12時間後：90.8/99.6%	データなし	6時間後　：92.5/101.0% 12時間後：85.7/98.4%	データなし

（次ページへ続く）

表6 注射用抗菌薬の溶解後の安定性（続き）

薬物群	略号	一般名	主な商品名（濃度）
カルバペネム Carbapenems	PAPM/BP	パニペネム・ベタミプロン	カルベニン®点滴用（0.5 g/100 mL）
マクロライド Macrolides	EM	エリスロマイシン	エリスロシン®点滴静注用
	AZM	アジスロマイシン	ジスロマック®点滴静注用
ストレプトグラミン Streptogramin	QPR/DPR	キヌプリスチン・ダルホプリスチン	注射用シナシッド® （1バイアル/250 mL）
アミノグリコシド Aminoglycosides	SM	ストレプトマイシン	硫酸ストレプトマイシン注射用 （1 g/5 mL）
グリコペプチド Glycopeptides	VCM	バンコマイシン	塩酸バンコマイシン点滴静注用 （5 mg/mL）
	TEIC	テイコプラニン	注射用タゴシッド® （200 mg/100 mL）
その他 Others	CL	コリスチン	オルドレブ®点滴静注用 （150 mg/50 mL）
	FOM	ホスホマイシン	ホスミシン®S静注用 （2 g/100 mL）
	DAP	ダプトマイシン	キュビシン®静注用

おまけの一覧表

生食		5%ブドウ糖液	
室 温	冷 所	室 温	冷 所
6 時間後 ：97/99% 24 時間後：67/102%	データなし	6 時間後 ：96/95% 24 時間後：66/100%	データなし
500 mg/10 mL 注射用水の溶液は，冷蔵庫内で 2 週間安定			
500 mg/48 mL 注射用水の溶液は，室温で 6 時間安定			
使用不可		6 時間安定	72 時間安定
24 時間後：99%	24 時間後：98%	データなし	データなし
24 時間後：99.8%	24 時間後：100.4%	24 時間後：99.2%	24 時間後：100.7%
6 時間後 ：107.1% 24 時間後：104.6%	データなし	6 時間後 ：96.2% 24 時間後：84.1%	データなし
24 時間安定	150 mg/2 mL の 1 次溶解液は 7 日間安定	24 時間安定	データなし
24 時間安定	7 日間安定	24 時間安定	7 日間安定
12 時間以内に使用	48 時間以内に使用	12 時間以内に使用	48 時間以内に使用

あくまで有効成分の安定性データとなります．汚染状況を考慮したものではありません．
合剤については略号の順に各成分の力価を記載しています．
各種インタビューフォームより引用（2016 年 5 月 20 日時点）

表7 公知申請で新規承認された効能・効果，用法・用量一覧表

一般名	販売名	承認効能・効果（該当箇所）
リファンピシン	リファジン®カプセル 150 mg リファンピシンカプセル 150 mg「サンド」	〈適応菌種〉 本剤に感性のマイコバクテリウム属 〈適応症〉 マイコバクテリウム・アビウムコンプレックス（MAC）症を含む非結核性抗酸菌症
エタンブトール塩酸塩	エサンブトール®錠 125 mg, 250 mg エブトール®125 mg 錠, 250 mg 錠	〈適応菌種〉 本剤に感性のマイコバクテリウム属 〈適応症〉 マイコバクテリウム・アビウムコンプレックス（MAC）症を含む非結核性抗酸菌症
フルコナゾール	①ジフルカン®静注液 50 mg, 100 mg, 200 mg, ②ジフルカン®カプセル 50 mg, 100 mg	カンジダ属及びクリプトコッカス属による下記感染症 　真菌血症，呼吸器真菌症，消化管真菌症，尿路真菌症，真菌髄膜炎 造血幹細胞移植患者における深在性真菌症の予防
セフォタキシムナトリウム	クラフォラン®注射用 0.5 g, クラフォラン®注射用 1 g	化膿性髄膜炎
アモキシシリン水和物	サワシリン®細粒 10%, サワシリン®カプセル 125, 250, サワシリン®錠 250 パセトシン®細粒 10%, パセトシン®カプセル 125, 250, パセトシン®錠 250	ヘリコバクター・ピロリ感染を除く感染症
ベンジルペニシリンカリウム	注射用ペニシリン G カリウム 20 万単位，注射用ペニシリン G カリウム 100 万単位	〈適応菌種〉 梅毒トレポネーマ 〈適応症〉 梅毒
メトロニダゾール	①フラジール®内服錠 250 mg, ②フラジール®腟錠 250 mg	〈適応菌種〉 本剤に感性のペプトストレプトコッカス属，バクテロイデス・フラジリス，プレボテラ・ビビア，モビルンカス属，ガードネラ・バジナリス 〈適応症〉 細菌性腟症

表中の色文字は公知申請で新規に承認された箇所

おまけの一覧表

承認用法・用量（該当箇所）	承認年月日
［MAC症を含む非結核性抗酸菌症に対して使用する場合］ 1回 450 mg 1日1回（原則として朝食前空腹時投与，最大：600 mg/日）	平成23年5月20日
［MAC症を含む非結核性抗酸菌症に対して使用する場合］ 1回 0.5〜0.75 g 1日1回（最大：1 g/日）	平成23年5月20日
① 成人 　造血幹細胞移植患者における深在性真菌症の予防：1回 400 mg 24時間毎 　小児 　カンジダ症：1回 3 mg/kg 24時間毎 　クリプトコッカス症：1回 3〜6 mg/kg 24時間毎（最大：12 mg/kg） 　造血幹細胞移植患者における深在性真菌症の予防：1回 12 mg/kg 24時間毎（最大：400 mg/日） 　新生児 　生後14日までの新生児：小児と同量を72時間毎 　生後15日以降の新生児：小児と同量を48時間毎 ② 成人 　造血幹細胞移植患者における深在性真菌症の予防：1回 400 mg 1日1回 　小児 　カンジダ症：1回 3 mg/kg 1日1回 　クリプトコッカス症：1回 3〜6 mg/kg 1日1回（最大：12 mg/kg） 　造血幹細胞移植患者における深在性真菌症の予防：1回 12 mg/kg 1日1回（最大：400 mg/日） 　新生児 　生後14日までの新生児：小児と同量を72時間毎 　生後15日以降の新生児：小児と同量を48時間毎	平成23年11月25日
小児：50〜100 mg/kg/日を3〜4回に分割（最大：150 mg/kg/日，ただし，小児の化膿性髄膜炎では 300 mg/kg/日）	平成23年12月22日
成人：1回 250 mg 1日3〜4回 小児：20〜40 mg/kg/日を3〜4回に分割（最大：90 mg/kg/日）	平成24年2月22日
〈化膿性髄膜炎・感染性心内膜炎・梅毒を除く感染症〉 　1回 30〜60万単位　6〜12時間毎に筋肉内注射 〈化膿性髄膜炎〉 　1回 400万単位　4時間毎に点滴静注 〈感染性心内膜炎〉 　1回 400万単位　4時間毎に点滴静注（最大：500万単位/回，3,000万単位/日） 〈梅毒〉 　1回 300〜400万単位　4時間毎に点滴静注	平成24年2月22日
①フラジール®内服錠 　1回 250 mg 1日3回又は1回 500 mg 1日2回 7日間 ②フラジール®腟錠 　1日1回 250 mg 1日1回 7〜10日間	平成24年3月21日

（次ページへ続く）

表7 公知申請で新規承認された効能・効果，用法・用量一覧表（続き）

一般名	販売名	承認効能・効果（該当箇所）
アンピシリンナトリウム	ビクシリン®注射用 0.25 g，0.5 g，1 g，2 g	〈適応菌種〉 アンピシリンに感性のブドウ球菌属，レンサ球菌属，肺炎球菌，腸球菌属，淋菌，髄膜炎菌，炭疽菌，放線菌，大腸菌，赤痢菌，プロテウス・ミラビリス，インフルエンザ菌，リステリア・モノサイトゲネス 〈適応症〉 敗血症，感染性心内膜炎，表在性皮膚感染症，深在性皮膚感染症，リンパ管・リンパ節炎，慢性膿皮症，外傷・熱傷及び手術創等の二次感染，乳腺炎，骨髄炎，咽頭・喉頭炎，扁桃炎，急性気管支炎，肺炎，肺膿瘍，膿胸，慢性呼吸器病変の二次感染，膀胱炎，腎盂腎炎，淋菌感染症，腹膜炎，肝膿瘍，感染性腸炎，子宮内感染，化膿性髄膜炎，眼瞼膿瘍，角膜炎（角膜潰瘍を含む），中耳炎，副鼻腔炎，歯周組織炎，歯冠周囲炎，顎炎，抜歯創・口腔手術創の二次感染，猩紅熱，炭疽，放線菌症
メトロニダゾール	フラジール®内服錠 250 mg	●嫌気性菌感染症 〈適応菌種〉 本剤に感性のペプトストレプトコッカス属，バクテロイデス属，プレボテラ属，ポルフィロモナス属，フソバクテリウム属，クロストリジウム属，ユーバクテリウム属 〈適応症〉 ・深在性皮膚感染症 ・外傷・熱傷及び手術創等の二次感染 ・骨髄炎 ・肺炎，肺膿瘍 ・骨盤内炎症性疾患 ・腹膜炎，腹腔内膿瘍 ・肝膿瘍 ・脳膿瘍 ●感染性腸炎 〈適応菌種〉 本剤に感性のクロストリジウム・ディフィシル 〈適応症〉 感染性腸炎（偽膜性大腸炎を含む） ●アメーバ赤痢 ●ランブル鞭毛虫感染症
スルファメトキサゾール・トリメトプリム	バクタ®配合錠 バクタ®配合顆粒 バクトラミン®配合錠 バクトラミン®配合顆粒	●ニューモシスチス肺炎の治療及び発症抑制 〈適応菌種〉 ニューモシスチス・イロベチー 〈適応症〉 ニューモシスチス肺炎，ニューモシスチス肺炎の発症抑制
リネゾリド	ザイボックス®注射液 600 mg ザイボックス®錠 600 mg	1.〈適応菌種〉 本剤に感性のメチシリン耐性黄色ブドウ球菌（MRSA） 〈適応症〉 敗血症，深在性皮膚感染症，慢性膿皮症，外傷・熱傷及び手術創等の二次感染，肺炎 2.〈適応菌種〉 本剤に感性のバンコマイシン耐性エンテロコッカス・フェシウム 〈適応症〉 各種感染症

表中の色文字は公知申請で新規に承認された箇所

承認用法・用量（該当箇所）	承認年月日
小児：100〜200 mg/kg/日を3〜4回に分割（最大：400 mg/kg/日） 新生児：50〜200 mg/kg/日を2〜4回に分割	平成24年5月25日
●嫌気性菌感染症 　1回500mg 1日3〜4回 ●感染性腸炎 　1回250 mg 1日4回又は1回500 mg 1日3回を10〜14日間 ●アメーバ赤痢 　1回500〜750 mg 1日3回 10日間 ●ランブル鞭毛虫感染症 　1回250 mg 1日3回 5〜7日間	平成24年8月10日
●ニューモシスチス肺炎及びその発症抑制 (1) 治療に用いる場合 　成人：9〜12錠（g）/日を3〜4回に分割投与 　小児：トリメトプリムとして15〜20 mg/kg/日を3〜4回に分割投与 (2) 発症抑制に用いる場合 　成人：1日1回1〜2錠（g）を連日又は週3日 　小児：トリメトプリムとして4〜8 mg/kg/日を2回に分割し，連日又は週3日	平成24年8月10日
成人及び12歳以上の小児：1回600 mg 12時間毎 12歳未満の小児：1回10 mg/kg 8時間毎（最大：600 mg/回）	平成24年11月21日

（次ページへ続く）

■表7■ 公知申請で新規承認された効能・効果，用法・用量一覧表（続き）

一般名	販売名	承認効能・効果（該当箇所）
ストレプトマイシン硫酸塩	硫酸ストレプトマイシン注射用1g「明治」	〈適応菌種〉 ストレプトマイシンに感性のマイコバクテリウム属 〈適応症〉 マイコバクテリウム・アビウムコンプレックス（MAC）症を含む非結核性抗酸菌症
クリンダマイシンリン酸エステル	ダラシン®S注射液300 mg, 600 mg	〈適応菌種〉 クリンダマイシンに感性のブドウ球菌属，レンサ球菌属，肺炎球菌，ペプトストレプトコッカス属，バクテロイデス属，プレボテラ属，マイコプラズマ属 〈適応症〉 顎骨周辺の蜂巣炎，顎炎
バンコマイシン塩酸塩	塩酸バンコマイシン点滴静注用0.5g	〈適応菌種〉 バンコマイシンに感性のメチシリン耐性コアグラーゼ陰性ブドウ球菌（MRCNS） 〈適応症〉 敗血症，感染性心内膜炎，外傷・熱傷及び手術創等の二次感染，骨髄炎，関節炎，腹膜炎，化膿性髄膜炎 ● MRSA又はMRCNS感染が疑われる発熱性好中球減少症

表中の色文字は公知申請で新規に承認された箇所

おまけの一覧表

承認用法・用量（該当箇所）	承認年月日
［マイコバクテリウム・アビウムコンプレックス（MAC）症を含む非結核性抗酸菌症に対して使用する場合］ 0.75〜1 g/日を週2回または週3回筋肉内注射	平成26年2月21日
［点滴静脈内注射］ 　成人：600〜1,200 mg/日を2〜4回に分割（最大：2,400 mg/日） 　小児：15〜25 mg/kg/日を3〜4回に分割（最大：40 mg/kg/日） 　30分〜1時間かけて投与 ［筋肉内注射］ 　600〜1,200 mg/日を2〜4回に分割	平成26年2月21日
成人：1回0.5 g 6時間毎または1回1 g 12時間毎 高齢者：1回0.5 g 12時間毎または1回1 g 24時間毎 小児，乳児：40 mg/kg/日を2〜4回に分割 新生児：1回10〜15 mg/kg 　―生後1週までの新生児：12時間毎 　―生後1ヵ月までの新生児：8時間毎 いずれも60分以上かけて投与	平成26年5月23日

下記ウェブサイトより抗菌薬部分を抜粋
〈http://www.pmda.go.jp/review-services/drug-reviews/review-information/p-drugs/0015.html〉（2016年5月20日時点）

おわりに

　本書は，新人薬剤師を対象として，感染症診療支援に関わる際に医師や看護師または医療スタッフそして患者さんからの質問に適切に答えるために，Q＆A形式で2010年12月に初版を発刊しました．感染症診療に関わる薬剤師の視点から，臨床現場でよく遭遇する実践的な問題点や疑問点を取り上げて新人薬剤師向けにわかりやすく解説し，感染症専門医である大曲貴夫先生を監修に迎えることで，薬剤師のみならず，医師や看護師からも一定の評価があったものと思います．

　昨今，感染対策関連の診療報酬改定においては，さらなる感染対策の充実を目指した各医療機関の取り組みが求められ，自施設の感染対策のみだけではなく，地域における感染対策が進展しています．地域における感染対策で重視されていることは，耐性菌によるアウトブレイク防止を含めた感染制御です．感染対策はすべての医療従事者に求められ，多職種連携により予防と治療を含めた感染制御を実践し，特に感染症治療においては医師と薬剤師の協働による抗菌薬の適正使用が求められています．

　抗菌薬適正使用の推進には，施設全体に対する取り組み，そして各感染症の症例に対する取り組みが含まれます．症例における感染対策では，「感染経路別の対策を徹底すること」「耐性菌を生み出さないこと」「耐性菌を広げないこと」を達成するために，抗菌薬を適正に使用することが必要です．それには，大前提として的確な診断が必須ですが，本書では感染症診療の原則について解説している点が多数含まれているため，その思考ロジックにより症例から発生する疑問点を解決できるという利点があります．

　また近年，薬剤師の病棟活動が浸透してきており，病棟カンファレンスの際に医師や看護師などから，抗菌化学療法に関する質問や相談事例が増えていると思います．さらに，薬剤師と細菌検査技師の協力体制の構築や，薬剤師と看護師の協力による抗菌薬適正使用の促進事例も散見されるようになりました．このように，抗菌薬の適正使用は院内感染対策委員や院内感染制御チーム（infection control team；ICT）だけではなく，医療従事者全般で取り組む課題であり，院内感染制御という観点からは病棟薬剤師のさらなる貢献が期待されています．

　その期待される役割の一つに，薬剤師が薬学的な知識・技能・態度を駆使して薬物治療の有効性，安全性の向上に資することがあげられます．それには，患者の病態変化を把握して，薬物治療の効果および副作用を評価できることが必要で

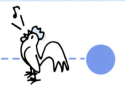

あり，薬学的知識に基づく薬物治療の評価と適切な処方提案が要求されます．つまり，病態と薬物治療に関する知識や情報を対象患者に適合させ，総合的に判断する能力が薬剤師には必要なのです．病棟薬剤師，ICT薬剤師および保険薬局薬剤師，また感染症専門医がいる/いない施設，急性期病院や慢性期病院など，立場や環境によって感染症診療に関与するアプローチの仕方は異なることがありますが，いずれにせよ感染症患者のアウトカム向上には，薬剤師による薬学的な総合判断力を生かした抗菌薬の適正使用が必要なことに変わりはありません．

また，一般的に入院患者は多くの合併症を有し，多剤併用療法がなされることが少なくないため，単一疾患のみの薬物治療の知識だけではほとんど通用しません．特に高齢者になれば，おのずと合併症は増加する傾向にあり，それは感染症患者においても同様といえます．多剤併用療法が施される感染症患者の薬物治療において，臨床薬剤師に求められる能力としては，①感染症の急性期と慢性期の薬学的ケアができる，②症状・検査値・薬歴を時系列に評価できる，③症状および病態を薬と疾患の両側面から評価できる，④抗菌化学療法による転帰を推察できる，そして，①〜④を踏まえた薬学的な総合判断力が必要であると考えられます．つまり，多剤併用療法における患者の問題点を解決するには，知識の習得以外に，総合的かつ迅速な判断力が必要になり，確固たる医療人マインドを有し，医薬品情報の取捨選択および患者情報収集に関する能力が必要となります．

わが国は未曾有の超高齢化社会に突入し，フレイル（虚弱）患者の増加，新規抗菌薬の開発停滞，耐性菌増加など新たな問題が浮上していますが，これらの問題解決にはチーム医療および医学・薬学の進展が不可欠です．前述したとおり，薬剤師には総合判断力を活かした薬効・副作用モニタリングに基づき薬物治療を支援することや，医師および他の医療スタッフから，さらなる能動的な発言・行動が求められるでしょう．これは，今後の薬剤師のあり方の一つであると考えます．

本書は，薬剤師の視点から考える感染症診療の支援に必要なロジックと，薬学的な総合判断力を磨くには適していると自負しています．本書が皆さまの一助になれば幸いです．最後になりますが，監修いただいた大曲貴夫先生に，この場をおかりして心よりお礼申し上げます．

2016年8月

坂野先生，望月先生の願いも込めて

片山歳也

一般索引

日本語索引

あ
アカントアメーバ............152
アシネトバクター............214
アナフィラキシーショック............132
アミノグリコシド系抗菌薬............8, 48, 198
院内感染型MRSA............157
壊死性筋膜炎............165
黄色ブドウ球菌............197

か
獲得耐性............206
活動電位持続時間............148
カテーテル関連血流感染症............222
カルニチン欠乏症............140
カルバペネム系抗菌薬............7, 44
簡易懸濁法の可否............232
感染性心内膜炎............155
疑義照会の着眼点............174
基質拡張型β-ラクタマーゼ............66
キノロン系抗菌薬............10
グリコペプチド系抗菌薬............13
クロストリジウム・ディフィシル関連下痢症......62, 130
経口抗菌薬スイッチ............98
けいれん誘発作用............147
血小板減少症............142
血中濃度曲線下面積............19
コアグラーゼ陰性ブドウ球菌............196, 210
抗インフルエンザ薬............180
抗MRSA薬............38, 194
抗菌薬
　──，ピボキシル基含有の............141
　──関連下痢症............130
　──の処方変更............203
　──の髄液移行性............121
　──の副作用............132
　──の併用............166
抗真菌薬のPK/PD............94
公知申請............187, 248
好中球減少症............220
後発医薬品............186
高用量のローディングドーズ............107
骨髄炎............154

さ
細菌性髄膜炎............162

細菌性髄膜炎治療............120
最高血中濃度............18
最小投与量............82
最小発育阻止濃度............18
時間依存性............20
自然耐性............206
市中獲得型MRSA............157
手術部位感染症............226
真菌性眼内炎............155
生物学的製剤............93
セフェム系抗菌薬............6
全身性炎症反応症候群............88
臓器特異的パラメータ............29
側管投与............96

た
耐性菌............208
第4世代セフェム............44
多剤耐性緑膿菌............72
中毒性皮膚壊死症候群............201
腸球菌............42, 197
定常状態............109
ディフィニティブセラピー............158
テトラサイクリン系抗菌薬............12
特定薬剤治療管理料............23

な
濃度依存性............19

は
敗血症............164
肺MAC症............76
発熱性好中球減少症............78, 164
バンコマイシン耐性腸球菌............42
皮膚・軟部組織感染症............124
皮膚粘膜眼症候群............201
ピボキシル基含有の抗菌薬............141
微量液体希釈法............58
ブレイクポイント............50
　──の変更............54
ペニシリンアレルギー............138
ペニシリン系抗菌薬............5

ま
マクロライド系抗菌薬............11

や
薬剤感受性試験............25, 51

薬疹	132
薬物動態	17
薬力学	17
疣腫	154
溶解後の安定性	244
予防投薬	216

ら
レスピラトリーキノロン	10, 146, 148
ローディングドーズ	106
──，高用量の	107

わ
ワンショット静脈注射	102, 238

外国語索引

A
AAD（antibiotic-associated diarrhea）	130
ATC コード	234
AUC	19
AUC/MIC	20

B
β-ラクタマーゼ阻害薬	64

C
CDAD（*Clostridium difficile* associated diarrhea）	62, 130
CD トキシン検査	131
CHDF	90
C_{max}	18
C_{max}/MIC	19
CNS（coagulase-negative staphylococci）	197, 210
CRBSI（Catheter Related Blood Stream Infection）	222

D
DDD値	234
De-escalation	27, 53

F
FN（febrile neutropenia）	78

G
G-CSF 製剤	220

L
local factor	45

M
MDRP（multiple drug resistant Pseudomonas aeruginosa）	72
MIC	18
──の測定方法	58
MRSA治療補助薬	68

P
PK/PD	17
──，抗真菌薬の	94

Q
QT延長	148

S
sepsis	88, 164
SIRS	88
SJS（Stevens-Johnson syndrome）	201
SSI（Surgical Site Infection）	226
──の分類	227
ST合剤	68

T
TDM対象抗菌薬	104
TEN（Toxic epidermal necrolysis）	201
time above MIC（% T>MIC）	20

V
VRE	42

薬剤索引

あ
アミカシン ………………………………… 105
アルベカシン …………………………… 39, 105
イミペネム・シラスタチン ………………… 102
オセルタミビル ………………………… 181, 204

か
クリンダマイシン ………………………… 69, 70
ゲンタマイシン …………………………… 105
コリスチン ………………………………… 73

さ
ザナミビル ……………………………… 181, 204
スルバクタム ……………………………… 214
セフトリアキソン ………………………… 100

た
タゾバクタム・ピペラシリン ……………… 44
ダプトマイシン …………………………… 39
テイコプラニン ……………………… 38, 105, 106
トブラマイシン …………………………… 105

は
バルプロ酸Na …………………………… 144
バンコマイシン ……………… 38, 105, 126, 196, 213
　──（散剤）……………………………… 62
フルコナゾール …………………………… 57
　──（点眼）…………………………… 152
ベンジルペニシリン ……………………… 102
ペンタミジン ……………………………… 136
ホスホマイシン …………………………… 69
ボリコナゾール …………………………… 105

ま
ミノサイクリン …………………………… 69
メトロニダゾール ………………………… 62

ら
ラニナミビル …………………………… 181, 204
リネゾリド ……………………………… 39, 142
リファンピシン ………………………… 68, 80

わ
ワルファリン ……………………………… 150

監修者略歴

大曲　貴夫（おおまがり　のりお）
1997年　佐賀医科大学卒業
1997年　聖路加国際病院内科にて研修
2002年　テキサス大医学部感染症科クリニカルフェロー
2004年　静岡県立静岡がんセンター感染症科（現　感染症内科）
2011年　国立国際医療研究センター国際感染症センター　現在に至る

著者略歴

坂野　昌志（ばんの　まさし）
1997年　名城大学薬学部製薬学科卒業
1999年　同　修士課程 医療薬学専攻修了
1999年　国立病院機構三重中央医療センター
2006年　JR東海 名古屋セントラル病院薬剤科　現在に至る
　　　　感染制御専門薬剤師
　　　　抗菌化学療法認定薬剤師
　　　　東海地区感染制御研究会世話人

片山　歳也（かたやま　としや）
1994年　名城大学薬学部薬学科卒業
1994年　四日市社会保険病院薬剤部
　　　　（現　四日市羽津医療センター薬剤科）　現在に至る
　　　　感染制御専門薬剤師
　　　　日本医療薬学会認定・指導薬剤師
　　　　日本糖尿病療養指導士
　　　　東海地区感染制御研究会世話人
　　　　三重県病院薬剤師会理事

望月　敬浩（もちづき　たかひろ）
2002年　北海道大学薬学部卒業
2004年　同　大学院薬学研究科修士課程修了
2004年　静岡県立静岡がんセンター薬剤部　現在に至る
　　　　感染制御専門薬剤師
　　　　抗菌化学療法認定薬剤師
　　　　東海地区感染制御研究会世話人
　　　　静岡県病院薬剤師会学術部
　　　　感染制御専門薬剤師部門

抗菌薬 虎の巻　©2016

定価（本体2,800円＋税）

2010年12月 1 日　1版1刷
2011年10月25日　　　2刷
2016年 9 月10日　2版1刷

監修者　大曲貴夫（おおまがり のりお）
発行者　株式会社　南山堂
代表者　鈴木幹太

〒113-0034　東京都文京区湯島4丁目1-11
TEL 編集(03)5689-7850・営業(03)5689-7855
振替口座　00110-5-6338
ISBN 978-4-525-77472-1　　　Printed in Japan

本書を無断で複写複製することは，著作者および出版社の権利の侵害となります．
JCOPY ＜(社)出版者著作権管理機構 委託出版物＞
本書の無断複写は著作権法上での例外を除き禁じられています．複写される場合は，そのつど事前に，(社)出版者著作権管理機構（電話 03-3513-6969，FAX 03-3513-6979，e-mail: info@jcopy.or.jp）の許諾を得てください．

スキャン，デジタルデータ化などの複製行為を無断で行うことは，著作権法上での限られた例外（私的使用のための複製など）を除き禁じられています．業務目的での複製行為は使用範囲が内部的であっても違法となり，また私的使用のためであっても代行業者等の第三者に依頼して複製行為を行うことは違法となります．